U0938943

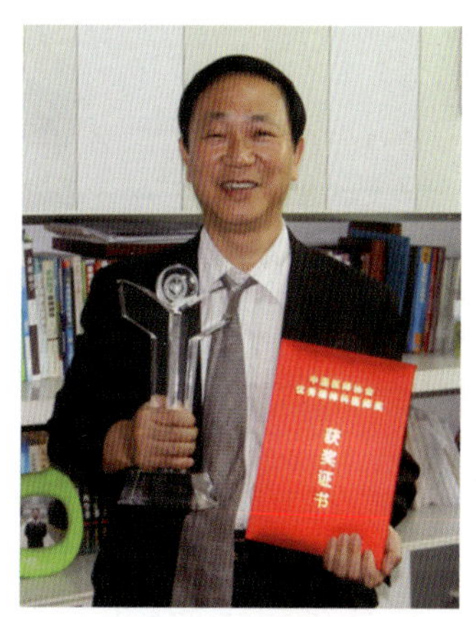

主编 郭田生

郭田生，男，医学硕士，湖南省精神卫生研究所所长，湖南省脑科医院主任医师，湖南中医药大学硕士导师，中南大学湘雅医学院教授。中国精神科医师协会委员；中华中医药学会亚健康分会委员；湖南省心理卫生协会副理事长；湖南省医师协会精神科医师分会理事长；湖南省预防医学会精神科专业委员会主任委员；湖南省医学会精神科专业委员会副主任委员；湖南省医学会行为医学专业委员会副主任委员；《国际精神病学杂志》编委；《医学临床研究杂志》编委；《西文生物医学期刊文献数据库（电子版）》编委。自主成功研发了《中国心理疾病专家诊断系统》和《心身健康筛查系统》两个精神医学专科诊断软件，并在临床推广应用。

在国家级、省级杂志上发表学术论文40余篇 。获得了多项科研成果奖，获得2009年度中国医师协会优秀精神科医师奖。主编《专家谈精神疾病防治常识》（湖南科学技术出版社1999年）；《实用精神科医师处方手册》（科学技术文献出版社2010年）。擅长诊治神经衰弱、焦虑症、强迫症、抑郁症、双相情感障碍、躯体形式障碍、亚健康状态、经前综合症、更年期综合症、儿童多动症等心理障碍。善用中西结合方法诊治精神分裂症、难治性癫痫、早期精神病、器质性精神病等疑难病症。临床经验丰富，诊治了大量的精神科疑难病例。

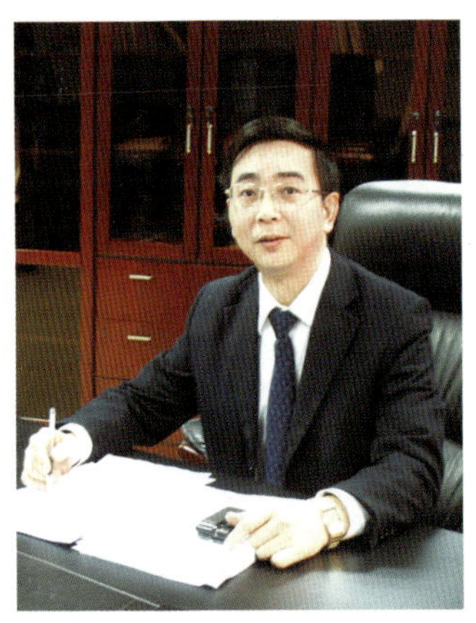

主编 谭李红

谭李红，男，中共党员，主任医师，湖南省脑科医院（湖南省第二人民医院）院长，湖南省医学会副会长，湖南省医师协会副会长，湖南省医院协会副会长，湖南省康复医学会副会长、中国医院协会理事、湖南省医院协会精神卫生专业委员会主任委员，湖南省中西医结合学会精神病专业委员会主任委员。主编专著、教材3部，主持和参与科研课题十余项。获市级以上科研成果奖3项，发表学术论文十余篇。

医院健康教育丛书

精神疾病防治专家讲座

主 编 郭田生 谭李红
副 主 编 陈 列 付文彬 谭奔腾 李仲雄
编 者 (以编写章节先后为序)
谭李红 陈 列 郭田生 刘 磊 单飞豹
何伯玲 蒋铁平 周旭辉 王文甫 潘腾苏
谌益华 骆晓林 蔡 溢 张宏耕 李 文
刘学军 彭红莉 钱自亮 付文彬 龙浩文
邬志美 张喜燕 罗昭平 李淑春 徐增毅
方政华 王金爱 刘 炬 李仲雄 王超英
沈亚强 谭奔腾

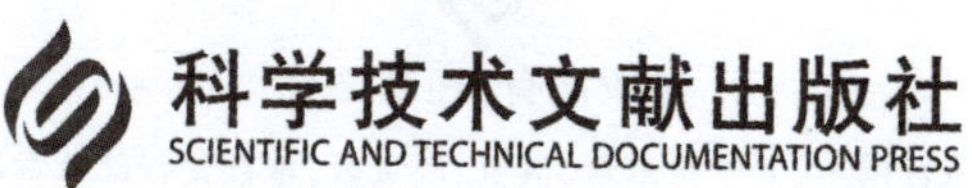

图书在版编目(CIP)数据

精神疾病防治专家讲座 /郭田生 谭李红 主编——北京：科学技术文献出版社，2012

(医院健康教育丛书)

ISBN 978-7-5023-7174-6

Ⅰ.①精…… Ⅱ.①郭……②谭…… Ⅲ.①精神病--防治

Ⅳ.IR749

中国版本图书馆 CIP 数据核字(2012)第 008231 号

精神疾病防治专家讲座

策划编辑:薛士滨　责任编辑:张宪安　责任校对:李乐德　责任出版:李洁

出版者	科学技术文献出版社
地　址	北京市复兴路 15 号(中央电视台西侧)/100038
编务部	(010)58882938　(010)58882087(传真)
发行部	(010)58882866(传真)
邮购部	(010)58882873
网　址	http://www.stdph.com
发行者	科学技术文献出版社发行 全国各地新华书店经销
印刷者	湖南雅嘉彩色印刷有限公司
版　次	2012 年 7 月第 1 版　2012 年 7 月第 1 次印刷
开　本	889 × 1194　32 开
字　数	336 千字
印　张	13
书　号	ISBN 978-7-5023-7174-6
定　价	45.00 元

序言

随着我国社会经济发展、文化进步和人民生活水平的提高，人人需要健康，人人关心健康，人人参与健康促进的大趋势正在悄然形成。越来越多的人开始认识到，获得健康不仅仅依靠医生和药物，而且要学习和掌握预防保健知识，建立科学的生活方式，将维护健康的金钥匙掌握在自己的手中。

全民健康，健康教育先行。健康教育是公民素质教育的重要内容。普及医药卫生知识、提高广大人民群众的健康意识和自我保健能力、教育和引导群众破除迷信、摈弃陋习、养成良好的卫生习惯、倡导文明健康的生活方式、是健康教育工作者的神圣使命。

医院是向群众开展健康教育的重要阵地。向病人进行健康教育是医院工作的重要内容，是医务工作者义不容辞的责任，是贯彻落实中共中央国务院深化医疗卫生体制改革的具体体现。为此，由中南大学湘雅医学院、湘雅医院、湘雅二医院、湘雅三医院、湖南省脑科医院（湖南省第二人民医院）、湖南省儿童医院、湖南省肿瘤医院、湖南省妇幼保健院等单位专家教授编写了这套《医院健康教育》丛书。丛书以提高医疗服务质量为主题，以健康教育和健康促进为手段，以防治疾病，提高广大人民群众的健康意识和自我保健能力为目的，以人民群众最迫切最需要了解掌握知晓的防病治病知识，最常见和危害最大的疾病为主要内容，以专家讲座等形式编写了包括《糖尿病防治专家讲座》、《血液病防治专家讲座》、《心血管疾病防治专家讲座》、《肾病防治专家讲座》、《肿瘤防治专家讲座》、《儿童疾病防治专家讲座》、《精神疾病防治专家讲座》、《妇产疾病防治专家讲座》、《传染病防治专家讲座》等。

为了方便人民群众了解医院医疗信息，本套丛书还特地编著出版《湖南名院名医特色专科看病住院指南》，这本书收录了最新、最准确、最能贴近百姓的医院医疗信息，把知名医院、知名专家、重点学科、特色专科、健康体检等信息介绍给广大群众，为百姓科学看病，和谐就医提供指导。

这套丛书一方面可供基层医疗卫生单位医务人员和从事健康教育工作的专兼职人员阅读，内容翔实，文字通俗易懂，并具有较强的可操作性，既可作为基层健康教育专兼职人员学习和工作必备的案头书，又可作为基层健康教育的培训教材。同时也是广大人民群众获取卫生保健防病治病知识的科普读物。书中讲述的都是人们普遍关心的健康问题，向人们群众提供了科学、安全、便利的防病治病知识，我特意向广大读者推荐这套《医院健康教育》丛书。

在这里我还要特别提出的是：医院是治病防病的场所，在医院开展教育有其独特优势和有利条件。一是病人及家属对防病治病健康信息的需求迫切，满足他们对疾病防治知识的渴求，是医院开展健康教育的最大的优势。二是医院医生具有丰富的专业知识和技术专长，在群众中享有很高的威望，他们是健康教育的最佳实施者。三是医院是病人聚集的地方，利用提供医疗保健服务的场所和时机开展健康教育，教育对象相对集中稳定，易于按不同疾病和人群分类，有针对性地开展健康教育活动，来促进患者早日恢复身心健康，建立良好的、科学的生活方式，预防和减少疾病的发生和发展。医院开展健康教育也是缓解看病难、住院难、构建和谐医患关系的有效手段。因此，省市州大型综合医院、专科医院、部队医院和县级人民医院、中医院、妇幼保健院、民营医院、城市社区卫生服务中心、乡镇卫生院都应积极开展健康教育，向人民群众普及有效、科学、安全、便利、廉价的防病治病和卫生保健知识，指导人们建立科学文明的行为和生活方式，适应群众日益高涨的健康需求，为人民的卫生事业，为人民的健康做出新贡献。

湖南省卫生厅厅长 张健

前言

精神疾病是一类严重危害人类健康的疾病。据相关资料显示我国精神疾病的患病率为13.47‰，共有患者约1600万人。精神疾病由于其病因复杂，难以早期发现，诊治相对较为困难，且治疗后又容易复发，因而这类疾病的康复常常需要患者、家庭、社会各界及专家们的共同努力，需要采取综合防治措施才能促进患者全面康复。湖南省脑科医院（湖南省第二人民医院）建院60余年来，对各类精神疾病的诊断治疗积累了丰富的临床经验。为了普及精神疾病的基本知识，消除社会的歧视与偏见，使精神疾病患者能被早期发现，早日得到及时有效的治疗，促进患者早日康复，减少精神残疾给个人、家庭、社会带来的损失，我们特组织本院知名专家编写了这本《精神疾病防治专家讲座》。

通常情况下，人们对精神疾病患者往往感到束手无策，不知如何去寻求医学的帮助与支持。《精神疾病防治专家讲座》作为《医院健康教育》丛书系列之一，编写目的是为了推进医院健康教育工作的开展，方便广大群众了解精神疾病防治知识，使老百姓科学看病，和谐就医。

本书以通俗易懂的语言来表达深奥、枯燥的专业术语，以科普讲座的形式对精神疾病的病因、表现、种类、诊断、治疗、康复、预防等方面作了简明扼要的讲述。其内容既有常见精神疾病的诊疗及预防，也包括了特殊人群（儿童、妇女、老年人）的心理卫生问题，同时还有一些热点问题如网络成瘾、吸毒、戒烟、自杀、睡眠障碍、性功能障碍的处理等；也还有精神科专业中的一些难点问题，比如早期精神疾病的识别、精神病人的维持治疗与防止复发、精神科意外事件的紧急处置、精神疾病的中西医结合治疗、心理咨询和心理治疗、精神疾病的家庭护理、精神疾病与相关法律问题等。书中还收录了精神科常用的自评量表,以方便读者测试及初步评估自己的精神状况。本书中有大量的实例,力求反映国内外本专业的新理论、新知识、新进展,讲述中注重权威性、知识性、趣味性、针对性、实用性于一体,适用于初中以上文化程度的读者、特别是精神疾病患者及家属阅读。对于临床各科医务人员也不失为一本好的参考读物。希望倾注了我们心血的这本科普讲座能够带给您精神卫生知识的一片新天地,带给您一座达到"身心健康、家庭幸福完美状态"的桥梁。

虽然精神疾病发病的确切病因仍处于探索阶段,且治疗后又容易复发,但不可改变的事实是:精神疾病也能通过治疗得到控制和痊愈。我们坚信,在本世纪内精神疾病这一医学难题将会有重大突破。

在本书的编写过程中,科学技术文献出版社领导和湖南省医学会原副会长张宪安教授为本书出版策划、编审做了大量的工作,我院专家们给予了大力支持与配合,倾注了大量心血,在此一并致以诚挚的谢意。

由于编撰者水平所限,书中疏漏和不妥之处在所难免,恳请广大读者指出雅正。

湖南省脑科医院
湖南省第二人民医院　院长　主任医师　谭李红

内容提要

本书以科普讲座的形式，运用大量的实例全面、系统地讲述了常见精神疾病的病因、表现、种类、诊断、治疗、康复、预防，也包括了特殊人群如儿童、妇女、老年人的心理卫生问题，同时还有一些热点问题如网络成瘾、吸毒、戒烟、自杀、睡眠障碍、性功能障碍的处理及学生高考前心理辅导等。全书共分31讲，分别讲述脑器质性精神障碍、躯体疾病所致精神障碍、精神活性物质所致精神障碍、精神分裂症、情感性精神障碍、神经症、应激相关障碍、人格障碍、性功能障碍、精神发育迟滞的诊断和治疗等；也包括了精神科专业中的一些疑点、难点问题，比如早期精神疾病的识别、精神病人的维持治疗与防止复发、精神科意外事件的紧急处置、精神疾病的中西医结合治疗、心理咨询和心理治疗、精神疾病的家庭护理知识、精神疾病与相关法律问题等。为了方便阅读者测试及评估自己的精神状况，书中还收录了一些精神科常用的自评量表。全书力求反映国内外本专业的新理论、新知识、新进展，同时运用科普作品的写作手法，讲述中注重科学性、权威性、知识性、趣味性、针对性、实用性和可操作性，是精神疾病患者及家属的理想参考读物，另外对于精神科专业的医务人员和其他各科医务人员也不失为一本较好的科普宣教工具书。

目录

第 1 讲 五花八门的精神疾病

——谈精神疾病的常见表现与种类

众所周知，精神疾病是一类严重危害人类健康的疾病，同时也是一种高负担的疾病，它将造成巨大的疾病负担。根据世界卫生组织(WHO)《2001 年世界卫生报告》估计，在我们个体生命中的任何阶段，大约会有 25%的人会出现精神和行为等方面的一些障碍；在 18 岁以下的青少年中，20%会出现发育、情感或行为方面的问题，12.5%会出现精神疾病。2010 年我国浙江、山东、青海和甘肃四省的调查结果表明：成年人群中，精神障碍患病率为 17.5%，其中心境障碍患病率为 6.1%，焦虑障碍患病率 5.6%，物质滥用障碍患病率 5.9% 。

在全球疾病负担(global burden of disease，GBD)的统计数据中，精神障碍及相关心理卫生问题所致的疾病负担比例也在逐年升高：1990年为 10.4%，1998 年达 11.5%；我国 1990 神经精神疾病占疾病总负担的 14.2%，1998 年为 15.1%(如果加上自伤自杀在内则为 19.3%)；估算到 2020 年此数值升至 15.5%，加上自伤自杀将达 20.2%。在所有的神经和精神疾患中，抑郁症占的比例最高。全世界导致残疾的 10 个原因中，其中 4 种精神疾患为酒精滥用、双相情感障碍、精神分裂症、强迫症……21 世纪的竞争日趋激烈，工业化进程日益加剧，各种精神障碍和心理卫生问题将大幅度增加。有资料表明：重性精神病是一大类反复发作的慢性迁延性的疾病，它不仅严重危害人民群众的身心健康，而且其高患病率、高致残

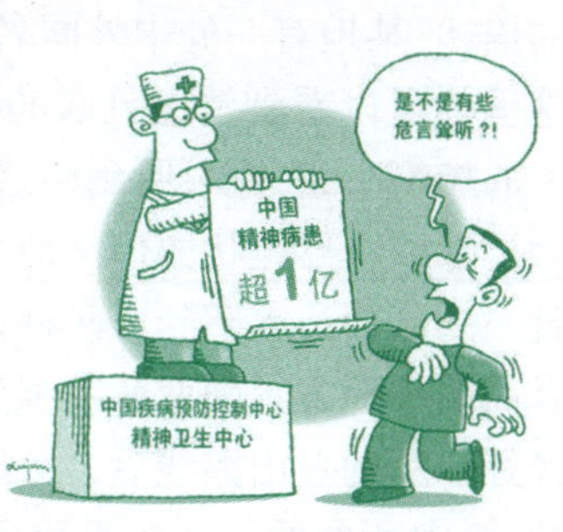

率、高肇事率等问题既给社会带来了经济负担，同时也给个体家庭的生活质量带来了巨大的负面影响。有人惊呼：人类已由躯体疾病时代进入精神障碍时代。精神障碍将会成为21世纪的“流行病”，其防治任重道远。

现阶段我们国家正在大力提倡构建社会主义和谐社会，实际上全方位的和谐是构建和谐社会的基础，而心理和谐则是构建社会和谐的基本保证，这已成为我国政府及国际社会的共识。因而，我们可以负责任的讲：目前精神卫生业已成为重大的公共卫生问题和较为突出的社会问题。精神卫生工作将关系到社会的和谐与发展，促进精神健康和防治精神疾病已是全社会共同承担的责任。

精神疾病的发病形式是千变万化、无奇不有、多种多样的，且其发病时段、发病概率难以预测，其症状表现也是千奇百怪、错综复杂和五花八门的。为了科学地了解精神疾病，本讲将重点介绍有关精神疾病的一些常见表现、精神疾病的种类等知识。

精神疾病的常见表现

精神疾病会表现出哪些方面的异常？其常见的表现又包括些什么呢？

要科学、准确、完整的回答这些问题，我们首先应了解正常的精神(心理)活动。下面我们就谈一谈正常精神活动(心理现象或心理过程)。

为了更直接、客观、形象地了解精神活动，让我们先看一看下面的描述：某地有一处中外闻名的风景区，这里风景如画，游人如织。在这里你可以看到清澈见底的小溪、险峻的高山、参天的大树、拾级而上的蜿蜒小道；也可听到潺潺的流水、欢快的鸟鸣；闻到淡淡的花香；触摸那些奇形怪状的但又似乎赋有特殊意义的岩石更会使人浮想联翩……从而让人感到心旷神怡。你不得不承认这里确实是一处休闲、登高的好地方。因而萌发强烈的好奇心，产生了登山的欲望，于是选择好合适的登山路线后，一路上克服了疲劳的折磨、滑倒摔伤的痛苦、饥渴所致的不适等重重困难，但途中欣赏了许多景点，顺利地到达山顶时大家欢呼雀跃，谈论着沿途的所见所闻，发表自己由衷的感慨，都沉浸在一派欢乐祥和的喜悦中。在上面的描述中一些对景区的个别属性(所见所闻的形状、颜色、大小、气味、重量等)的反映叫做感觉；在感觉的基础上，分辨出风景区的山、水、花草、树木、虫鸟等物体的整体属性，这就是知觉；事后能记得起登山的经过及景点的特征，在风景区的照片上一眼就能辨认出某一景点，那就是记忆；如果用感知的素材和已有的知识描述此风景区的特色，进一步分析与思考等等，这种思考活动即从表面现象深入到事物的本质并掌握事物的规律的过程就是思维；同时还可以在感知、记忆、思维的基础上，把此风景区在头脑中加工形成一种新的形象，这就是想象；登山前后的态度和倾向如愉快、喜悦、痛苦等，叫做情绪和情感；提出登山目标，拟定登山计划，选择登山路线的方式、方法，还要坚持不懈的努力，克服了种种困难，这种自觉地为达到预期登顶的目的所进行的种种活动就称为意志活动。

人的精神活动是人脑对客观现实的能动反映，是大脑各部分的整合功能，概括起来讲精神活动包括认知活动、情感活动和意志活动等过程。它是一个极其复杂、相互联系又相互制约的过程。

正常的精神活动必须具备以下 3 个特征：

1. 与客观现实的和谐一致性；

2. 精神活动自身的协调性；

3. 个性心理特征的相对稳定性。

厌世
封闭
悲观
天啦!我掉了一根头发，怎么办?我马上就要秃头了，以后怎么出门见人啊?
头痛
消极

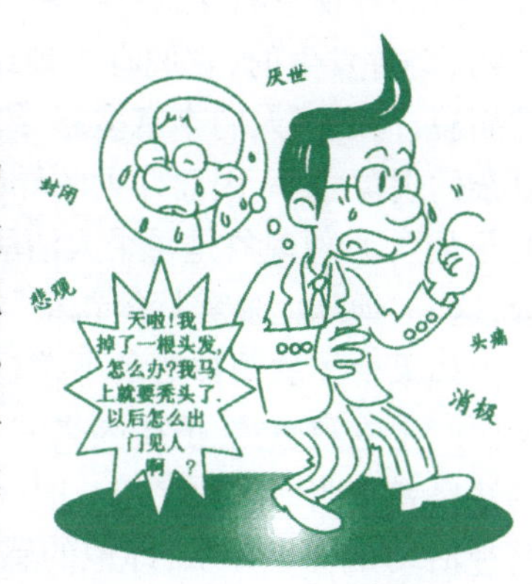

如前所描述中，在风景区我们的所见所闻和触摸到的都是客观存在的现实，而大家所思考的内容和表现出的相应情感与感觉的内容也是协调一致的。另外，有些人话多，活泼好动，办事敏捷；而另一些人则少言寡语、喜静、能力较弱。这些特征一旦形

成是不容易改变的,这就是个性心理特征的相对稳定性。

个性心理特征就是指个体的心理过程中经常地、稳定地表现出来的心理特征,它主要体现在能力(其主要表现在人们所从事的各种活动中,并在活动中得到发展,包括学习能力、认识能力、组织能力、管理能力、教学能力、社交能力、操作能力等)、气质(其主要表现在心理过程的强度、速度、稳定性、灵活性、指向性等,常谈起的有多血质、胆汁质、黏液质、抑郁质 4 种类型)、性格(其是人们对现实的态度和行为方式中比较稳定的心理特征的总和,通常有理智型、意志型、情绪型,外向型、内向型、中间型、顺从型、独立型等类型)3 个方面。

我们可简单明了地将心理现象概括成如下所示:

- 心理现象
  - 心理过程
    - 认识过程:感觉、知觉、思维、想象——注意
    - 情感过程
    - 意志过程
  - 个性心理
    - 倾向性:需要、动机、兴趣、信念、世界观
    - 个性心理特征:能力、性格、气质

人类的心理现象实际上就是通常人们所说的精神活动,这是一个多水平、多维度、多层次的反应系统,是人脑对客观现实的能动反应。但心理现象的反应系统并不是孤立存在的,而是相互联系、相互制约、交替发生的,它们有机地结合在一起,就形成了人的完整的精神面貌,构成了人们丰富多彩、绚丽多姿的精神生活。它是宇宙间最复杂的现象之一,因而伟大的导师恩格斯便把它誉为“地球上最美好的花朵”。心理现象是每个人清醒时所经历的,只要人们生活着、活动着,这一“地球上最美好的花朵”将在人们的头脑中永不凋谢地绽放。

如果个体的精神活动不符合上面的特征,即没有客观现实的刺激而产生主观感觉、值得高兴的事反而觉得悲伤或无动于衷、外向型的性格者不明原因地变得长时间的内向起来等,我们可以认定此人精神活动出现了异常,即他的感知、思维、情感、智能、判断、记忆、行

为及人格等心理过程和心理特征发生了异常，这就是异常心理。它通过人的外显行为如言谈、书写、表情、动作等表现出来。在医学上，通常将范围广泛的心理异常或行为异常统称为“心理障碍”，或称为“异常行为”、“精神障碍”等。而被人们俗称为“癫子”、“疯子”、“傻子”等等的“精神疾病”其实是与医学上“心理障碍”或“异常行为”实际上是同义语。简而言之，精神疾病(mental illness)又称精神障碍(mental disorder)，它是指精神活动出现了异常，有了明显的精神症状(如幻觉、妄想、思维障碍、情感障碍、记忆障碍等)，同时达到一定的严重程度，并且达到足够的频率或一定的持续时间，使患者的社会生活、个人生活能力受到损害，并造成主观痛苦的一种疾病状态。

实际上，人类对异常心理现象的观察和描述已有漫长而曲折的岁月，但人们对此进行系统的探索和科学的解释只不过是近百来年的事。几百年来，人们总是像戴着有色眼镜看待精神(心理)异常者，他们一直是被人们排斥、歧视、唾弃、甚至被遗弃。看待心理障碍(或异常行为、精神障碍)时也不像对待普通疾病一样，通常它们均被认为这是个体的缺点，或者觉得这是恶魔附身的体现或灵魂邪恶所产生的恶果。由于受这些看法的影响，家中一旦有人患上某种精神疾病，家庭成员就会觉得对外公开或者承认自己的亲戚患有精神疾病的话会使自己蒙羞。随着科学的发展及精神卫生知识的普及、社会文明程度的日益提高，人们对这些现象的认识已经逐渐发生了改变。

为了加深对精神疾病常见表现的理解，下面我们通过部分实例来介绍常见精神病的一些表现。

被吊灯吓坏的女孩——错视

她，一位 18 岁的女孩因受凉发烧已有好几天了，此刻正躺在医院的病床上。近日，每当她看到天花板上的吊灯就极端恐惧地惊呼：“人头!人头……”任凭医务人员及亲人怎么解释也没用。这是怎么回事呢？原来她出现了精神症状，把吊灯错看成“人头”，而且不能被很快纠正，我们称之为错视。错视是错觉的一种，也是临床上较常见的错觉现象(另一种较常见是错听),它是一种知觉障碍。所谓错觉也就是把实际存在的事物歪曲地感知为与实际完全不相符合的事物。这种情况可发生在某些正常人中,也可发生在精神病人中,亦可出现于各种疾病患者有意识障碍时。正常人出现错觉一般发生在光线晦暗、精神紧张、视听觉减弱、疲乏等情况下,如通常讲的草木皆兵、杯弓蛇影等便是错觉的典型例子。正常人只是偶尔出现,一经验证即可消失;而精神病人则恰恰相反,其持续时间长,经过反复验证也不能纠正,且病人信以为真。这位被"吊灯吓坏的女孩"是错视一个例子,表明她已出现精神症状,是病情严重的表现。除了错视外,其它的错觉还有错听、错嗅、错味、错触等。

成天照镜子的小伙子——感知综合障碍

爱美之心人皆有之,年轻人照一照镜子本来是一件无可厚非的事。但有一位母亲向医生诉述,她儿子近几个月来成天对着镜子照过不停,问他为什么?开始他还不愿意讲,反复询问后才说:"我的眼睛现在是一只大一只小,鼻子也变歪了。"母亲仔细观察后并未发现异样说:"根本没有这回事。"并多次请别人告知他,其五官绝对没有异样,但小伙子就是不信,依旧整天反复对着镜子照,真是"屡教不改"。医生对这位母亲解释:"这种现象是一种精神症状,叫体型感知综合障碍,也叫着窥镜症状"。体型感知综合障碍是一种自身的感觉综合障碍;感知综合障碍还有对外界事物的感知异常,如视物变形症、视物显大症、视物显小症等。所谓感知综合障碍就是病人对某些客观存在的事物的整体属性能正确认识,只是对此事物的个别属性出现错误的感知。如看到的鼻子、眼睛仍然是鼻子、眼睛,只是对其位置、大小、颜色、距离等产生了错误的感知。这种情况可见于精神分裂症、脑肿瘤、癫痫、脑炎等情况。

对着窗子讲话的"怪人"——幻听

有位先生经常独自唠叨不停,有时还对着窗户外漫骂,即使窗外空无一人时亦是如此。邻居们都认为他是一个怪人。其实,他是一个精神病人，凭空讲话是由于他有幻听存在。幻听是多种幻觉之一，与幻视在临床上较多见，此外还有其它的幻觉如幻嗅、幻味、幻触、性幻觉、内脏性幻觉、运动性幻觉等。幻觉是指在客观现实中并不存在某种事物的情况下，病人却感知有它的存在。在病理状态下，尽管正常人感觉不到（看到或听到）某个客观事物的存在，但患者却能清晰地感知到某个事物的存在，并可能坚信不疑。因此，幻觉是一种虚幻的知觉。这种症状多见于精神分裂症这种疾病中，其中最多见的是言语性幻听，有评论性幻听和命令性幻听两种。受幻听的影响患者可出现危害自己及社会的行为。

幻想与妄想的区别

幻想是人们对未来远景的一种想象。即使有时不太现实，但幻想者能清晰地意识到这一点，所以这是一种正常现象。而妄想则不然，它是一种在病态的基础上产生的歪曲信念、错误的推理及判断，它既不符合客观实际，亦不符合妄想者的所受教育水平。妄想者对已形成的病态信念坚信不疑，无法通过讲事实、摆道理及亲身体验和经历加以纠正。妄想的内容一般常与个人经历、社会及文化背景有关，它常反映现实生活中的内容，其内容有的接近现实，有的则荒谬离奇。妄想是思维内容障碍中最常见、最重要的症状。

都会害他吗？——被害妄想

某君成天老是疑神疑鬼，总认为别人在想方设法坑害他，坚信食物中有人暗中投毒，以至于非亲手做的饭菜不吃，不是自己烧开的水坚决不喝。他还认为到处都有放射线存在，因而成天躲在自制的铁网屏障笼子里。甚至连对最亲近的亲友或素不相识的人也不放心。真的有那么多人要害他吗？非也！这是一种精神病态，叫做被害妄想，它是最常见的一种妄想，同时病人受妄想的支配可出现拒食、控告、逃跑，或采取自卫、自伤、伤人、毁物等行为。多见于精神分裂症、偏执性精神病等疾病。

真与他有关吗？——关系妄想

他是某公司的一位普通职员，近一年来将身旁发生的一些无关紧要的事物都要与自己联系起来，总觉得与自己有关。比如旁人在一起讲话、讨论等就认为是在议论他；不经意的看他一眼也是对他不怀好意，甚至电视、广播、报纸上的某句话也是影射他、暗示他、故意说给他听的。有时还引起他生闷气、发脾气、骂人、砸东西，甚至有时还要打人等。这种症状叫关系妄想或牵连观念，是一种病态现象。它常与被害妄想交织在一起，多见于精神分裂症等。

过分的嫉妒——嫉妒妄想

正常情况下，当其配偶与异性交往过于密切或怀疑他们有暧昧关系时会妒火中烧。这种心理反应是正常的。但如果过分的捕风捉影，不管他们是否熟悉，也不论相互间的年龄、身份是多么的不相称，都一味的认为他们之间会有名堂，并采取对配偶的检查、跟踪等行动以取得其私通的证据，为此影响其日常生活与工作。无论组织或亲友们怎么向他解释，反复证明这种情况不是事实或者根本不可能，不断指出这种看法的错误性，而他对此仍坚信不疑。一旦频繁出现这种情况，那就是一种病态了，我们称之为嫉妒妄想。多见于慢性酒精中毒、更年期精神病、精神分裂症等。

“吹牛”大王——夸大妄想

有一位普通工人，平时很老实，家境并不宽裕。可是近一段时间来，他无缘无故的出现了话语特别多，一天到晚都是兴高采烈的，见人就发香烟，把微薄的收入都主动用来请客、买东西。妻子劝他节省点，他却说“不要紧的，我都是百万富翁了，奥巴马(美国总统)是我要好的同学，李嘉诚(香港巨富)是我兄弟，你还操什么心咯!”实际上他的这种高兴劲既没有现实基础，又实在是太过分的“吹牛”，是一种病态的喜悦，医学上叫情绪高涨。而他“吹牛”的内容既非事实，又不合逻辑，但他本人却深信不疑，这也是一种精神症状，称之为夸大妄想。多见于躁狂症、精神分裂症、麻痹性痴呆等。

“花痴”——钟情妄想

张某，28 岁，半年以来纠缠某小姐(该女士并不喜欢他)，认为对方爱他，常常跑到女方家敲门，找女方表白，不断地打电话、发短信邀请和送花等，在均遭严词拒绝后，张某仍坚信对方是喜欢他的。认为女方的推辞只不过是继续在考验他，女方的一言一行都认为是在对他示爱，甚至骂他也觉得是在撒娇。邻居及朋友们都说“这人是个花痴，给他找个老婆肯定就没得事了”。其实不然，这也是一种精神症状，叫做钟情妄想。即使是让他所钟情的对象嫁给他也不会解决问题的。只有求医治疗才是正确的。曾经有一位女医生就遇到这样一位“花痴”，被感动得“无比幸福”，婚后不久便受不了这种过分的“爱”与冷酷的暴力而分手。这种症状多见于精神分裂症。

查不出的病——疑病妄想

听某单位的保健医生说，该单位有位干部认为自己患有胃癌、肝炎、白血病等病，几乎跑遍了市内大小数家医院，反复做过各种现代化检查。结果都没有查到什么问题，可这人就是不相信。历时已有 3 年多，只好长期在家休养，整天愁眉苦脸、长吁短叹。保健医生问笔者怎么办，笔者告诉他：“应该要他去找精神科医生看一看。因为这种情况应该是一种精神症状出现了，并不是真正的躯体疾病所致，这种症状轻度的叫疑病观念，中至重度的称之为疑病妄想。可见于精神分裂症、更年期精神病、神经症等。”

他的精神活动被外力左右——影响妄想

临床上常遇到一些病人，他们觉得自己的精神活动包括思维、情感、意志行为等不受自己所左右，而是受到外力的控制、操纵、支配或干扰；或认为外力渗入或刺激自己的躯体，产生一些不舒服的感觉，甚至连自己的内脏活动亦不例外。他们向医生诉说其受控制的方式随着受教育的程度、生活的环境不同而有一些差异。文化程度高一点的人多认为是电磁波、激光、射线、特殊仪器设备如电脑或其他高科技的东西等在控制他；而文化程度低一点的人则认为是神鬼一类的力量在控制他。其本质都是同一精神症状，叫影响妄想，也称物理影响妄想或被控制感。主要见于精神分裂症。

无事生悲——情绪低落

如果某人无缘无故地出现情绪差，整日愁眉苦脸、忧心忡忡、唉声叹气、自怨自艾；更严重一点则忧郁沮丧，对外界的一切都提不起任何兴趣，觉得度日如年、生不如死。通常还会伴有思考问题缓慢，记忆力下降，注意力难以集中，动作明显减少，自责自罪，悲观绝望等。这种情况叫情绪低落，是抑郁症的常见症状之一。发现这种症状，我们必须要引起高度警惕。若不及时发现和处理，任其进一步发展，就有可能出现悲剧，甚至自杀身亡。这样的惨痛教训也实在太多了。

无动于衷——情感淡漠

黄女士出国 3 年归来去看一位姐妹般的老同学。这位老同学是一个活泼、开朗的人，见人有说有笑，待人热情，人缘关系不错，经常和几个相好的姐妹来往。黄女士与这位老同学情同手足，想起相隔多年就要见面了，一路上兴奋不已。

不知不觉来到了老同学的家，黄女士高兴得直呼老同学的小名。然而，让黄女士料想不到的是：这位老同学却神情淡定，只是“嗯”了一声，看也没看黄女士一眼，没有显示出以往的那种热情，站了很久也没有听她说请坐，更没有那种好友久别重逢的亲密感，而是视好友如路人，漠然处之。面对这种变化，黄女士不解。尴尬间，同学的母亲不好意思解释地说：“这孩子不知咋的，近两年来人简直变了个样，性格孤僻了，待人冷若冰霜，与亲人、朋友也疏远了；对什么都抱无所谓的态度，在她面前好像就没有喜怒哀乐！”“请你别在意她这种态度。”

黄女士同学的这种变化是一种重性精神病症状，叫情感淡漠，常见于精神分裂症，也见于痴呆的病人。

懒得出奇——意志缺乏

小王原本是个活泼勤快的小伙子，但近半年来变得少语，不理睬别人，成天不出门，经常不洗脸、不漱口，几个月不洗澡，甚至吃饭也要家人督促，全身既脏又臭，而他自己对此毫不在乎。对自己的生活、工作毫无主动要求，更谈不上对未来有什么打算和追求。这是为什么呢?原来是他的意志活动出了毛病,医学上称意志缺乏,常与思维内容贫乏、情感反应淡漠同时出现。是精神分裂症的基本症状之一。

不应该有的念头——自杀

如果一个人无缘无故出现悲观绝望、想死,人们可能会认为他有病。但如果某个人由于生活中遇到挫折而产生想死的念头,人们可能只是安慰安慰他,而不会去找医生求助。其实,自杀企图或自杀行为本身就是一种精神症状,应尽早求助于精神科医生,只有寻求医生,患者获得专业的心理辅导,辅以适当的药物治疗,完全可以避免悲剧的发生。

全面的智能减退——痴呆

王大爷今年 67 岁,曾担任会计工作,多次被评为先进工作者。两年前,他开始丢三落四,东西放下转眼即忘,有时通晚不睡。近半年来忘事更明显,外出购物将所购的东西放在别人的摊子上;出去串门竟找不到老朋友的屋,还迷了路需要家人接回;最疼爱的小女儿回家来看他也不认识了;经常将一些废纸、铁条、烟头等垃圾作为宝贝似的拣回家,还说耳旁有人唱歌;有时还与小孙子抢棒棒糖吃;并说自己已一无所有了,所有的东西都被人偷光了;甚至怀疑与自己同龄、贤惠的妻子出轨了;待人冷淡,既不过问家务事,也不关心家人;个位数的加减法尚能算对, 两位数的加法就经常出错……通过进一步的检查和观察,发现王大爷是患了老年性痴呆这种疾病(一种器质性精神疾病,可见于阿尔茨海默病、脑血管病等),表现出全面的记忆和智能的障碍。

实际上,精神疾病的表现包罗万象,限于篇幅,还有许多的现象未能一一赘述,上述种种仅仅只是精神疾病的最常见的表现。

二、精神疾病的种类

医学上关于疾病的分类遵循的基本原则是按照每个疾病的病因、病理改变来诊断和分类的。精神病学领域中亦不例外，其中器质性精神障碍的诊断和分类，一直都是遵循病因学分类方法，这大大促进了对此类疾病的研究。然而，由于大多数精神障碍的病因、发病机制至今仍然不是十分清楚，也未能发现其特异的病变，且精神障碍的表现形式又多种多样，因此有关它的分类尚存在争议。为了科研、临床经验交流、教学、疾病预防和康复的需要，非常有必要将精神疾病分类。

当前，精神疾病的分类原则遵循兼顾病因病理学分类和症状学分类。近30年来在国际化、统一化方面有了很大的发展。目前世界卫生组织及各国都有自己应用的分类体系或方案。其中最常用的、最具有代表性的有国际疾病分类(第10版)(ICD-10)、美国精神障碍的诊断与统计手册（第4版)(DSM-Ⅳ)、中国精神障碍分类与诊断标准（第3版）(CCMD-3)3种分类系统。中国精神障碍分类与诊断标准(第3版)与国际诊断标准已基本接轨。现将此3种常用的分类系统分别予以介绍：

(一)《国际疾病分类》(International Classification of Diseases，简称ICD)

《国际疾病分类》现已有第10版(即简称的ICD-10)，由世界卫生组织出版，关于精神疾病分类与诊断的内容包括在第五章“精神、行为和发育障碍”中。其诊断标准与美国的精神疾病诊断标准相似，这说明某些精神疾病的分类与诊断已变得比较规范，在世界范围内都比较一致。

国际疾病诊断分类第10版是1992年的版本，它将精神疾病分为10大类72小类近400种。其10大类分别为：

1. 器质性(包括症状性)精神障碍，如老年期痴呆；
2. 使用精神活性物质所致的精神和行为障碍，如酒精依赖综合征；

3. 精神分裂症、分裂型障碍和妄想性障碍；

4. 心境（情感）障碍，如抑郁症和躁狂症；

5. 神经症性、应激相关的及躯体形式障碍，如焦虑症；

6. 伴有生理紊乱及躯体因素的行为综合征，如失眠症；

7. 成人人格与行为障碍，如偏执型人格障碍；

8. 精神发育迟滞，即通常所说的智力低下；

9. 心理发育障碍，如儿童孤独症；

10. 通常起病于童年与少年期的行为和情绪障碍，如注意缺陷多动障碍。

（二）《中国精神障碍分类与诊断标准》（Chinese Classification of Mental Disorder，简称 CCMD）

中国精神障碍分类与诊断标准（第 3 版）（CCMD-3）其基本框架和原则都遵从 ICD-10。

我国目前使用的是 2002 年公布执行的 CCMD-3，它将精神疾病划分为 10 大类，现介绍如下：

1. 器质性精神障碍（包括躯体疾病所致精神障碍）

主要指阿尔茨海默病（老年性痴呆）；脑血管病、脑变性病、颅内感染、脑外伤、脑肿瘤所致精神障碍；癫痫性精神障碍等或躯体感染、内脏性疾病、内分泌疾病、营养代谢疾病所致精神障碍等。

2. 精神活性物质所致精神障碍或非成瘾物质所致精神障碍

精神活性物质所致精神障碍主要包括酒精、阿片类物质、大麻类物质、镇静催眠药、可卡因、致幻剂、烟草、挥发性溶剂所致精神障碍等；非成瘾物质所致精神障碍则指一氧化碳、有机化合物、食物、重金属等所致精神障碍。

3. 精神分裂症及其他精神病性障碍

包括精神分裂症、分裂样精神病、偏执性精神障碍、急性短暂精神病、分裂情感性精神病、周期性精神病等。

4. 心境障碍（情感性精神障碍）

包括躁狂发作、躁狂抑郁症（双相障碍）、抑郁发作、持续性心境障碍（环性心境障碍、恶劣心境等）、其他待分类的心境障碍等。

5. 癔症、应激相关障碍、神经症

神经症，包括恐怖症、焦虑症、强迫症、疑病症、神经衰弱、其他神经症。

癔症，包括癔症性精神障碍、癔症性躯体障碍、混合性癔症躯体精神障碍等。

应激相关障碍，包括急性应激障碍、创伤后应激障碍、适应障碍等。

与文化相关的精神障碍，指气功或巫术所致精神障碍、恐缩症等。

6. 心理因素相关生理障碍

包括进食障碍（神经性厌食、神经性贪食、神经性呕吐等）、非器质性睡眠障碍（失眠症、嗜睡症、睡行症、夜惊、梦魇等）、非器质性性功能障碍（性欲减退、阳萎、早泄、性乐高潮障碍、性交疼痛等）。

7. 人格障碍、习惯和冲动控制障碍、性心理障碍

人格障碍包括偏执性、分裂样、反社会性、冲动性、癔病性（表演性）、强迫性、焦虑性、依赖性人格障碍等。

习惯与冲动控制障碍，常见的有病理性纵火、病理性偷窃、拔毛症、病理性赌博等。

性心理障碍（性变态）是指性指向障碍（同性恋、双性恋等）、恋物症、异装症、露阴症、窥阴症、摩擦症等。

8. 精神发育迟滞与童年和少年期心理发育障碍

精神发育迟滞旧称精神发育不全、弱智、智力残疾等，包括先天性和后天性。

童年与少年期心理发育障碍：指行为障碍、言语和语言发育障碍、特定技能发育障碍（阅读、计算技能、拼写等）、特定运动技能发育障碍、广泛性发育障碍（儿童孤独症、Rett 综合征、Heller 综合征、Asperger 综合征等）。

9. 儿童和少年期的多动障碍、品行障碍和情绪障碍

包括发生在儿童和少年期的精神行为异常及其他心理障碍，如多动障碍、品行障碍、情绪障碍、儿童社会功能障碍、抽动障碍、口吃、儿童进食障碍等。

10. 其他精神障碍和心理卫生情况

指待分类的精神病性障碍和其他心理卫生情况（如无精神病、诈病、自杀、自伤、病理性激情、病理性半醒状态等）。

（三）美国精神病协会使用的《精神障碍的诊断统计手册》（diagnostic statistical of mental disorders，简称 DSM）

美国精神病学会于 1952 年出版了《精神疾病诊断和统计手册》（第 1 版）（DSM-Ⅰ），1994 年已出版了 DSM-Ⅳ。此分类是根据症状（即由病人所说和所做来反映其思维和感受）和病程将精神疾病进行归类。DSM-Ⅳ有严格的临床诊断标准。并在 2000 年发布 DSM-Ⅳ-R。目前已有的 DSM-Ⅴ将于 2010 年使用，估计 2012 年出版。

DSM 系统具有较大的影响，它是制订 ICD-10 的参照标准。在其公布的第 4 版中，将精神障碍归属于 17 大类：

1. 通常在婴儿、儿童或少年期首次诊断的障碍
2. 谵妄、痴呆、遗忘及其他认知障碍
3. 由躯体疾病引起的、在它处未提及的精神障碍
4. 与物质有关的障碍
5. 精神分裂症和其他精神病性障碍
6. 心境障碍
7. 焦虑障碍
8. 躯体形式障碍
9. 做作性障碍
10. 分离型障碍
11. 性及性身份识别障碍
12. 饮食障碍
13. 睡眠障碍

14. 未在它处提及的冲动控制障碍

15. 适应障碍

16. 人格障碍

17. 可能成为临床注意焦点的其它问题等用多轴系统加附加编码进行分类、诊断

上述对精神障碍的分类和诊断，主要是为医学科技工作者使用，对一般人群并不适用，仅仅了解就足够了。

另外，为了更好的理解、通俗地阐述精神障碍，也可依据人们在日常生活中经常遇见一些心理障碍的表现予以归纳。还可根据它的不同范围和特点，同时也参考了国内外的有关精神疾病的分类情况，大体上可作以下 2 种简单的归类：

1. 以人们习惯性的、通俗的看法予以分类。这种分类并不十分科学，但比较大众化且容易理解。可根据心理障碍的严重程度笼统地分为严重的心理障碍和轻度的心理障碍：

（1）严重的心理障碍：这种心理障碍是人们通常所说的重性精神病（其心理结构的整体性破坏，心理活动协调性的瓦解）一类，其中病因明了（大约占 10%）的有大脑病变所致的器质性精神障碍、躯体疾病导致的精神障碍、精神活性物质（即成瘾物质如酒精、毒品等）所致精神障碍、应激反应（相应刺激）所致的精神障碍（如严重的反应性精神障碍）、某些与心理因素密切相关的生理方面的障碍等等；90%左右的是病因不明的一些疾病如精神分裂症、情感性精神障碍（心境障碍）等。

（2）轻度的心理障碍：其病因大都不十分明确，可能与遗传、个体素质、环境、心理因素等密切相关。人们通常认为的轻度的心理障碍（即轻性精神病）是指——其整体心理活动在某些方面受损，并无大脑的器质性损害，但高级神经功能活动发生失调的一类，如神经症、人格方面的障碍、性变态、适应性障碍、药物依赖（成瘾）等等。

2. 根据心理障碍是否达到精神疾病的严重程度，还可将异常的

心理现象按其表现分为精神病性心理异常和非精神病性心理异常两大类。此种分类这相对而言较为科学,但并不是十分严密,亦未包括心理异常的全部内容:

(1)精神病性心理异常:其行为特征是心理活动和行为异常,心理功能削弱或发育不全,个性呈病态发展,同时对自己的异常心理和处境缺乏理解、叙述及认识(也就是所谓的无自知力),因而不能正确处理人际关系与现实周围环境的关系且出现严重失调,不能适应正常工作和社会生活、甚至会给社会和个人造成危害。这类异常心理一部分表现为各种各样的症状:感知觉异常及感知觉综合方面的障碍、虚幻的感知觉(幻觉)、妄想、兴奋躁动、抑郁苦闷、焦虑烦躁、木僵状态、智力减退等等;另一部分则是指一些精神疾病:如器质性疾病所致的精神病、精神分裂症、情感性精神障碍、精神发育迟滞、心身疾病、神经症(如神经衰弱、焦虑症、强迫症、恐怖症等)等。

(2)非精神病性心理异常:它是指在沉重的心理负担、长期的精神紧张、某种特殊刺激的影响下,出现大脑神经功能活动削弱或失调而导致的、一时性心理与行为异常,但没有严重的心理、行为紊乱和人格方面的改变。这类人与周围环境的关系可出现某种程度的失调,对人际关系的处理也不尽如人意,但有自知力即能主动寻求解决自身不正常状况的方法和措施,且基本上能适应工作和社会生活。此类心理异常可见于正常人,一般不需治疗,但严重时可考虑住院治疗。

第2讲 辨别与重视早期精神异常的蛛丝马迹
——谈精神疾病的早期识别与处理

为了消除人们对精神病的误解，正确认识精神病，帮助人们早期发现、及时治疗病人，减少精神疾病给个人、家庭、社会带来的损失，本讲主要介绍精神疾病早期的识别与处理建议。我们将具体谈到何谓心理健康？心理问题、心理障碍与精神病的区别、智力正常、神志清醒就一定精神正常吗？早期精神异常的蛛丝马迹有哪些？早期干预是否有益等内容。

一、何谓心理健康？有标准吗？

精神疾病也称心理疾病。要了解心理疾病就首先了解什么是心理健康，其标准是什么？世界卫生组织认为：健康“不仅是没有身体的缺陷与疾病，还要有完整的生理、心理状态和社会适应能力”。这就是说，人要做到健康，必须体格健全，心理健康；只有身心健康才算是真正的健康。怎样做才能达到身心健康的目的？我国杰出的心理学家潘菽教授早就指出：“我们因注重身体的健康，故研究生理卫生；我们若要使得心理得到健全的发展，则必须注重心理卫生”。由此看来，心理卫生乃是达到心理健康的手段。

那么，心理卫生与心理健康有没有标准？对这个复杂的问题心理学工作者已做了大量工作，但至今还没有为大家公认的理想标准。为了使心理卫生有个大致的遵循，下面将美国人本主义心理学家马斯罗（Maslow）和迈特尔曼（Mittelman）几经修订的十项标准列出，仅供参考。

（一）什么是心理健康

随着自然科学的飞速发展和信息时代的到来，我们所处的社会也在发生着前所未有的变化。现代化人们的生活节奏不断加快,时间越来越宝贵,人越来越为效益所趋使;自主的、创造性的劳动和高级的智力劳动越来越多;人们的活动范围在不断拓展,人与人的交往越来越多,处理微妙复杂的人际关系为每个人所不可避免;各种各样的竞争强度也越来越巨大,人与人之间的收入、社会地位等差异越来越显著。

生活在这样一个纷繁复杂和扑朔迷离的大环境里，就要求人必须具备较高的心理素质来适应时代与社会的要求。现在人们已经开始意识到了心理健康的重要性，越来越关注自己及亲友的心理健康状态。

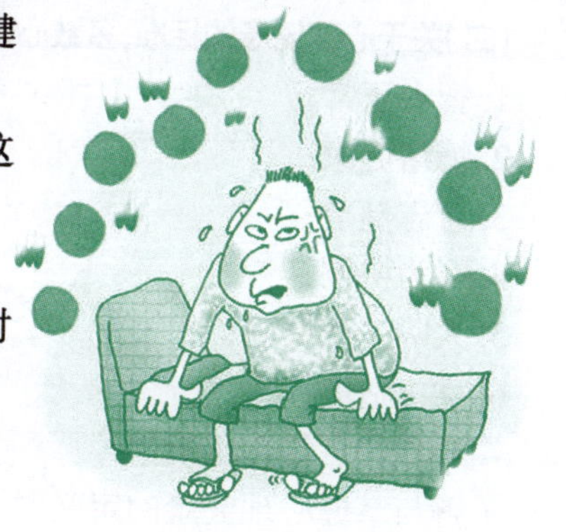

现在对心理健康的标准是这样定义的：

1. 具有充分的适应力；

2. 能充分地了解自己，并对自己的能力做出适度的评价；

3. 生活的目标切合实际；

4. 不脱离现实环境；

5. 能保持人格的完整与和谐；

6. 善于从经验中学习；

7. 能保持良好的人际关系；

8. 能适度地发泄情绪和控制情绪；

9. 在不违背集体利益的前提下,能有限度地发挥个性；

10.在不违背社会规范的前提下,能恰当地满足个人的基本需求。

人是自然万物的灵长,是自然的杰作。人有极高的潜能。我们人人都具有像体育运动员邓亚萍、郎平那样的灵敏准确的感觉与反应,那样的承受能力;像小品喜剧演员赵本山、洛桑那样的充满着极大的活力与幽默；像电视节目主持人王雪纯、大专辩论会上优秀的辩手那样流畅的语言能力；像思想家孔子、科学家爱因斯坦那样的思辩能力；像文学家郭沫若那样的想象能力；像能记住圆周率小数点后一百位数的人那样的记忆能力；像恋爱中的少男少女那样的精神涣发、乐观；像登上珠穆朗玛峰的运动员那样的毅力；像百岁长寿老人那样健康，无病。

我们每一个人本应心理健康如上所述，但我们在生命历程中受到不同种类、不同程度的心理伤害。生活中的所谓正常人，其实并不都在人的最佳状态，大部分时间只是处于最佳状态与疾病之间的亚健康状态，实际离自然赋予我们的能力有很大的差距。

(二)关于心理健康的标准，多数心理学家认为包括以下七个方面：

1. 智力正常；
2. 情绪健康；
3. 意志健全；
4. 行为协调；
5. 人际关系良好；
6. 反应适度；
7. 心理特点符合年龄。

了解与掌握心理健康的定义对于增强与维护人们的健康有很大的意义。人们掌握了人的健康标准，以此为依据对照自己，进行心理健康的自我诊断。发现自己的心理状况某个或某几个方面与心理健康标准有一定距离，就有针对性地加强心理锻炼，以期达到心理健康水平。如果发现自己的心理状态严重地偏离心理健康标准，就要及时地求医，以便早期诊断与早期治疗。

二、何谓心理问题、心理障碍与精神病？

如果我们把一般人健康的心理状况称为正常状态的话，那么，相对于这种状态之外的则属于非正常状态。非正常心理状态可大概分为心理问题、心理障碍和精神病 3 种。

(一)心理问题特点

心理问题几乎人人都可能遇到，是指正常人遇到外界刺激或内心冲突时会出现紧张、烦躁、绝望、沮丧、伤心等焦虑、抑郁负性情绪的一种心理状态或生活规律紊乱。心理问题是界于健康状态与疾病状态之间的状态，是正常人群组中常见的一种亚健康状态。它是由于个人心理素质(如过于好胜、固执、孤僻、敏感等)、生活事件(如工作压力大、重大丧失、落榜、恋爱婚姻问题，人际关系冲突，子女教育问题等)、身体不良状况(如长时间加班劳累、身体疾病)等因素所引起。

心理问题的特点是：

1. 持续时间较短，一般在 1 周以内能得到缓解。

2. 影响轻微，处于此类状态的人一般都能完成日常工作学习和生活，只是感觉到的愉快感小于痛苦感，“烦恼”、“郁闷”、“很累”、“没劲”、“不高兴”、“应付”是他们常说的词汇，或难入睡、梦多易醒、易乏困等。

3. 能自己调整，大部分人通过自我调整如休息、聊天、运动、钓鱼、旅游、娱乐等放松方式能使自己的心理状态得到改善。小部分人若长时间得不到缓解可能形成一种相对固定的状态。这小部分人应该去寻求心理医生的帮助，以尽快得到调整。

这些人之所以被称为“正常”，是指他们的人格比较健全、完整，符合一般人心目中正常的标准，别人没有觉得他们“怪”、“与旁人不一样”。

(二)心理障碍

心理障碍是轻性心理疾病的同义语，是指一个人由于生理、心理或社会原因而导致的各种异常心理过程、异常人格特征的异常行为方式，是一个人表现为没有能力按照社会认可的适宜方式行动，以致其行为的后果对自己和社会均不适应的状态；是脑功能持续失调的表现。

心理障碍并不少见，包括强迫症、焦虑症、恐怖症、疑病症、神经衰弱、轻度的抑郁症、人格问题、围经期情绪障碍、心理生理障碍（即心身疾病）、儿童情绪障碍、学习障碍等。

心理障碍的特点是：

1. 强烈的心理反应：思维敏捷性的下降，记忆力下降，头脑黏滞感、空白感，强烈自卑感及痛苦感，缺乏精力、情绪低落，紧张焦虑等等。

2. 明显的躯体不适感：可出现食欲不振、腹部胀满、便秘或腹泻（或便秘－腹泻交替）；心慌、胸闷、头晕；女性月经周期改变、男性性功能障碍等症状。

3. 社会功能不佳：缺乏轻松、愉快的体验，痛苦感极为强烈，学习、工作、人际交往的能力与效率降低。

4.需心理医生的治疗：此状态之患者一般不能通过自身调整和非心理科专业医生的治疗而康复。治疗一般采用心理治疗和药物治疗相结合的综合治疗手段。

（三）精神疾病

精神病是严重的心理疾病，由一组不同原因引起的大脑组织结构和大脑功能损害而发生精神活动异常的一类疾病的总称。即我们常人说的“疯子”“神经病”。其实“神经病”是另外一种病，指神经系统有器质性病变，通过物理化学的检查手段(如 CT、脑电图、脑地形图、解剖、化验等) 能发现神经系统组织结构或化学成分上与常人不一样，是器质性病变。

精神病多是功能性疾病，目前的医学手段水平尚未能发现其神经系统与常人有何变异，但他们的言语、行为、思维、情绪等各方面的表现与常人不一样。如出现幻觉妄想、情绪高涨或低落、哭笑无常、行为紊乱或孤僻离群等，同时患者多不能察觉到自己有病，不主动就诊，甚至拒医拒药；其生活、工作、学习能力下降、不能适应社会生活，常对家庭、社会造成较严重的负担或危害。有少数几种精神病人的缓解期表现与常人差不多，只要不犯病就能大致正常工作和生活；有些精神病早期表现类似神经衰弱。

精神病有很多种类，较为严重的精神病有精神分裂症、偏执性精神病（妄想症）、双相障碍(躁狂抑郁症）、分裂情感性障碍、重度抑郁症、癫痫所致的精神障碍等。

精神病的特点是：

1. 精神病人一般都没有自知力，他们认为自己“很正常”、“我没病”，发病时拒医拒药。病情越重对治疗越反感，甚至因看病就医与家属、亲友对抗。

2. 精神症状明显 患者的心理活动、言行与现实环境脱节，给人以“怪异”的感觉，如幻觉、妄想、思维障碍、行为紊乱、自杀倾向等严重的心理障碍症状。

3. 社会功能严重受损 学习、工作、人际交往的能力明显下降，甚至个人生活不能完全自我照料而需要他人管理。

4. 病情不会自然缓解且反复发作，需要精神科专科治疗，以药物治疗为主，同时辅以心理治疗、生活支持、技能训练及健康教育等。

三、智力正常、神志清醒就一定没有精神病吗？

从上述知识我们了解到，精神活动是脑的功能，精神病是脑功能严重失调的表现。脑结构受损导致的精神病叫器质性精神病，这类疾病迟早会出现智力不正常或神志不清；没有脑结构的损害仅有脑功能失调导致的精神病叫功能性精神病。多数精神病是功能性的，这些患者的智力是正常的，神志是清醒的；以为精神病人一定有神志不清或者智力不正常是一种常见的误解。

器质性精神病中的精神发育迟滞和各种痴呆会出现智力不正常。儿童精神发育障碍系患者早年大脑精神功能发育迟滞，表现为从轻度的小学学习成绩差到严重的个人生活不能自我照料等，患者的智商低于正常（IQ<90）。这些患者的智力水平从小就低于同龄人，成人后其智力达不到正常水平，给人以不聪明的印象。痴呆是成人智力

发育正常后严重脑损伤的一种结局，表现为智力从正常水平下降到不正常的程度；引起痴呆的常见疾病有老年性痴呆、脑血管性痴呆、脑外伤性痴呆等。这些患者表现为学习、工作、社会适应和日常生活能力下降，甚至个人生活不能自理。除痴呆和精神发育迟滞外，所有器质性精神病都可能出现神志不清，如表现为搞不清时间、地点，不认识家人、亲友，甚至胡言乱语、行为紊乱，而事后多不能回忆。神志不清是急性脑器质性精神病的结果，脑功能严重失调的表现，应当引起高度的重视。

综上所述，智力、神志与精神病的关系是错综复杂的，患精神病不一定会出现智力障碍或神志不清，智力或神志正常并不能排除精神病；某人是否患有精神病，需要精神科专家全面诊察后才能确定。特殊病例需要2~3名精神科医师检查后才能确诊。

四、早期精神异常的蛛丝马迹有哪些?

精神病的起病往往是比较隐袭的，症状多种多样、神秘莫测，难以被早期发现。依据经验，早期精神异常会现露出一些蛛丝马迹，大致可归纳为一般表现和特殊表现：

(一)早期精神病的常见症状

精神病是一类原因不明的大脑功能紊乱的疾病，发病早期往往突出表现在感觉、知觉、注意、记忆、思维、行为等方面精神活动异常，常见的症状和表现有：

1. 睡眠障碍：睡眠好坏是精神病人病情变化的晴雨表，为发病较早的信号，主要表现为入睡困难、易醒、多梦噩梦、早醒，而且多为无痛苦体验，更不会主动求医。有的即使彻夜不眠，次日依然毫无倦意，表面上精力过人，但仔细观察便可发现病人注意力难集中，语无伦次，情绪易变，做事有始无终，随时间推移病情就明显暴露。

2. 敏感多疑：疑心重重，对别人的言行特别敏感，看到他人碰头谈话，则认为是谈论自己；热情的招呼如饮茶、吃饭则怀疑对其下毒；

甚至电视、广播、报纸的内容都觉得与其有关;身体某些不适,则怀疑被人用先进仪器控制了自己或患了某种不治之症等。

3. 情绪反常:表现为毫无原因的情绪波动,本来性格开朗,爱交朋友的,变得终日忧心忡忡,长吁短叹,愁眉不展;性格温和的,变得易发脾气,常因鸡毛蒜皮的小事就大发雷霆,纠缠不休,对人耿耿于怀;性格文静的变得兴奋活泼,好管闲事,终日喜气洋洋,或变得惶惶不可终日,焦虑紧张,无故哭笑。

4. 个性改变:一改往日风格,逐渐变得孤僻少语,懒动离群;或对周围事物不感兴趣,萎磨靡不振,独自发愣,对人冷淡,疏远亲朋;或生活懒散,不修边幅,居室脏乱;或劳动纪律松懈,工作拖拉,对人毫无礼貌,不知羞耻;或胡乱花钱,大肆挥霍。

5. 行为异常:为精神活动的外在表现,容易被发现,其主要表现有行为怪异、动作增多或迟缓、呆站呆坐、扮鬼脸、挤眉弄眼、不停抽烟、四处游荡、特别爱清洁、反复洗手、检查、视废物垃圾为宝等。

6. 类神经衰弱:头痛、四肢乏力,易烦恼、焦虑、坐立不安,月经改变,注意力不集中,记忆力下降,工作学习能力降低等。

上述就是精神病人发病早期常见的症状和表现, 当然不是有上述某些表现就可断定某人有精神病, 而要全面观察其整个精神活动才能断定某人有精神病的结论。要肯定是否属于精神异常,有无精神病,真正做到早期发现、早治疗,必须尽快到精神病专科医院检查,明确诊断。

(二)早期精神病的特殊症状

相对一般症状而言,特殊症状对诊断精神病具有重要的价值。精神病的特殊症状有许多种,在这里只介绍几种常见的、容易观察的症状。

1. 精神病性症状:是精神病发作的重要表现。包括①幻觉:一种虚幻的感知觉,即事实上不存在的东西或刺激,患者感知到了,而其他在场的人是感知不到的。表现有“看见”死人、鬼魂,闻到“异味”,听到“声音”对话等。②妄想:是一种病态信念,是在病理基础上产生的对外界事物的歪曲的推理和判断。如患者无故坚信某人或某个团体利用某种手段陷害他(她),引起其身体不舒适,这就是被害妄想。妄想有许多种,按内容分,常见的有关系妄想、被害妄想、夸大妄想、嫉妒妄想、自罪妄想等。③攻击和暴力行为:这是经常发生在患者家庭中的病理现象。攻击和暴力可能是在幻觉、妄想支配下发生的,或是在精神运动性兴奋状态中发生的,也可能是情绪极度不稳、容易激惹造成的。

2. 缺乏主动性、思维贫乏、兴致缺乏、社会退缩等,也称阴性症状,这是早期或慢性期最常见的症状。

3. 情绪抑郁或高涨:患者感到心境低落,高兴不起来,悲观失望或绝望,可伴有早醒、疲劳感、食量减退、体重减轻等。高涨时心境愉快、兴奋话多、爱管闲事或脾气大易激惹等。

4. 焦虑:是一种紧张不安、恐惧的情绪体验,常伴有心慌、气短、出汗及坐立不安等植物神经系统症状。患者在精神病早期、急性期均可发生焦虑情绪。

5. 自知力丧失: 自知力是指患者对自己患病及症状有察觉与认知、愿意就诊求治的能力。如一个患肺炎的内科病人,因高热、咳嗽、胸痛而主动去看病,就是有自知力的表现。而精神病人在其急性发作阶段往往丧失自知力,表现为患者不承认有病,拒绝看病服药。

以上症状对于识别精神病人是非常有价值的。一旦持续出现了这些症状或其中两项或几项症状,说明病情已经很明显了。我们在接待首诊病人时,发现人们对精神病有以下几种误解:①吵吵闹闹才是精神病,不吵不闹不是精神病;②能做事就没有精神病;③病人算数不出错就是头脑清楚,没病;④讲话有条理就是精神正常。这些看法是片面的、错误的。比如以阴性精神症状为主的病人,其病情已经严重,然而就是不吵不闹;以某种妄想为主的病人,可以做事如常,劳动能力没有损害; 精神分裂症和情感性障碍患者因为没有明显的智能损害,当然算数也不会出错;偏执性精神病尽管病情严重,却逻辑严密，计划周详；躁狂症病人常常自我感觉良好，讲话条条是道，能言善辩等等。

由于对精神病认识的种种误解，尽管许多病人首诊时症状已经非常明显了，其家庭成员对病人是否有精神病还是看法不一，争论不休，对医生的诊断也表示怀疑，对病人是否应抓紧治疗更是举棋不定。若长期延误治疗，导致慢性而变得难治，将是令人遗憾的。

五、早期诊治，受益终生！

“有病早治”是疾病治疗的一个重要原则，“久病难医”也是一个普通常识。老年慢性支气管炎是一个典型例子，这种病是由于患急性支气管炎治疗不及时或不彻底而演变成慢性气管炎，如果此时再不抓紧治疗，让病情长期反复发作，会并发肺气肿，最终发展成肺心病，变得越来越难治。

精神病是一类脑部疾病，同其他疾病一样也是治疗越早越好。为什么会是这么呢？

1. 从理论上看，早期治疗可能阻断病人脑内的病理生理过程、保护脑细胞免受病理过程进一步的损害，为恢复脑的正常功能创造条件。若不及时治疗，让病情自然发展，脑内病理过程会持续不断的损害脑细胞，不断削弱脑功能，甚至导致不可逆的脑损害。有些家属以为抗精神病药是“安眠药”，担心“安眠药”会对大脑有影响，会损害大脑，会“成瘾”。其实这是误解，抗精神病药与安眠药是两类不同的药物，安眠药是治不好精神病的。当然，有的抗精神病药是有安眠作用，有的抗精神病药却没有安眠作用；我们不要误以为抗精神病作用就是安眠作用。近 20 年来研发的第 2 代、第 3 代抗精神病药既不会损害大脑，也不会成瘾，相反它却能阻断脑内的病理过程，起到保护大脑的作用。

2. 从临床上看，早期治疗对病人有好处。过去几十年来，国内外医学家们对精神病的早期治疗进行了大量的研究，结果发现，患者发病后治疗越早，预后越好。不仅可消除发作时的精神症状，控制病情发展，取得好的近期效果，而且可改善远期结局。反之，首次发病后延误治疗的时间越长，治疗效果越差，病情容易慢性化而越难治。以精神分裂症为例，让病情自然发展、长期不治疗，大多数病人在首次发病后 5~10 年走向精神衰退，导致持久性的精神残疾。

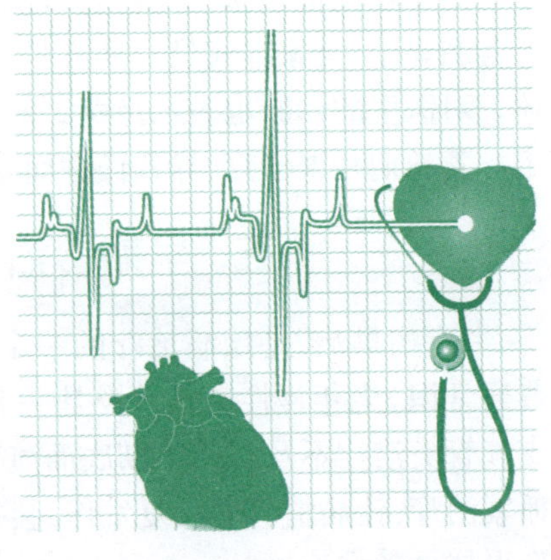

可想而知，若病后不及时治疗，就会错过最佳的治疗时机，给病人带来难以挽回的损失。国外学者认为，若没有对患者提供及时有效治疗，可能造成中期和晚期严重的后果。缺乏治疗或治疗不当及治疗延误的后果为：

恢复慢或恢复不完全，甚至出现难治

较差的预后

抑郁和自杀的发生率增加

心理发育和社会发育受干扰

家庭心理问题和痛苦增加

各种关系的破裂、失去家庭和社会的支持

亲情关系中断

学习、就业中断（丧失受教育或工作机会）

物质滥用

违法行为（影响社会治安）

不必要的住院

治疗费用增加。

病人能否得到早期诊治,家属的心态是关键因素。

精神病人由于自知力缺乏,往往不会自己去求医。因此,求医决策者的角色只能由家属来担任。家属的心态直接影响到病人能否早期治疗、有效治疗。那么,精神病人的家属有 哪些常见的不良心态呢?

否认心态:精神病人早期多表现孤僻、懒散、暴躁、与亲人感情疏远、工作及学习能力下降等。当家中有人出现上述变化时,家庭成员因为毫无心理准备或缺乏精神卫生常识,往往会否认这是一种精神病的先兆,把病人的病态当成"个性问题"或"思想问题"。因此,不去找医生咨询,而是想方设法找"原因"对病态给予"合理化"解释。处处顺着病人做"思想工作",让病人开心,或者训斥、甚至打骂,从严管束,从而延误了早期诊断和治疗。

掩盖心态:当病人的言行已经明显异常了,家属才意识到自己的亲人患了精神病。他们情绪焦急,恐慌,怕别人知道家中有人患了精神病而有失"体面",并担心病人的婚姻和前途受到影响。因此,采取一些掩盖措施,不带病人去精神病科看病,仅求治于一般医院的内科或神经科,还要叮嘱医生替他们"保密"。有些甚至抱侥幸心理,希望不治自愈。更多的人相信迷信,求神拜佛,请巫婆、神汉"驱邪"或给病人娶亲"冲喜",或求于某些秘方"治疗"。无效的处理致使病情一步步发展。

心急乱投医心态:病情加重以后,许多病人表现伤人、毁物、外逃、闹得家庭和单位不得安宁。病人的言行已无法管束,掩盖病情的种种做法宣告失败。此时家属已不可能顾及"面子",心急如焚、急切求治,希望速战速决,力求根治。有的家属送病人去精神病院后,三天两头来探视,总觉得病人的病情好的不够快,要求医生换药治疗。有的看到治疗效果不明显,便责怪医生技术不行,欲另求高明。有的过早的接病人出院,另谋良方。有的盲目相信报刊上的虚假广告和社会上的传闻,不远千里求医问药。有的不惜花钱给买"补品"。这种心急乱投医的心态严重干扰了病人的早期系统治疗，弊多利少。

上述不良心态根源在于缺乏精神卫生常识、病耻感和恐惧心理。纠正家属的不良心态，排除干扰，是精神病患者获得早期有效治疗、减轻精神残疾的一个首要前提。正常的态度是沉着冷静、积极应对，相信科学：

首先，应弄清精神异常的性质与程度 早期表现可能不典型，症状易变，出现短暂。所以，当家庭中某个成员疑似精神异常时，家属应在掌握精神病常识的基础上，对被怀疑者留心、仔细观察。若发现确实存在某些奇异的征象时，家属应及时找心理医生或精神科医生咨询，弄清精神异常的性质和程度。

第二，尽早让病人就医 如果家庭成员中有人存在肯定的精神异常，应立即陪同病人去精神病专科医院做进一步的检查和治疗。切不可求神拜佛、请巫医神汉打卦，否则不仅会使病人遭受身体上的折磨、精神上的痛苦，更重要的是拖延了病情，可能增加了疾病治愈的难度。据我们观察，许多病人治疗效果不好，就是因为信迷信错过了早期治疗良机造成的。

第三，做好家庭护理，给予心理支持 家庭护理包括对患者生活上的关照，督促其按医嘱服药。家庭成员是精神病人最密切的接触者，是最重要的心理保护资源。家庭的关爱对治疗的成败都有着密切的关系。家庭成员应在充分接纳患者病态言行的基础上，生活上关心病人，尊重病人的人格，予以感情的支持和心灵上的慰藉，这对于促进疾病的恢复会起到良好的作用。

值得提醒的是，对病人的关爱与支持并不需要给其吃“补药”，或让病人在家中“静养”或过度“呵护”。精神病并不是身体虚弱引起的，故吃“补药”于疾病的康复无益；其实，只要病人饮食正常就行了，不需要加强营养。不必“静养”，不要“包办”；应尽量安排病人做些日常活动如做家务、其他体力劳动、看书学习、参与娱乐活动、参加探亲访友、适当社交等，这些活动比单纯被动休息对疾病康复更有利。心理上支持也不是无条件地迁就，避免“精神刺激”；正确的做法是，让病人感受到适度的精神刺激，既有鼓励与支持，也要有批评与拒绝，引导病人正确地对待外界的压力，学会适应压力，增强患者自身抗“刺激”的能力。这样才有助于减轻患者对精神刺激的反应，提高抗“压力”的免疫力，巩固治疗效果。

第 3 讲　精神疾病能根治吗?
——谈精神疾病的预防与康复

目前医学上对大部分精神疾病的致病因素并没有完全弄清楚，现行所采取的治疗大部分是对症治疗（消除症状）而非对因治疗（没有完全去除病因），所以大部分精神疾病的治疗效果暂时还不能达到人们的期望值——“根治”精神疾病。但医学科技工作者从未放弃研究和探索，他们总结了一系列切实可行的宝贵经验，使精神疾病的防治更加科学、合理、实用。毋庸置疑，精神疾病作为一个公共卫生的问题，它已给社会和家庭带来严重的负担，因此精神疾病的预防和康复应该受到重视。国内外大量研究表明：早发现、早诊断、早治疗；方便病人就近治疗；对病人及家属进行健康教育；为患者创造合适的行为技能训练环境等，能最大限度地减少精神疾病的复发，减轻精神残疾。

需要指出的是，精神疾病的康复既需要患者自己积极地参与，又需要家庭成员及社会的支持和配合。通过本次讲座，希望大家重点了解以下内容：精神疾病如何预防？精神疾病的康复治疗包括哪些内容？影响疾病复发的因素有哪些？怎样防止复发？影响精神残疾的因素有哪些？如何防止精神残疾？维持治疗应该注意些什么？

一、精神疾病是可防可治的

众所周知，精神疾病的病因都是某种致病因素直接或间接的损害了人体大脑的结构和功能。目前普遍认为精神疾病的发生要从生物、心理、社会因素等 3 个方面来考虑，也就是说在病因学方面要考虑生物性、理化性、社会性、心理性等 4 个维度。当然，在这 4 个维度中，对每一个具体的疾病而言，还是应该有主次之分的。譬如，躯体感染或中毒性精神病、器质性精神病等,其生物性因素或理化性因素肯定是主要的,而社会因素、心理因素也是不能忽视的;精神分裂症的发病原因与心理性(如个性特征、对事物的看法、应对方式和情绪特点)、社会性因素(生活中的各种大事、意外事件和不良事件、家庭和社会的支持、文化、环境等)密切相关,生物学因素(如年龄、性别、遗传、产前产后的发育情况、躯体疾病和成瘾物质等)、理化因素(包括体内生化因子的变化、神经递质的改变等)在发病中也占有相当重要的地位。除了器质性精神疾病、物质依赖(成瘾)、部分精神发育障碍等的病因已经明确之外，目前大部分精神障碍的病因和发病机制都还在探讨之中，因而精神疾病的康复主要是从精神药物治疗与心理社会治疗两方面着手并有机的结合，从而形成一种综合性的干预体系，即我们常说的所谓生物—心理—社会性干预。除此之外，以下几点也是非常重要并且也是需要我们了解的。

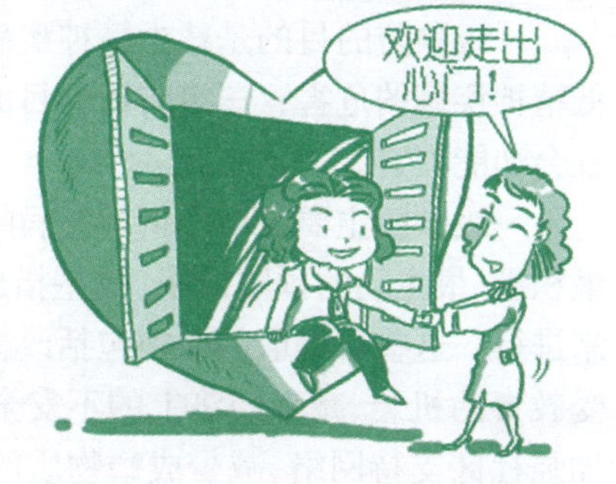

1. 生物、心理和社会因素以及它们之间的相互作用,影响着人生的各个阶段。各因素之间的良性作用是精神健康的保护因素,反之则是精神疾病发生的危险因素。当危险因素作用达到一定程度,会导致精神疾病的发生;而通过消除危险因素、加强保护因素可以预防精神疾病的发生,促进精神健康。

2. 一旦怀疑有明显心理行为问题或精神疾病时，要尽早去精神病专科医院或综合医院的精神科或心理科进行咨询、检查和诊治。

3. 如发现家庭成员、邻居、同事、同学等周围人有明显的言语或行为异常,要考虑他可能有心理行为问题或精神疾病,应及时劝告本人或亲友等去医疗机构进行检查。

4. 心理行为问题的处理，以心理咨询和心理治疗为主，辅以社会支持和药物对症治疗。

5. 在精神疾病的治疗方面，目前已有有效的药物治疗、心理治疗和社会康复治疗等。

6. 被确诊患有精神疾病者，应及时接受正规治疗，遵照医嘱全程不间断按时按量服药，以达到最好效果。不愿意接受治疗、不正确治疗或不规律服药，会导致病情延误，难以治愈，并易复发。

7. 通过规范化的治疗，多数患者可以治愈，维持正常的生活、学习和工作。

我们还可以从公共卫生概念的角度出发，进一步加深对精神疾病康复的理解，将精神疾病的防治分为3级：

一级预防的目的是减少精神疾病的发生；二级防治的目的是降低精神疾病的危害；三级防治的目的是减少精神疾病所致的残疾和社会功能损害。

一级预防主要是增强精神疾病的保护因素，减少危险因素。这是最积极、最主动的预防措施。这些措施可通过个人和社会的共同努力来进行。这些可采取的措施包括改善营养状况、改善住房条件、增加受教育的机会、减少经济上的不安全感、培养稳定良好的家庭氛围、加强社区支持网络、减少成瘾物质的危害、防止暴力、进行灾难后心理干预、广泛开展心理卫生健康教育、发展个人技能等。家庭是一级预防的基地，家庭教育是一级预防的主要措施，培养孩子健全的人格是一级预防的关键。早期注重情商培养，让孩子从小树立阳光心态，提倡合作精神，学会生活、学会适应、学会关心、学会学习，无疑能增强孩子今后患精神疾病的免疫力。

二级防治是通过早发现、早诊断、早治疗，控制疾病，降低危害。为此，需要开展全社会的心理健康教育，普及精神卫生常识，提高全体人群对精神疾病的知晓率与识别率。家庭、学校和各级医疗机构在二级预防中起着重要作用。目前除家庭教育外，一级预防还没有有效的途径;因此,早发现、早诊断、早治疗是精神疾病防治中最重要、最有效、最经济的环节。

三级防治是对精神疾病患者进行生活自理能力、社会适应能力和职业技能等方面的训练,以减少残疾和社会功能损害,促进康复,防止疾病复发,提高生活质量。为此,需要建立以精神卫生专业机构(精神专科医院、综合医院精神科或心理科等)为骨干、综合医院为辅助、基层医疗卫生机构(社区卫生服务中心、社区卫生服务站和乡镇卫生院、村卫生室)和精神疾病社区康复机构为依托的精神卫生防治服务网络,做到防治结合。需要开展“社会化、综合性、开放式”的精神疾病康复工作。

另外,采取乐观、开朗、豁达的生活态度,把目标定在自己力所能及的范围内,调适对社会和他人的期望值,建立良好的人际关系,培养健康的生活习惯和兴趣爱好,积极参加社会活动等,均有助于个人保持和促进精神健康。

二、精神疾病的康复治疗

康复医学已经成为全面医学的第四方面,它与临床、预防、保健医学共同组成了全面医学。医学模式的转变对精神疾病的防治有极大的指导作用,主要体现在精神疾病发病的多因性、症状及体征的多样性两个方面,这就是说精神疾病与心理和社会影响的关系尤为紧密,其心理与社会康复更具有特殊重要意义。特别是长期患病后遗留下的社会功能缺陷、回归社会后众多的心理负担及不良情绪反应等均影响疾病的康复,故精神疾病的康复措施应从生物—心理—社会模式来确定。

说到康复治疗,大家往往会认为这是促进伤者、病者、残疾者恢复功能方面的治疗,这种想法其实也没错,因为一般意义上的康复就是指综合性的利用医学、社会、教育、职业等多方面的措施,对残疾者进行训练、治疗,从而减轻致残因素造成的后果,并最大限度地恢复致残之前的功能水平。

精神疾病康复的目的也是一样，只不过精神康复的干预范围会更加广泛。它是利用现有的一切设施和手段，尽量改善精神疾病患者的精神症状，最大限度的恢复其社会功能。以精神疾病中常见的精神分裂症为例，要想确保精神分裂症患者最终康复，就应该从其首次发病、首次治疗起，就开始予以关注。在首次治疗获得好转后，则应该重视防止病情复发。在此基础上还应重视对患者心理进行干预和对其行为技能进行培训，防止精神残疾的出现。就精神分裂症的康复治疗而言，我们可以将其归纳为以下 3 个步骤：治病、防复发、防残疾。从而达到康复治疗的最终目的——帮助患者健康地回归社会。

精神康复的第 1 步，就是在首次发病之后及时接受正规的诊断和治疗，这部分内容将在后面的讲座中有更系统、详细的讲述。

其实，在精神分裂症首次发病之前，患者可能已经出现了精神分裂症的某些前驱症状，此时如果患者和家属具有一些有关精神卫生方面的常识，就能及时认识到这些发病征兆，并及时去正规的精神卫生中心接受检查。一旦明确了诊断，就应该立即接受规范的药物治疗。一般来说，首次发病的治疗以住院治疗为主。因为住院期间，医生能够更全面地了解患者的病情和详细的观察其治疗反应，从而为患者制订最合适的治疗方案，选择最佳的药物，使得首发症状获得满意控制，为今后的康复打下坚实的基础。因此，首次发病治疗效果会影响到今后的康复，千万疏忽不得。这第一步其实包含了早发现、早诊断、早治疗的精神疾病干预理念。

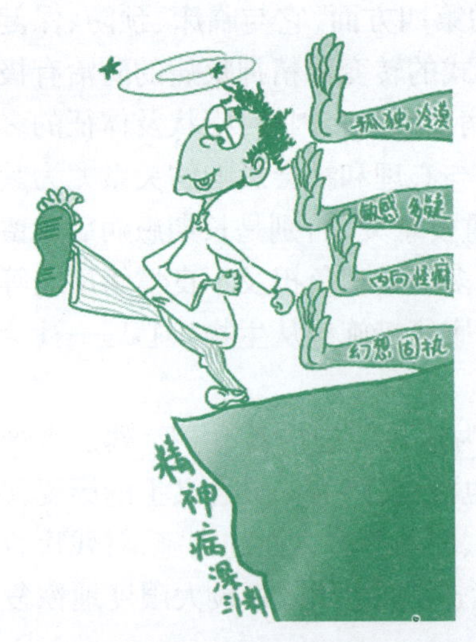

应该明确指出的是，精神分裂症是一种非常复杂的疾病，目前我们对于精神分裂症的发病机理还没有完全了解。有“因”才有“果”，不能去除“因”，当然无法获得满意的“果”。但是，随着医学进步，在不远的将来，攻克精神分裂症这一难题应该也不再是奢望，所以大家还是要对未来充满信心。

三、精神疾病的维持治疗

20 世纪 50 年代以来由于精神药物的广泛应用，使精神分裂症等精神疾病的治疗状况大为改观，这主要体现在治疗效果的提高，疗程的缩短，大大提高了精神病人的社会适应能力。精神药物是目前治疗精神疾病的主要方法，同时也是其它辅助治疗的基础。精神药物的出现，只能在一定程度上影响疾病的进程，但并未能从根本上去除病因。因此，此类药物的作用性质也决定了治疗的长期性，也就是说患者在充分治疗一段时间后，还必须予以较长时间的维持与巩固治疗，以确保病情稳定，减少复发。

在常见的精神疾病中，精神分裂症占住院重性精神病病人的比例最高（约占 50%），该病导致病人的社会功能受损较为严重。故下面的内容主要谈及抗精神病药物的维持治疗的有关知识。

抗精神病药物对精神分裂症的治疗有明显的效果，但这种治疗仅仅是对症性的。有资料显示，停药 4 周，复发的可能为 25%；停药半年则为 51% ~ 75%；停药 1 年则有 73% ~ 95.4% 的患者复发。国外曾有人做过研究，对 1018 人不予维持用药治疗，结果 698 人复发，复发率为 65%；而 2127 例用了抗精神病药巩固治疗，只有 639 人复发，复发率仅为 30%。因此在停药后容易复发，且停药时间越长，复发的可能性越大。研究表明，停药病人平均复发率为 53% ~ 72%；而维持治疗组则为 16% ~ 23%。患精神分裂症这类慢性疾病病人停药以后超过一半的病人在 10 个月内复发，经两年以上的随访，停药病人复发的百分比高达 80%；而维持治疗病人 10 个月内复发的危险为 15%。

首发精神分裂症第一年内复发率相对较低；一年之后复发率将明显增加，而停用抗精神病药复发的危险增加近5倍。首次发作精神分裂症和分裂情感性精神障碍病人痊愈后5年内复发率高，维持服药治疗可减少复发的危险；停用抗精神病药治疗，明显增加复发的危险。

以上资料显示，用药维持与不用药巩固治疗两者之间复发率至少有2倍的差异。可以这样讲，药物维持有显著的预防复发效果。在目前暂无法根治精神分裂症的前提下，为了更多的病人顺利的回归社会，融入丰富多彩的社会生活，重现往日的欢声笑语，请听从精神卫生事业工作者的衷心劝告：药物维持治疗应该坚持且必须坚持。

也许有人也会问：为什么社会上不少广告宣传称能包治、根治精神疾病？为何有一些精神病人经过治疗后不复发呢？长时间服药会不会对身体有影响？等等一些问题。我们可以负责地说，所谓包治、根治精神疾病完全是欺骗性宣传。他们治疗达到的效果只不过是暂时的好转，并不是真正的断根，没有任何科学的依据证实可以根治精神病。我们见到不少轻信者上当受骗后，均后悔不已。当然也不否认，经过正规治疗后确实有部分病人终身不会复发，这个比例约为20%。但这种不复发，并不是某种药物或治疗方法的结果，而是疾病本身所决定的。至于长时间服药对身体方面的影响，回答是肯定会有的，而任何事情都要看到其主要方面，维持治疗对患者的益处远远大于药物副反应对身体的影响，况且，在专科医生的指导下恰当地掌握维持治疗的药物剂量，既能有效的防止复发又能把药物产生的副反应控制在最低限度。

目前对是否复发的确切原因尚不明了，对精神疾病的治疗手段有一定的局限性，我们仅从其总的趋势来讲维持治疗，很有必要。

维持治疗应该如何用药呢？

药物维持治疗的种类和剂量应当因人而异，主要是根据病人对药物的敏感程度来确定。有些病人虽然用药的剂量较大，但并没有出现明显的副反应，而又能很好地控制症状，则没有必要去增加或减少药量，而另外有的病人服药量并不大,症状消失后病人能正常的生活、工作,这时也没有必要加大剂量。总的说来,维持药物的剂量并没有统一的标准。现行最好的方法、最实用的途径应该是实行剂量的个体化。近年来专家们对有效的治疗方法已形成的共同看法是:继续有效剂量和间歇性对症治疗及靶症状给药(待病人有复发预兆时给药)。

维持治疗怎样选择药物呢?可根据以下几点来考虑:

1.选择正规治疗及有效的药物。常言道:有效不更方,这点绝对是不用怀疑的。

2.尽可能单一用药。一来用法简单方便,二者病人容易接受。

3.联合用药也可供选择,仅仅是当某种药效果不好,又出现了副反应时。但此种方法应尽量少采用,必须在医生指导下进行。

4.长效抗精神药物亦不失为很好的治疗手段。目前国内可供使用的有口服的五氟利多、肌注的氟奋乃静癸酸酯、三氟噻吨癸酸酯及氟哌啶醇癸酸酯等。可根据具体情况进行选用。维持治疗应该选择合适的剂量,力求有效防止复发而副反应最小,这样既能保证病人坚持服药,又能适应社会环境,恢复正常的生活。具体实行方法可采用:

1.低剂量,一般为最高治疗量的 1/2 ~ 1/4 为宜。

2.治疗剂量的继续,因现行的治疗已不会采用大剂量,一般的治疗量已适合于患者,况且治疗后期药量已在减少,某些新药的副反应都不太大。

3.因人而宜,最适合的剂量应是病人能接受且可耐受药物所产生的副反应。剂量的改变应在医生指导下增减。

维持治疗的时间,应根据不同情况具体对待:

1.精神分裂症治疗后症状缓解,达到临床上的康复,原则上都要坚持一定时间的维持治疗。

2.初次发病,治疗及时,病情恢复很好,再加上具有良好的工作和家庭环境支持,患者又能应付各种精神压力和内心冲突,康复措施亦得力,仍需维持治疗 2 年后,在医生指导下试行减量或停药。

3.发作时症状典型,治疗的药量较大,病情恢复不满意,且康复措施不够完善,维持时间应长一些,可达4~5年。

4.病情不稳,时有复发迹象,最好坚持长期维持治疗。

最后，让我们了解一下精神疾病的结局。无论是在门诊或是病房,经常有家属问这样的问题:精神疾病有没有治愈的希望?出院证上治疗效果一栏的结果是什么意思?要回答这些问题,就要先了解一下疾病的最后结局(即转归)有哪几种可能。任何疾病经治疗不外乎出现完全恢复健康,不完全恢复健康和死亡3种情况。具体对精神疾病而言亦不例外。第1种可能占少数,第2种可能占多数,第3种可能出现的机率很小,若病人不出现自杀、医疗意外及合并其他疾病,精神疾病一般不会导致死亡。

精神疾病的治疗效果判断,有一定的原则进行综合分析,即:

1.病人精神症状消失、缓解的程度以及恢复到正常的情况。

2.病人对精神疾病临床症状及发病因素的分析与认识程度。

3.社会功能的恢复程度,即适应病前正常生活、工作、学习情况。

按照以上3项原则,一般将治疗效果分为4级:

1.临床痊愈:精神症状消失,对疾病及其症状能作出正确的分析和认识,并能很好参加正常生活和学习。

2.显著进步:精神症状大部分消失,对疾病及其症状有一定的认识能力,但缺乏深刻分析;能参加工作和学习,但不能完全恢复以前的能力。

3.好转:精神症状部分好转，能料理自己的生活，并能作一部分辅助工作，但缺乏对疾病的认识和批判能力。

4.无变化:精神症状未动摇，对疾病毫无认识

能力，不能进行原来的工作和学习。

以上是判断精神疾病总体的治疗效果的标准。具体到某一疾病，如临床上最多见的精神分裂症，则有以下几种可能：

1. 完全康复，不会复发，所占比例 20%左右。

2. 痊愈，但有复发。

3. 症状消失，残留有某些功能缺陷。

4. 部分好转，遗留某些症状。

5. 症状存在，但不影响社会功能。

6. 病情恶化，逐步走向衰退。

我国有资料显示：此类病人病情基本缓解约 26%；有轻度症状但不影响正常工作和日常生活者占 33%；仍有部分症状且有部分工作及生活能力占 25%；其余 16%则精神症状明显或出现精神衰退。情感性精神病的结局总的说来良好，但可能会出现复发，有 50%～90%会反复发作，20%的病人会转为慢性；约 1/3 的预后差。

虽然精神疾病发病的确切原因仍处于探索阶段，且治疗后容易复发，但精神疾病也能通过治疗，得到控制和痊愈。我们坚信，21 世纪里精神疾病这一医学顽症将会有重大突破。

第 4 讲 精神分裂症
——患病率最高的精神病

精神分裂症是目前世界上最常见、患病率最高的一种精神疾病、根据国内外的调查统计，该病的终生患病率为 0.5% ~ 1.6%。若按全世界 60 亿人口最低患病率 0.5%计算，全球至少有 3000 万精神分裂症患者，相当于我国一个中等省份的人口总数。

一、什么叫“精神分裂”

精神分裂的临床表现形形色色、五花八门、病人与病人之间症状差异性很大。有些知识型家庭的父母首次带小孩来进行心理咨询或看门诊时，总喜欢问什么叫“分裂症状”之类的问题。为了说清楚这一问题，我们还需从人的精神活动谈起。大家知道，每个人自出生起，都要进行呼吸、消化、排泄等生理活动，这些活动相对来说比较简单。同时，还要进行与人交往、适应社会、认识世界、改造世界等精神活动，这种活动相对前者来说就要复杂得多。我们通常所说：“谁也不知道对方心里想些什么？”说明每个人的精神活动各不相同。但是我们可从这些看似不同的活动中抽象出本质上相同的部分，即一般心理（或精神）过程。这个过程与电子计算机的构成及工作原理极为相似，可分为输入部分，即眼、耳、鼻、舌、身的感受信息部分；中央

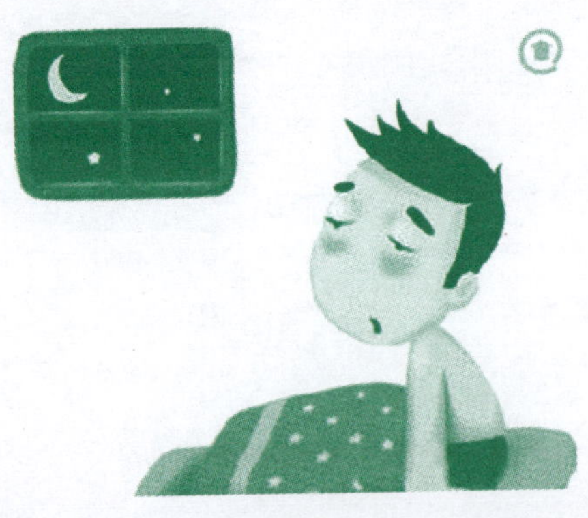

处理部分，即大脑的分析、综合信息，形成概念、产生内心体验并指导行为的部分；输出部分，即由第 2 部分指导的面部表情和各种动作和行为的部分。如果以上 3 部分的内部或它们之间的衔接产生了故障，势必产生正常人无法理解和接受的紊乱言语、奇特的面部表情和出格的行为，这样整个精神活动与外界之间就显得极不协调了，这就是所谓的“精神分裂”现象。例如，某病人到外地出差，一下火车就感到车站上的人都用一种嫉恶如仇的目光注视他，通过大脑的分析、判断，立即产生一种极恐惧的表现，披头散发，狂奔不已，拿着手上的“武器”，见人就砍，并将自己也砍成重伤。

从以上分析可知，无论是家属或经常接触患者的人，观察到仅是病人精神活动的外在表现部分(第 3 部分)。那么，精神分裂症的外在表现究竟有些什么呢？简单地说，可以用“呆”、“懒”、“疑”、“乱”4 个字来概括。

“呆”：这种表现在疾病初期比较明显，本来很活泼、很开朗的人，逐渐变得寡言少语，上课时呆视窗外或黑板，老师的提问、同学的小动作对他都无动于衷。下课后，独自行走，不参加集体活动，疏远以往的挚友。回家后不理睬亲人，将自己关在房内潜心“作业”，几小时后作业本上一字未写，学习成绩逐渐下降。在车间里，呆视加工图纸，任凭机器不停地转动，几小时也未加工一个零件，工作能力逐渐减退。严重时，不肯继续读书和工作，整天将自己关在房内，不许任何人进去，整日呆坐，不吃不喝，也不洗漱。在外行走时，目光呆滞，表情茫然。

“懒”：这种表现在疾病早期需仔细观察方能发现。本来勤劳、整洁、守纪律的人，逐渐变得早晨不愿起床，经常迟到、早退，不愿参加公益劳动，做事茫无头绪，作业不整洁，试卷乱涂乱改。继之不注意个人卫生，不洗手进食，衣服脏了不愿意换，不收拾房间，书桌上零乱、肮脏，需家人帮助料理。病情严重时，不洗脸，不漱口，半年也不洗澡，一身臭气，房内垃圾成堆，被子堆满污垢，最终变得披头散发、蓬头垢面，饮食漫无规律，日常生活不能自理，吃饭需人喂，衣裤要人穿，整日卧于床上，从不下床活动。

“疑”：即猜疑。疾病开始时，表现与同学、同事交往时显得特别敏感，老师不指名批评时，总认为是批评他，大家一起评论报纸新闻或周围发生的事情时，如果别人与自己意见相悖，就认为那个人故意与他作对，看不起他。别人在一起谈话时，总喜欢凑过去，想知道是否谈论有关他的举止言行。逐渐发展到认为别人的一举一动都是针对他而来，电视和报纸上的内容均与他有关，甚至在外行走时，别人摆手、吐痰都是针对他的。有时觉得公安局在跟踪他、监视他；有某种仪器控制他、指挥他；有时坚信自己有很大的本事；有时毫无根据地怀疑自己的伴侣与很多异性有不正常的关系等等。这种猜疑有时可继发于某种幻觉（如听见某种根本不存在的声音），总的特征是荒谬的、不系统的，无法用摆事实讲道理说服他。所以在 疾病未缓解前，任何心理疏导均无济于事。

“乱”：包括言语的零乱、表情的怪异及行为的紊乱。言语零乱表现在发病初期叙述某些事情时词不达意，不能紧扣主题，使人听后有不知所云的感觉。写文章时，内容松散，阅后令人费解。随着病情发展，回答问题东拉西扯，答非所问，写文章时，句与句间缺乏联系，读后如读天书一样。例如一位女病人曾写到：“小鸟飞啊， 飞到天空中去，像可两面看，我愿唱首歌，像和尚念经，我都想得开，我愿意四方脸，做一个美丽的姑娘，我要学习一个工程师，不要在这里分析我的脑子，为什么要解放？”……表情怪异表现在与当时所处环境极不协调，如听见亲人的噩耗哈哈大笑，别人办喜事，他嚎啕痛哭。有时毫无原因的开怀大笑，随后又痛哭不已。行为紊乱可表现为头上、身上插满鲜花，穿着耀眼的衣服在街上手舞足蹈；亦可表现为脱衣脱裤，赤身裸体，当众追逐异性，贴地爬行、扮鬼脸，在地上捡脏东西吃，吃大便和痰液等；严重时可拿刀乱砍树木、行人，毁坏公共设施及自伤、自杀行为。

以上 4 种基本表现，具体到每个病人身上可能全部存在，也可能只出现其中 1~2 项,决不能因为不具备所有表现而否认疾病的存在。

二、精神分裂症是遗传病吗?

目前社会上一部分人认为精神分裂症是一种遗传性疾病。当回顾自己家系数代无精神分裂症病人后,总是怀疑医生对自己的亲人所作诊断的正确性。

在精神疾病的家系调查中发现,精神分裂症确有家族的聚集性,表现在患者亲属之中发生同类疾病的比率较普通人口患病率有明显的增高,而且血缘愈近,患病率愈高。精神分裂症的家族聚集现象,证实了该病确有遗传倾向的存在,比如:精神分裂症在普通人群中患病率是 1%;而夫妻一方患精神分裂症,其子女患该病的可能性是 5.6%;如果同胞为精神分裂症,其他同胞患病的可能性为 10.1%;如果夫妻双方都是精神分裂症患者,其子女患病的可能性是 40%~50%。

现代科学已证实,所谓遗传性疾病是指染色体中携带异常基因的父母,将这种异常基因传给后代,造成子女染色体异常而导致的某种疾病,如:"先天愚形"等。只有那些具有异常基因的人才会不可避免的患遗传性疾病。就精神分裂症而言,迄今没有找到这类异常基因的确切证据,但找到了一些可能相关的基因(候选基因),目前认为精神分裂症是一种与遗传有关的疾病。

三、学校的"三好学生"为什么也患这种病

我们在门诊接诊病人时,经常听到患者家属提出这样的问题,说他的孩子各方面优秀,年年评"三好学生",为什么也患"精神分裂症"?这个问题应具体情况具体分析。首先必须强调,精神分裂症的发病与智商的高低没有必然的联系,聪明者与愚蠢者患病的机率是均等的,家长们决不能以孩子具有敏锐的思维和优良的成绩而否认此病的存在,而应该明智地把握早期治疗的机会,使孩子的病情得到有效的控制。否则到了疾病晚期,由于长期与社会隔绝,聪明者也将变

得愚蠢不堪。其次应该指出，根据目前的研究，精神分裂症的发病与病前性格特征有一定联系，某些性格不良（如敏感多疑、不善交际、孤僻离群）的人易患此病，而这种不良性格除遗传因素外，环境因素（如学校教育）也起着至关重要的作用。而我国目前的教育领域确也存在某些极待完善的地方，特别是近年来某些学校片面追求升学率，偏重智育的培养，而忽视了综合素质的提高，使一些本来性格不良的学生不重视与人交往，陶冶情操，只埋头读书，使这些学生在顺利的情况下怡然自得，年年评“三好学生”，但稍遇挫折，脆弱的心理防线陡然崩溃，各种不良的性格特征显露无遗。“三好学生”患上精神分裂症也就不足为奇了。

四、病情很“轻”，为什么久治不愈

精神分裂症的病情严重程度应怎样来判断，治疗效果应怎样来评价，这也是我们在治疗病人过程中家属容易误解的问题。有些家属来探视病人时，总是说某某医生水平高，十分吵闹的病人几天就治好了。而他的小孩只是有些奇特的想法，在单位还能工作，到医院治了这么久还不见好转，甚至比在家中还严重些，总是怪为他小孩治病的医生水平不高。有些家属还多次向病房领导要求更换主管医生。这里必须指出，精神分裂症是一种重性精神病，只有通过长期的药物治疗和其他方法治疗，才能使病情减轻以至缓解。“呆”、“懒”、“疑”、“乱”症状在具体病人身上呈现不同的表现，没有病情轻重之分，医学上将具有不同症状的病人分成不同的类型。例如以“疑”为主要表现的病人，相对来说病情进展较缓慢，在相当长的一段时间内，病人尚有一定的社会适应能力。虽工作能力减退，但尚能按时上班工作，甚至还能在报刊杂志上发表文章，获得奖励，对药物治疗也比较敏感。但也有个别类型病人，特别是治疗不彻底，反复发作加剧、病期较长者，症状相当顽固，对各种药物均不敏感。对这类病人，家属决不能有厌倦情绪，一定要配合医生，想尽一切办法，将病人症状控制。否则，如果放弃治疗，必将造成衰退结局，最后不仅不能工作，甚至日常生活都需家人协助料理。以“乱”为突出表现的病人，家属和旁观者都认为病情很“重”，其实大部分对治疗是敏感的。有些在短时间内能控制大部分症状，所以很多家属基于经济和其他方面的原因，总是强烈要求在很短的时间内就出院。其实这种症状的控制只是暂时的、不稳定的，如果不经系统治疗，必将在短期内导致病情复发，且治疗难度一次比一次大。所以在此奉劝这些家属，还是听从医生的安排，适当延长住院时间，将病情很好控制，出院后坚持服用较长时间的药，这样才能真正将病治好。另外，治疗效果除与不同类型有关外，还与个体对药物的敏感性以及病人服药的自觉性和其他方面的因素有关，详见其他章节的论述，在此不予赘述。

五、对患儿关怀备至为什么适得其反

曾有一位家长满怀委屈地向医生倾诉过他内心深深的痛苦：他儿子 5 年前开始怀疑同学议论他、害他，在家闷闷不乐，乱发脾气，对父母没礼貌。当时正在读高中，怕影响孩子的前途，家人一直对外保密，每天接送他上学，苦口婆心地做他的思想工作，买了很多营养品给他吃。大约 1 年以后，病情加剧，只好休学回家。回家后，亲人对他关怀备至，不让他做事，不让他外出，每天陪着他，大部分时间让他躺在床上，衣服脏了，母亲替他洗，每天将营养品端至床旁。可是小孩就是不领情，病情越来越严重。后来还请了家庭医生上门为他看病，开了一些药，由于孩子不肯服药，也未勉强他。大约又过了 2 年，孩子整日发呆，不吃饭，也不理睬任何人，甚至脸也不愿洗，对家人拳脚相加，将家里东西乱丢。在医生再三劝说下，送他住进了医院。住院期间，母亲每日陪着他，父亲每天跑十几里送饭菜给他吃。孩子在医院总是不安心，天天对母亲发脾气，住了半个月，父母就要求出院了。出院后，也吃了一些药，但病情日益加剧，整日卧床，对外面的事什么都不知道，对别人痴痴发笑，对父亲十分残忍，日常生活都需家人帮助料理,有时大小便都拉在床上,父母现在心身交瘁,真不知如何是好?

从以上这个典型病例,大家看到了精神分裂症从发病到精神衰退的全过程。那么,这对痴心父母究竟错在哪里呢?首先,他们对这种病缺乏起码的知识,错过了早期诊断、早期治疗的良好时机。他们怕影响孩子的前途,不敢面对现实,走进医院的大门。其实,这种想法和举措并非绝无仅有,在此再次奉劝这类多情的父母们一定要面对现实,切不可讳疾忌医。其次,他们对孩子的“关怀”实在有失偏颇。精神分裂症患者由于对疾病不能认识,否认自己有病,不愿意住院治疗。病人一进医院,家属不宜频繁探视,一定要配合医院,住足一疗程,使精神症状得到控制,十天、半月的治疗绝对不能起到很好的效果。病人出院后,还要继续维持服较长时间的药物,有些甚至要终生维持治疗。定期来医院复查。病人饮食,要与往常一样,不宜刻意进补。要鼓励病人多与外界接触,多参加集体活动和体育锻炼,这对消除精神症状和防止精神衰退起着至关重要的作用。绝对不能让病人长期卧床,过着衣来伸手、饭来张口的日子。最后需要指出的是,尽管经有效治疗而病情未得到很好控制,进入慢性阶段的病人,家庭和社会均要给予适当的情感支持,鼓励参加集体活动,促进与社会环境接触,以减轻精神衰退的程度。

六、精神分裂症的维持治疗与防止复发

由于精神病的致病因素尚未完全弄清楚,现在所采用的精神药物治疗基本上是对症治疗,因此目前的治疗并不能达到人们所期望的“根治”效果。但医学工作者从未放弃研究探索,他们总结出了许多切实可行的宝贵经验,使精神病的治疗更加科学及实用。国内外大量研究证明,方便病人就近治疗,对病人及家属进行心理教育,同时在正规住院治疗后给予精神药物维持治疗,就能最大限度地减少复发及减轻残疾的可能性。由于精神分裂症占住院重性精神病病人的90%左右,且其导致病人的社会功能受损较为严重。故本讲的内容主

要谈及抗精神病药物的维持治疗和防止精神分裂症复发的有关知识。

七、精神病人出院后为什么要维持治疗

20 世纪 50 年代以来由于抗精神病药物广泛应用，使精神分裂症的治疗状况大为改观,这主要体现在治疗效果的提高,疗程缩短,大大提高了精神病人的社会适应能力。抗精神病药物治疗是目前治疗精神分裂症的主要方法,同时也是其他辅助治疗的基础。药物的出现,只能在一定程度上影响疾病的进程,但未能从根本上去除病因。因此,此类药物的作用性质也决定了治疗的长期性,也就是说患者在充分治疗一段时间后,还必须接受较长时间的维持与巩固治疗,以确保病情稳定,减少复发。

抗精神病药物对精神分裂症的治疗有明显的效果，但这种治疗是对症性的。因此在停药后容易复发,且停药时间越长,复发的可能性越大。有研究显示,停药 4 周,复发的可能有 25%;停药半年为 51%~75%;停药 1 年则高达 73%~95.4%。国外曾有人做过研究,对 1018 人不予维持治疗,结果 698 人复发,复发率为 65%;而 2127 例用了抗精神病药巩固治疗,只有 639 人复发,复发率仅为 30%。以上数字显示,用药维持与不用药其复发率至少有 2 倍的差异。可以这样讲,药物维持有显著的预防复发效果。在目前暂无法根治精神分裂症的前提下,为了使更多的病人回归社会,走入丰富多彩的生活,重现往日的欢声笑语,请听从精神卫生工作者的衷心劝告:应该坚持维持治疗。

也许有人也会问:为什么社会上不少广告宣传称能包治、根治精神病?为何有一些精神病人经过治疗后不复发呢?长时间服药会不会对身体有影响?等等一些问题。我们可以负责地说,所谓包治、根治精神病完全是一种欺骗性宣传，他们治疗达到的效果只不过是暂时的好转，并不是真正的断根，没有任何科学的依据证实可以根治精神病。我们见到不少轻信者上当受骗后,均后悔不已。当然也不否认,经过正规治疗后确实部分病人终身不会复发,这个比例约为 20%左右。

但这种情况，不是某种药物或疗法的结果，而是疾病本身决定的。至于长时间服药对身体方面的影响，回答是肯定的，但任何事情都要看到其主要方面，维持治疗对患者的益处远远大于副反应对身体的影响，况且，在专科医生的指导下恰当地掌握维持治疗的剂量，既能有效的防止复发又能把药物的副反应控制在最低限度。

正因为目前对是否复发的确切原因尚不明了，对精神病的治疗手段有一定的局限性，我们仅从其总的趋势来讲，维持治疗很有必要。

八、维持治疗如何用药

药物维持治疗的种类和剂量应当因人而异，主要是根据病人对药物的敏感程度来确定。有些病人虽然用药的剂量较大，但并没有出现明显的副反应，而又能很好地控制症状，则没有必要去增加或减少药量，而另外有的病人服药量并不大，症状消失后病人能正常的生活、工作，这时也没有必要加大剂量。总的来说，维持药物的剂量并没有统一的标准。现行最好的方法应该是实行剂量的个体化。多年来专家们对较有效的治疗方法已形成的共同看法是：继续有效剂量和间歇性对症治疗及靶症状给药（待病人有复发预兆给药）。

维持治疗怎样选药物呢？可根据以下几点来考虑：

1. 正规治疗时有效的药物，常言道：有效不更方，这点不用怀疑。

2. 尽可能单一用药，一来用法简单方便，二来病人容易接受。

3. 联合用药也可选择，仅仅是当某种药效果不好，又出现了副反应时采用。但此种方法尽量少采用，并且必须在医生指导下进行。

4. 长效抗精神药物亦不失为很好的治疗手段。目前国内可供使用的有口服的五氟利多、肌注的氟奋乃静癸酸酯及氟哌啶醇癸酸酯。可根据具体情况进行选用。

维持治疗应该选择适合的剂量，力求有效防止复发而副反应最小，这样既能保证病人坚持服用，又能适应社会环境，恢复正常的生活。具体实行方法可采用：

1. 低剂量，一般为最高治疗量的 1/2～1/4 为宜；

2. 治疗剂量的继续，因现行的治疗已不会采用大剂量，一般的治疗量已适合于患者，况且治疗后期药量已在减少，某些新药的副反应都不太多。

3. 因人而宜， 最适合的剂量应是病人能接受且可耐受药物所产生的副反应，剂量的改变应在医生指导下增减。

至于维持治疗的时间，应根据不同情况具体对待：

1. 精神分裂症治疗后症状缓解，达到临床上的康复，原则上仍要坚持长时间的维持治疗；

2. 若是初次发病，治疗及时，病情恢复得好，再加上有良好的工作和家庭环境支持，患者又能应付各种精神压力和内心冲突，康复措施亦得力，仍需要维持治疗 2 年后，在医生指导下试行减量或停药。

3. 若发作时症状典型，治疗的药量较大，病情恢复不满意，且康复措施不够完善，维持时间应长些，可达 4~5 年；

4. 如病情不稳，时有复发迹象，最好坚持长期维持治疗。

九、复发的预兆及预防

要回答这些问题，让我们先从“复发”的含义说起。我们曾遇到这样一个病例：刘某，男，18 岁，学生，近半年来无明显原因出现头痛、头昏、无力、精神差，学习成绩也一落千丈，经常出现考试不及格，不交作业也是家常便饭，有时在课堂上提一些莫名其妙的问题，如“人为什么没有翅膀？”“外星人和人类到底有何区别？”等。有时无缘无故发笑，讲自己有特异功能可听到外星人讲话，最疼他的爷爷生病住院也不去看望。更不肯上医院看病，家人只好强行将其送往专科医院诊治。住院 3 个月，上述异常表现逐渐缓解，声称自己好像做了一段时间的恶梦，能主动配合治疗，并对今后的学习、生活有明确的安排，与家人及同学相处如初。经过一段时间认真补习，成绩明显回升，且顺利升入高中继续学习。但可惜的是， 仅坚持了服药半年便自行停药,不久又出现了胡言乱语,哭笑无常,外出不归等现象,又只好再一次休学住院。这一次住了半年,出院后不肯主动服药,对今后的学习、生活无任何计划及打算,且拒不承认自己有病。以后又多次住院治疗,病情恢复不甚满意,虽然也参加了工作并成家,但工作情况及社交活动能力已明显下降。在这个例子中,第2次住院是因为复发,以后的住院则是因病情的加重。复发是指当精神症状全部消失、对疾病的认识彻底,并能很好地适应正常的学习、生活、劳动和社会交往,这种状态保持在1个月以上后再次出现精神症状,便称作精神疾病的复发。而原有的症状部分缓解或暂时缓解以后又出现了新的精神症状或原有症状加重不能讲是复发,确切的讲应该称之为病情加重或恶化。人们常说的“返病了”,既包括病情的复发,又有病情加剧的含义在里面。

弄清了复发的含义,也就能更好的理解复发的有关问题。但精神疾病与其他容易复发疾病有所不同:其他疾病的复发,多数是病人本人首先察觉;而精神疾病的复发,最先留意到的,却可能是他身边的人。这就要求家属、亲友等要善于观察精神疾病复发的“蛛丝马迹”,尽早识别精神疾病的复发。因为,精神疾病的复发并不是一下子就进入非常严重的状态,而是慢慢加重的。因此,家属应及早留意观察并了解此方面的知识,以便尽早发现,及时治疗。精神疾病复发会有一些预兆,但这些预兆是因人而异,多种多样。经过大量的临床观察,大约70%的病人复发前可出现某些先兆,这些先兆可以和原有的症状一样,但也有不尽相同的地方,可以重点从以下几个方面进行观察:

1. 睡眠改变:这也是最多见的,表现在入睡困难,睡眠浅、易惊醒、早醒、多梦,或者是白天过多的卧床不起,甚至有睡前幻觉等。

2. 自知力的变化:原本认识到自己有病,自觉服药的患者,一下子不承认有病,自己减药甚至拒绝继续服药等,说明可能病情要复发了。

3. 情绪变化:主要是情绪波动大且不稳定,可能变得容易冲动,沉默少语,敏感多疑,焦虑不安,莫名其妙地发脾气,无理取闹,纠缠不休;有些会悲喜无常,或对朋友亲人变得漠不关心,或兴奋话多,好管闲事及爱交际等。

4. 表情变化:可表现为目光呆滞、双眼发直,外界刺激难以引起其表情变化等。

5. 对周围人的态度:对周围人的警惕性增高或对人持敌视态度,甚至变得孤僻、不合群、不与人交往等。

6. 日常生活情况:生活变得懒散,不讲究个人卫生,不主动洗漱更衣,或变得过度讲究,终日对镜打扮,忙碌不停等。

7. 学习和工作状况:表现为纪律松懈,或工作、学习时心不在焉,注意力不集中,学习成绩下降,工作效率降低等。

8. 言行改变:言语变得和平常不同,说话缺乏逻辑,东拉西扯,让人难以理解,或无端自言自语;行为举止与平常有异,突然对周围环境发生恐惧感,做出一些不可理喻的事情;或以往有过的强迫行为再现,例如反复洗手、检查门窗是否关好等。

9. 身体不适:部分患者发病前常诉头昏、头痛、心慌、疲乏、肢体酸痛、消瘦、食欲差等。

上述的这些表现并非固定不变,且不一定典型。有些患者可能知道某些症状是不正常的并主动找人诉说,但他们并不去主动求医,相应的情绪表现也不生动,言谈中亦有不中肯的地方,甚至有些话还令人费解。若出现上述现象,应由家人陪同尽早到专科医院复诊,以免延误治疗,影响其进一步的康复。影响复发的因素又有哪些呢?精神疾病是否复发与很多的因素有关系,若能了解这些方面的因素,就能适当地加以关注,从而降低精神疾病的复发率。这些因素包括:

1. 性别:男、女的性别不同,其生理代谢特点和他们所承担的社会角色等也是不同的,故精神疾病的复发也必然就与性别有关。女性可因月经、妊娠、分娩、哺乳、产褥、绝经等时期诱发;男性则可因嗜酒、吸毒等而导致精神症状再现。

2. 年龄:儿童期因心理和躯体上的发育不成熟,对外界环境适应能力较差，此期是儿童精神疾病预防复发的重点阶段；青春期由于内分泌系统发育不完善，且自主神经系统也不稳定，情绪容易波动，对外界因素的反应相对敏感，一旦出现生活事件则易使疾病复发；中年期则思维活跃，精力充沛，日常生活和工作均处于兴奋、紧张状态，此期是妄想性疾病、抑郁性疾病、心身疾病的高发阶段，若生活和工作安排欠妥则可出现疾病复发；更年期因机能逐步减退，情感上易出现波动，容易诱发抑郁、焦虑及偏执性障碍的复发；老年期由于身体机能的全面衰退，若机体状况再次下降，则极易出现精神疾病的复发。

3. 起病形式：急起发病因治疗较及时，治疗效果相对好些，复发率要低，而慢性起病者则复发率较高。

4. 家族史：有家族史者因其脑结构和代谢等原因，复发率较高。

5. 病前性格：患有与其性格密切相关的精神疾病，其复发的机会大得多。如内向性格者他们多不愿找人倾诉，内心封闭，与人相处较难，遇到某些挫折，则可能会促使复发。

6. 发病诱因：主要指躯体疾病和精神刺激两方面的影响，病前诱因明显者则复发率较低，而诱因不明显者其复发率相对较高。

7. 症状与疾病分型：一般认为，病人所出现的症状越“典型”，则治疗效果越好，且不易复发，反之则复发的可能性较大。

器质性精神病是否复发取决于原疾病的治疗情况，通过有效治疗促使器质性疾病好转，其所致的精神障碍亦会随之好转；精神活性物质所致的精神病复发率极高，主要是由于此类物质能形成躯体和精神依赖(即体瘾和心瘾)而导致再次或多次使用，不使用则不会复发，再次使用则肯定诱发；精神分裂症及情感性精神疾病是否复发受多种因素影响。但只要治疗彻底且维持治疗措施得力，亦可能终生不复发。心因性精神疾病只要及时治愈，避免再次严重的刺激，一般不会复发；癔病为一种发作性的疾病且容易复发，而强迫症、疑病症等疾病的治疗相对来说较为困难，治疗后即使好转易容易反复，故需经常去门诊检查、治疗。

8. 环境因素：包括人际关系、社会变动、季节变化等，这些因素主要增加心理或躯体上的应激，若能逐渐适应并保持良好的心态，正确处理则可使病情稳定，若因这些因素变化导致烦闷、紧张、抑郁或不安等现象，家人又未能引起重视，未及时予以控制，病情可能复发。其中精神疾病的复发与季节因素的关系尤为密切，以冬春季复发率较高，这与光照不足、昼夜时差改变及其气候异常对人体机能状态的影响可能有关。曾有一句俗语“菜花黄、痴子忙”，很形象的说明了环境因素的作用。

9. 治疗和家庭环境：这是关系到是否复发的关键。若能予以及时合理的治疗，并坚持恰当的维持治疗，并定期去专科门诊接受检查及咨询，且患者家庭重视和配合，又有良好的工作环境支持，一般来说不会引起复发，反之，则复发的可能性较大。

那么，防止精神疾病复发的关键环节又包括那些呢？我们将主要从治疗的流程和干预的对象这两个角度，以精神分裂症为例来进行了解。

从整个治疗流程的角度出发，在患者首次发病接受治疗之前、之中和之后各个阶段，如果存在某些误区，都会增加精神分裂症的复发风险。

一旦得了精神分裂症，患者和家属首先想到的就是“病能治好吗”。在早期治疗取得效果后，随之而来的问题就是“以后还会再发吗？”。

对于这个问题，可以从两方面来考虑，首先，精神分裂症是能被治好的，一般而言，首次发病的患者有七至八成以上的住院治疗后都能获得临床治愈。需要指出的是，临床治愈只是患者的症状消失、自知力得到恢复，并不是说病就完全好了。临床治愈后，还需要巩固治疗和康复治疗，患者才能真正恢复到原先正常的生活和工作状态。

其次，精神分裂症到目前为止，仍然是一种复发率较高的疾病。事实上，防止复发一直都是精神分裂症治疗中的关键所在。可以这样说，如果不重视预防复发，精神分裂症的治疗就不可能获得彻底成功。

所以说，精神分裂症目前还难以“根治”，但是患者和家属也不能因此而悲观消极，其实，就算是高血压、糖尿病、溃疡病等常见的身体疾病，基本上也需要终身治疗才能保持病情稳定，对于精神分裂症来说也一样，如果抱着“一次性彻底治好”或者“一辈子不再发作”的心态，势必影响情绪，就会对医生提出种种不切实际的要求，从而不信任或不配合医生治疗，最终影响康复。

为了有效地预防精神疾病的复发，首先应该在各个治疗阶段贯穿“预防复发”的理念，也就是在首次接受治疗之前、首次接受治疗之中和首次接受治疗之后，都需要规避一些可能会增加今后病情复发风险的误区。

首次治疗之前的某些误区应该如何去纠正或规避呢？以下3点是不能忽视的。

1. 目前许多报刊、杂志、电视等媒体，以及由专业机构举办的讲座，都在为普及卫生保健知识而努力，但有些患者看到或听到介绍精神卫生的内容，往往会觉得离自己很遥远，所以就会忽视。精神疾病虽然有其特点，其实它和高血压、糖尿病、溃疡病等内科疾病一样，都是比较常见的疾病，得了这种疾病并不值得大家大惊小怪，它容易识别，也完全可以治愈。所以具备精神卫生方面的常识尤显重要，只有懂得什么是精神疾病，才会知道何时应该就诊、应该去哪里治疗。

2. 大家都已经知道，精神疾病在初发或复发之前，往往都会出现某些先兆症状，应该在生活中予以重视。例如，精神分裂症患者如果出现类似神经衰弱等病的异常迹象，而又没有合情合理的解释，就应该高度重视，并应想到去找精神科医生咨询，而不是在普通内科门诊反复检查，延误治疗。

3. 如果已经怀疑自己存在精神方面的异常，而且也想到去看医生，就应该去正规的精神卫生中心或综合医院的精神科接受诊治，不要轻信小广告宣传的“一针见效”、“终身治愈”之类的虚假承诺就诊于一些私人诊所，更不能被迷信思想所蒙蔽，从而求助于巫医或风水先生以至于耽误最佳的诊治时机。

在首次治疗中，做到以下 4 点尤为重要：

1. 由于个体的差异，不同的患者对于抗精神病药物的反应各不相同，合适剂量和种类需要在医生监督下摸索，所以不能急于求成，家属首先要理解、配合，然后协助医生对患者进行劝慰。

2. 选择去正规的精神卫生中心治疗，治疗过程中及时与医生交流，应该信任医生的决定，不要轻易更换医生或医院，更换医生或医院将导致治疗方案的反复变更，影响和延误诊治。

3. 配合治疗更重要，应该按时、按量服药，如果出于担心药物副作用或药物治疗后确实效果不好，应该及时向医生反映，而不应该拒绝吃药或“藏药”。如果患者由于病情关系，不能配合治疗，不肯住院或要求早出院，家属一定要坚持立场，不能出于心疼而无条件地妥协。

4. 患者住院期间，家属要按照医生建议的频次探视，既不能一概不管，也无须天天探访，探视过频反而会影响患者安心治疗。在探访结束后，应该主动将探视过程中了解到的患者的恢复情况告诉医生。

首次治疗之后也有某些误区，应该通过下面列举的方法予以规避：

1. 坚持药物治疗最为重要，目前常用的某些新型抗精神病药物的副作用较传统药物已经大大降低，只要定期随访，一般而言，长期服用也是比较安全的。

2. 通过学习、掌握了一定的用药知识，是为了更好地理解并配合医生的治疗，而不是为了以自己的所谓“经验”取代医生的临床判断。自行调整治疗方案不仅可能影响疗效，更可能引发不应该发生的不良反应。

3. 坚持定期复诊随访，让医生及时了解病情变化情况，并据此调整治疗方案。家属不应长期代替患者复诊，一方面转述症状不准确、不全面，不能真实反映患者的内心体验，容易导致医生误判，予治疗不利；另一方面也不利于患者和医生建立长期的良性医患关系，影响治疗依从性。

4. 作为患者家属，还要了解精神分裂症的康复和护理知识，对患者要关心，但是不要过度庇护或溺爱。关爱不足或过度都会影响患者今后顺利回归社会。此外，对于患者的病情，家属对邻居或朋友也不要过于回避。普通人对于精神分裂症的误解和偏见大多源于缺乏相关知识，而适当的沟通会有利于增进理解，并获得更多人的帮助和支持，最终促进患者健康地回归社会。

从干预对象的角度出发，防止疾病复发决不是医生单方面的责任，更重要的是在疾病的治疗过程中始终离不开患者的配合、家属的关心和社会的支持。其中任何一方有所疏忽，都会增加精神分裂症的复发风险。

预防复发，作为患者本人，至少应该做到以下几点：

1. 重视学习。患者应该尽量了解自己的疾病和相关的治疗常识，只有这样才能及时就诊，配合治疗。

2. 在整个治疗过程中，对于治疗方案，应信任并依靠医生，不要自作主张。

3. 应该主动与医生、家人交流，及时反映病情变化，积极参与康复训练。

4. 调整心态，直面歧视。目前，由于大众对于精神疾病，如精神分裂症等还存在不少偏见和误解，的确会有不少人戴着有色眼镜对待他们。所以患者在出院后，不可避免会遭遇某些歧视。遇到这种情况的时候，患者本人首先要调整心态，千万不要因此而悲观失望，要以实际行动证明自己的个人价值和社会价值，从而获得他人的尊重和信赖。当然，也更要有自我保护意识，遇到不公正待遇应该及时向医生以及相关行政部门求助。例如，有些患者由于发病而遭遇财产纠纷或合同纠纷等，就可以向办案机关、单位保卫部门或劳动仲裁委员会提出司法精神病鉴定申请，以法律作为武器来保护自己，从而维护自己的合法权益。

预防复发，患者家属应该怎样做呢？

1. 调整心态，接受亲人患精神分裂症的现实，稳定情绪，从而更好的帮助患者接受治疗。

2. 学习掌握医学基本知识，了解精神分裂症的发病、治疗、护理、康复知识，研究显示，由家属陪同患者一起接受疾病教育和心理咨询，有助于减少精神分裂症复发。

3. 适度关爱。既不能对患者置之不理，又不要过于保护。值得注意的是，应该尽可能避免患者在出院后遭遇重大的不良生活事件，如离婚、失业或失学等，有些靠个人力量无法解决的问题，应该及时向相关部门求助。

4. 注意观察。注意患者治疗期间的反应，患者有时候因为疾病的影响，可能无法真实、有效地与医生沟通，此时，就需要家属从旁观者的角度提供有关病情的客观信息。

康复治疗的第 3 步就是防止出现精神残疾。

什么是精神残疾呢？简单地说，如果患者的病情持续一年以上未愈，并影响到患者的社交能力和在家庭、社会中应尽的职责，那我们就可以说他可能出现了精神残疾。需要指出的是，这里所说的“一年以上”是从出现症状开始算起，而不是从开始接受治疗算起。所以说，对于精神分裂症等精神疾病而言，一定要告诫他们及其家属必须早诊断、早治疗，若延误诊治必定会直接导致精神残疾的发生。

虽说精神分裂症患者发生精神残疾的风险比较大，但也并不是所有患者都会发生精神残疾。医生通过临床研究发现如果伴有以下因素，精神分裂症患者发生精神残疾的风险就比较大：病情本身较重、同时伴有躯体疾病、社会关系差、家属关心少、收入较低、居住条件差等。

防止精神残疾发生的策略分 3 个部分，这 3 部分之间的关系类似金字塔。

首先，防残疾的基础就是确保正规、有效的药物治疗。之前已经提到，精神分裂症患者需要长期服药才能稳定控制症状，如果药物治疗不规范会直接导致病情波动，从而无法有效防止精神残疾的发生。

其次，在药物治疗获得稳定疗效的基础上，还要对患者家庭成员进行疾病知识的普及和心理压力的疏解。患者在出院后，家属承担了绝大部分家庭护理的重担，家属不仅“劳力”，而且“劳心”，如果缺乏正确的指导和及时的心理干预，就会影响到对患者的护理效果，从而增加精神残疾的发生风险。从这个意义上讲，对于精神分裂症的干预，不仅仅是针对患者，还应该包括患者家属。

最后，在有效的治疗和护理基础之上，应该为患者创造合适的行为技能训练环境，行为技能包括日常生活自理的能力、学习能力、工作能力等等，行为能力的训练目的在于帮助患者逐渐融入社会，重新开始正常的生活、工作和社会交际。

十、精神病的结局有哪几种？

无论是在门诊或是病房，经常有家属问这样的问题：精神病有没有治愈的希望？出院证上治疗效果一栏的结果是什么意思？要回答这种问题，就要先了解一下疾病的最后结局（即转归）有哪几种可能。任何疾病经治疗不外乎出现完全恢复康复，不完全恢复健康和死亡3种情况。具体对精神病而言亦不例外。第1种可能占少数，第2种可能占多数，第3种可能出现的机会很小，若病人不出现自杀、医疗意外及合并其他疾病时精神疾病一般不会导致死亡。精神病的治疗效果判断，有一定的原则进行综合分析，即：

1. 病人精神症状消失、缓解的程度以及恢复到正常的情况；

2. 病人对精神病临床症状及发病因素的分析与认识程度；

3. 社会功能的恢复程度，即适应病前正常生活、工作、学习情况。

按照以上3原则，一般将治疗效果分为4级：

1. 临床痊愈：精神症状消失，对疾病能作出正确的判断和认识，并能很好参加正常生活和学习。

2. 显著进步：精神症状大部分消失，对疾病有一定的判断和认识,并能很好参加正常生活和学习。

3. 好转:精神症状部分好转,能料理自己的生活,并能作一部分辅助生活,但缺乏对疾病的认识和批判能力。

4. 无变化:精神症状未动摇,对疾病毫无认识能力,不能进行原来的工作和学习。

以上是判断精神疾病总体的治疗效果的标准。具体到某一疾病来说,如临床上最多见的精神分裂症则有以下几种可能:

①完全康复,不会复发,所占比例 20%左右;

②痊愈,但有复发;

③症状消失,残留有某些功能缺陷;

④部分好转,遗留某些症状;

⑤症状存在,但不影响社会功能;

⑥病情恶化,逐步走向衰退。我国有资料显示:此类病人病情基本缓解约 26%;有轻度症状但不影响日常工作和生活者占 33%;仍有部分症状且有部分工作及生活能力占 25%; 其余 16%则精神症状明显或出现精神衰退。

情感性精神病的结局总的来说良好, 但会出现复发, 约有 50% ~90%会反复发作,20%的病人会转为慢性。

虽然精神病发病的确切原因仍处于探索阶段, 且治疗后容易复发,但精神病也能通过治疗,得到控制和痊愈。我们坚信,到 21 世纪精神病这一医学顽症将会有重大突破。

第5讲 人们的情绪都能自主自控吗？
——谈常见的心理障碍

心理活动过程包括认识、情感和意志3部分。情感活动是人们心理活动中必不可少的组成部分。人正是因为有了快乐与悲哀、喜爱和怨恨，生活才丰富多彩。我国古代把人的情感归结为“七情”，即“喜、怒、忧、思、悲、恐、惊”，概括了人们情感活动的基本形式。也有人把快乐、愤怒、悲哀和恐惧作为情感最基本反应形式。假如有一天世界上突然失去一切情感反应，那人们就不再有爱好和快乐、害怕和憎恨，既然不知快活和欢心，也就没有焦虑和担忧，就不想追求什么了。人际关系丧失，不分敌我，不知丑美，也就没有道德及正义，对任何事情和任何人物都丧失兴趣，社会也不复存在。

个体在发育过程中的需要随着年龄的增长而变化。婴儿习惯于母亲的拥抱，幼儿喜爱糖果玩具，儿童乐于歌舞游戏，青年人讲理想，成年人重事业，而老年人求安逸。需要不同，引起的情感反应也有区别。每个人的需要是否正常，应以上面所叙述的情况来全面衡量。了解了有关情感的一些心理学方面的知识，就能更好地认识情感性精神病。

精神健康的人对周围客观事物会抱有合理的态度和正常的内心体验，也就是会有正常的情感反应。若有过强、过弱、不适切或歪曲的情感反应，就是心理状态不够健康的表现。若达到一定程度并持续一定时间，就成为精神疾病症状。如以显著持久的情绪高涨、夸大、易激动或情绪低落、丧失兴趣和乐趣等就是情感性精神病典型的临床表现。所以情感性精神病就是指由各种原因引起的以情感障碍为主要症状的一组精神疾病，它不是继发于任何躯体、脑器质性疾病，也不是由于精神或环境因素引起,具有缓解和复发倾向。间歇期精神活动可以完全正常,一般预后好,少数病人可迁延,经久不愈。情感性精神病又名躁狂抑郁症,有的病人反复发作都表现为躁狂或者抑郁,称为单相情感性精神病,有的病人反复发作的表现既有躁狂又有抑郁的,称为双相情感性精神病(双相障碍)。

一、抑郁症——常见的心灵感冒

滴答、滴答,咚……咚……咚!“一声,两声,三声”,郭某心里痛苦地数着石英钟到整时传来的声音。夜深了,外面一片漆黑,偶尔有汽车喇叭声。可这喇叭声和钟声一样都让郭某听起来格外刺耳。不知为什么,近 1 个月来,她入睡相当困难,辗转难眠,她感到心头拥集着一种说不清的痛苦和阴郁,就像胸口上压了磨盘一样,沉重难受。黑夜的漫长,使郭某心里感到生活就像无边无际的苦海,再想到早醒后的煎熬,她心里更加烦躁,更加苦闷。再不想睡了,天刚蒙蒙亮,她便起床了。慢腾腾地穿衣、刷牙、洗脸,花去 1 个多小时,要是平常,她三下两下就做完了,可现在却动作很慢,而且还是强迫自己去做的。

在她觉得睡眠越来越差的同时,她也觉得自己脑袋昏昏沉沉,就像是生了锈的机器一样转不动,就连想一些简单的问题也感到困难。她是搞财务工作的,原来一人半的事她都能胜任,但现在她想多干,也想干好,可是脑子反应却总是那么迟钝,工作效率明显降低,而且还经常出差错。领导找她谈话后,她想努力改变目前的状况,但仍难以做到。她恨自己,使劲捶头、揪头发,暗骂自己“无用”、“笨蛋”、“蠢猪”。

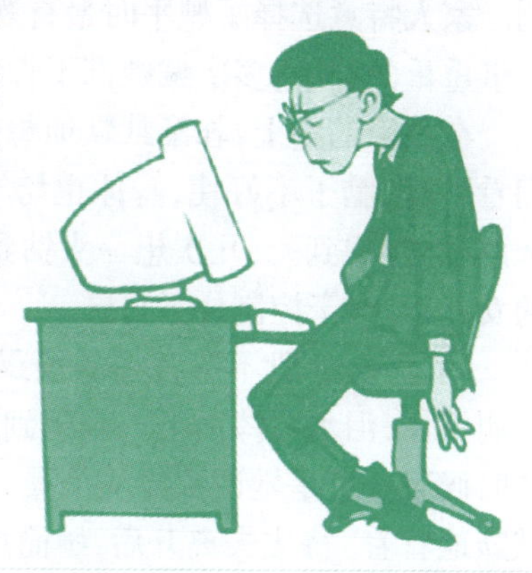

她不明白为什么近 1 个月来

变化如此多。以前，性格开朗、活泼健谈的她，跟谁都合得来，但现在整个人都变了。她对任何事情都不感兴趣，电影不想看，电视不开；音乐不听……不与别人交往，而且害怕与别人交往，觉得自己没有能力去说几句应酬的话；别人邀请她参加活动，她却说自己不感兴趣，使得别人不能理解。上班的时候，除了做其本职工作之外，再无别的活动，似乎是一个机器人一样，见不到她的热情交往和谈笑风生。

“是身体不舒服吗?”老太太问了她不止一次。每次都得不到确切的答复。老太太又转问儿子，儿子亦告诉老太太没有任何不顺心的事。

老太太和丈夫都察觉到郭某近些日子有些不对头，整天愁眉苦脸，话少了，不唱了，更听不见她那爽朗的笑声。过去，她每天下班回来总要陪女儿玩，教女儿唱歌、认字或讲故事，而现在她自己动都不想动，更不用说有心情去关心女儿的事了。家里已有一个多月没有什么热闹的气氛了。

家里突然显得那么冷清，乖巧的女儿更不愿看到妈妈那幅神情，她想方设法逗妈妈，可顶多换来勉强的一笑，弄得女儿撅起小嘴怏怏离去。

难得一个晴朗的星期天，可她的心情却是灰暗的。老太太及丈夫提议去公园玩一玩，女儿极力赞同，她只好机械地跟全家人去了公园。家人特意选择了她平时最喜欢的烧烤野炊活动，她却呆坐一旁，心事重重的样子，多次喊她都不肯参加，使家人扫兴而归。

在回家的路上，郭某默默地想着，工作做不好，领导有看法，同事们看不起，脑子不好使，身体也垮了……前途十分渺茫，活着还有什么意思。她想到死，几次想一头钻到汽车底下，一了百了。但想到一旁的女儿，她终于控制住了自己。

到了家，那股不可言喻的烦躁使她难以忍受，而且越来越严重，控制不住，泪水涔涔而下。她感到活着太痛苦了，该是走到生活尽头的时候了。于是她谎称要洗个澡，丈夫帮她准备好衣服调好水温，她默默地看着。待丈夫离开后，她简单地冲了个澡，穿好衣服，然后用事先准备好的刀片,切开自己手腕处的血管。血流入了浴缸,将水染得红红的。

过了约半个钟头,郭某还没有从卫生间出来。其丈夫觉得很奇怪,敲门喊她也不回应,于是一脚把门踢开,发现其倒在浴缸旁,手腕仍在流血,当即把她送入医院。经过急救处理,她脱险了。医生建议她住精神科。在精神科住院 3 个多月,郭某又恢复了往日的生气勃勃。她向同事们解释她前段时间的种种情况是因为她患上了抑郁症,并请同事们原谅她以前的不足之处。在场的人们都不约而同地笑了起来。

抑郁症是以抑郁情绪为突出症状的一种精神疾病。它的典型症状是情绪低落,思维迟缓和意志活动减退,以忧郁和厌世心理特点表现突出,病人有凄凉感,常唉气,对人对事物失去兴趣,常头痛,心烦,乏力等,此病严重时,病人会感到强烈的厌世,甚至有自杀行为。郭某的主要表现为情绪低落、抑郁。工作效率低下,对任何事物都不感兴趣,什么事情也引不起她的兴趣。对她来说,生活充满着痛苦,毫无乐趣。她悲观厌世,感到前途黑暗,最终以自杀来寻求解脱。

在抑郁情绪的支配下,病人往往自我贬低,自我责备,他们认为自己什么都没做好,谁都对不起。如郭某,总认为自己无能,不能完成工作,越担心,越完不成,情绪就越差。有的甚至把芝麻大的事夸大成不可饶恕的罪过;大部分病人总认为别人看不起他们,讨厌他们;有的病人在抑郁的背景上,可表现烦躁、激动不安,甚至捶胸顿足;有的病人很容易激惹而常常发脾气。

抑郁症患者思维活动受到抑制,就像郭某一样,总感觉自己“变笨了”,甚至连很简单的问题都不能解决。因而工作、学习效率明显下降,由此病人往往为自己变笨、变蠢,给家庭、社会增加负担而更加自卑自责。

在活动上,病人也不同程度的受到抑制,对一些简单的日常活动都需下很大的决心才能解决。如郭某每日起床、洗漱都得花上 1 个多小时,而且还是强迫自己去做。也有的抑郁病人终日缄默少语,呆坐、呆立或卧床不动、面无表情、不吃不喝等，称之为抑郁性木僵。

抑郁症病人大都有躯体症状，病人全身多处疼痛而查不出原因，食欲减退、体重下降、汗液和唾液分泌减少，性欲减退、便秘、女性月经不调、甚至闭经等症状。大部分抑郁症病人不但失眠而且醒得早。睡眠障碍中以早醒最为突出，这也是抑郁症的特征性症状之一。抑郁症病人的睡眠障碍很特别，入睡困难并不太突出，但半夜或凌晨早醒非常显著，而且不易再入睡，在这种黑夜中醒来的漫漫长夜里，病人思考的是不愉快的往事和经历，反复思索生存的意义，以至会做出自杀的想法甚至付诸实施，所以这种睡眠障碍是十分危险的。由于夜间睡眠不好，白天病人感到疲惫不堪，全身无力，十分想睡可又睡不着。郭某开始是入睡困难，辗转难眠，不知如何才能熬过漫长的一夜。起床后又是愁云集聚，难以度日，情绪极低。抑郁症病人情绪消沉以清早为重，到下午及傍晚时，病人情绪稍有好转。所以，病情早晨重、晚上轻，也是抑郁症一个特点。

由于抑郁症病人情绪低落，总认为活着没什么意思，故其自杀是抑郁症中最危险的问题。故有人称重性抑郁症像外科急腹症一样。他们的自杀行为往往计划周密，意志坚决，甚至采取极其痛苦的方式达到目的。所以对于这一类病人，严防自杀极为重要。

抑郁症不是能轻易摆脱的“一时不快”，也不是一种“思想问题”，而是一种疾病。就像其他疾病一样，也有症状、病程、病理变化、心理症结等特征。这种疾病影响整个人体，包括躯体功能、情绪、思维和行为等诸多方面。抑郁症是预后良好的疾病。

许多人为抑郁情绪苦恼着，但没有认识到这是一种疾病，特别是在疾病初期阶段，有时甚至心情十分恶劣，已有悲观厌世想法，还不能意识到这是病，任凭病魔的折磨。如果又因受到传统偏见的影响，而不及时去精神专科及早诊治，拖延病情，后果将不堪设想。因为许多病例中病者是采取自杀行为而离开人间，而一般直到严重事态已发生了，家属才表现出懊悔，但已后悔莫及了。所以对于此类预后良好的疾病,病者本人自不应毁灭自己,家属更应该理智的对待,不失时机地请专科医生诊治。

二、躁狂症——没有理由的欢乐与易怒

王某是某公司的一副科长,近来象有什么大喜事似的,整天喜笑颜开,心绪轻松愉快。整天话多,言语滔滔不绝,活动明显增多,人也变得很活跃,见人就打招呼,对没有交往过的人也像是老熟人一样……经理李某出差半个月后上班时, 听小张介绍近来王某这些变化顿时心里急起来,因为王某患过精神病,前几次住院就是李某协同其他人员一起强行送住院的。而小张来单位工作仅一年,并不了解王某以往的情况。

“美丽的姑娘迷住了我的心,长长辫子大眼睛……”,哟,是谁在引吭高歌,办公室外人声嘈杂,喧闹声不断。李某起身去看究竟,只见王某在办公楼前空坪上“即兴演唱”,这歌的曲子是他自己谱的,歌词也是自己乱编出来的。这下李某急了,因为王某的病确实又发了。

别人在为他着急,可王某见有这么多人观看他的表演,兴趣却越浓。当即向围观者抱拳朗声说道:“王某有礼了,感谢大家捧场,现在为大家表演一套拳术。”说完就自个儿动作起来。先是几下广播体操动作,然后胡乱“表演”自创的拳术。单腿独立时不慎摔倒在地上,真是花样百出,引得周围的人哄笑不已。这时李某走进人群,王某一见,立即从地上爬起来握住李某的手说:“李经理好,李经理好,我的表演成功了。”李某说:“王某,你累了吧,到办公室去休息一会。”可王某却说:“我不累,我这几天都没怎么睡,但我感到精力好充沛,累不垮的,大家在工作时轻轻松松观看我的表演,劳逸结合,有什么不好呢?”

李某知道跟他争论毫无用处,更不能强迫他。前年也是在这种场合,老陈讲他几句,结果他大发脾气,还动手打了老陈一拳。因此,李某只好静观其变。这时周围的人见有人出面制止他,而且也觉得逗够了,便一哄而散。王某见周围没有了观众,也快快地朝自己办公室走去。

来到办公室，王某见到各科室的同志都热情招呼，问寒问暖。说："同志们好，同志们辛苦了。"神态俨然是上级领导问候他人。在每个科室窜来窜去。这个时候，王某嘴上就像没有把门儿，好吹牛，炫耀自己，自我夸大，自我吹嘘，海阔天空地乱讲。与这个谈"××中央领导接见外宾时态度不热情不如我去接见，外宾们印象会更好。下届中央选举时，同志们可以提我的名，我一定会把工作做得很好……。"对那个讲，"我妹妹长得好漂亮，你好好干，我介绍给你做朋友……"当即要别人表态。那人不做声时，则满脸怒气地说："不识抬举。"丢下这么一句话又与别人谈话去了。别人一搭理他，他就没完没了，古今中外，无所不谈。甚至过去哪位姑娘与他好过都讲。说话时眉飞色舞，绘声绘色，真可谓口若悬河，滔滔不绝，难怪有人说他是一个不成章法的演说家。在作决定处理问题时王某表现武断和轻率。应请示上级领导的也不请示，自作主张，并向一些下一级同事讲，大家多写经验总结，并告诉一些人要他们快写入党申请书，他可以作介绍人。

"他打人吗?"小张问李某。

"不惹他，他不动手。这时你可要顺着他说，别顶撞他，否则即使平时关系再好，他说翻脸就翻脸，往往因为小事生气发火。上次他发病时，咱们科的小贺就吃了这个苦头。那时小贺刚参加工作，不了解王某有病。因顶撞了他一句，被他骂得狗血淋头，差一点挨了打。"恰好这时小贺进来，对小张说："不过他转眼就烟消云散。那次臭骂我没有半个钟头，就向我道歉，既作揖，又鞠躬。真是忽而阴云四合，大雨滂沱；忽而雨过天晴，骄阳似火。"

说到王某，王某就到。只见他一手提水桶，一手拿抹布兴冲冲地走了进来。脸上淌着汗水，几缕湿漉漉的头发贴在额头上。"今天办公室卫生我帮你们搞。"说着就胡乱在桌上抹了几下，弄得地上，桌上污水渍渍，又转身去了别的办公室。同事们奈何他不得，只好由他折腾直到下班，他才哼着歌得意洋洋地迈着轻盈的步子离开办公室。

王某并没有直接回家。他到附近一家饭店，买了两菜一汤，吃了半斤米饭。刚吃完,服务员端出热气腾腾的小包子,他又买了 10 个。一口气吃下 6 个,他再也吃不下了,于是将盘子往旁边一位素不相识的人面前一推,举手做了个敬礼的姿势说:“劳驾,帮帮忙!”拍把屁股就走,弄得别人莫名其妙。

来到街上,车水马龙,行人熙熙攘攘。他心里高兴,见到小孩就追,吓得有的小孩放声大哭;见到装束入时的姑娘就上前搭话,弄得别人莫名其妙。这时街上车辆较多,交通一时被阻,他又手舞足蹈的乱指挥。后被民警带走。第二天被送进了精神病医院。

大约 3 个月后,小张在科长办公桌上见到一张疾病诊断说明书。病人姓名“王某”,诊断为“情感性精神病——躁狂症(反复发作)”。

躁狂症是情感性精神病中较常见的一种。其基本临床表现是情绪愉快,这种愉快是发自患者内心的。病人感到事事如意,一切顺心,因而整天笑容满面,眉飞色舞,洋溢着欢乐之情。但他们情绪欠稳定,易于波动,稍不顺心可勃然大怒或失声痛哭,转眼即烟消云散,破涕为笑,转而又谈笑风生。必须指出,有部分躁狂症病人是以易激动、愤怒情绪为主。他们情绪极不稳定,很容易激动,往往一点点小事就大发雷霆,大吵大闹。以致于摔东西、伤人,难以控制自己的情绪。

躁狂症病人的脑子里想事非常多亦非常快。表现在说话多而快,口若悬河,滔滔不绝。有的病人生动地形容自己是“舌头在跟脑子赛跑”。他们谈起话来生动诙谐,玩弄辞藻,往往见什么就说什么,一个话题没说完,又转到另一个话题,对周围的事和人妄加评论。闲不住,爱管闲事,也是躁狂症病人的特点。他们精力充沛,整天忙忙碌碌,大有包揽天下大事之心,如王某一样忙忙碌碌,总感到自己有使不完的劲。可又见异思迁,虎头蛇尾,忙而无计划。正如王某搞卫生一样,结果是地上、桌上污水渍渍,还需别人扫尾。

躁狂症病人慷慨大方,花钱大手大脚,甚至挥霍无度。爱凑热闹,好出风头,喜欢炫耀自己。总认为自己有超人的才智,过人的体力,因而自吹自擂。

躁狂症的情绪高涨及整个精神活动是协调的。因而具有感染力，能使周围的人跟着他们的欢乐而欢乐。故有人称之为“感染性欢乐”。

躁狂症患者大都有食欲增强，性欲亢进，患者饮食无度，喜欢追求异性。

三、双相障碍——活在天堂与地狱的日子里

一年前小向收到某市重点大学通知书时，为自己“天之骄子”的身份感到无比自豪。可进校不久他便发现大学生活不如想象般美好，大把的时间不知该如何打发。社会上常能听到‘大学生不值钱’的议论，说大学生毕业以后找不到工作，再加上经济危机的到来，整个社会就业岗位缩减，大学生就业形势更是乌云笼罩。虽然原本天气放晴，秋高气爽，躺在学校草坪里沐浴阳光是非常陶醉放松的事，但小向心里却心事重重：我从农村考出来的，父母每日辛劳于田间，能供我读完高中已是不易，如果今后读了大学却找不到工作… …想到这小向已不敢继续想下去，只觉天快塌下来了，对 4 年以后的未来有一种极度的焦虑感。

然而，在接下来的日子里小向的心情变得似乎特别好，精力旺盛，主动承担了该校 3 个社团的主要负责人的职务。室友小张平时与小向是老乡，他是学校某一社团的负责成员之一，在他看来：大学里适度的参加社团活动，也是社会实践的一部分，是有意义的，但要作为一名大学生，最基本的任务不容耽误，那就是学业。于是他关心地对小向说：“你难道不学习了？你有这么多时间精力做这么多工作吗？”，可小向却笑嘻嘻很轻松的回答道：“我的能力强得很，这些工作都是小事一桩，别说几个社团，就是当个市长，省长什么的也不成问题”。小张忽然感到不对劲，心想：小向平时不挺谦虚的吗？怎么会这样？

小向用平时省下的钱，买了台二手电脑，准备社团建设的材料。为了将社团“发扬光大”，他甚至课也不上了，不停做活动策划书，每天只睡 1~2 个小时。可每份计划书却有始无终，计划的活动也是凌乱

的很。更奇怪的是,尽管小向的睡眠时间少了,但他却感觉到自己精力非常充沛,经常亢奋、激情澎湃地跟室友讲述活动方案或创业想法。有时室友需要休息了,请他小点声或不要讲了,就这点小事都可能激怒小向,有时小向为此还与对方打起来。

原本节俭的他,花钱也大手大脚起来,不但买了电脑,还买了几身衣服,说是工作需要;他乐善好施,经常买回一堆零食,请室友们共同享用,有室友开玩笑说:“身边有个‘当官’的我们也沾光啊!”,小向也边吃边说道:“以后挣钱还不容易?想怎么挣就怎么挣,未来不是梦,大家吃!”,其实这些钱是小向勤工俭学挣来用于平时生活费的,却被他给提前消费掉了。

1 个月后,小向好象又变回了从前的自己,不但花费有了节制,也没先前那样容易发脾气了,而且也认识到不能荒废学业,开始按时上课,按时作息,还主动让出两个社团的主负责人的位置。可好景不长,几个月过后,小向就像剧中的角色一样,又变了。他情绪低落,闷闷不乐,与同学的关系也疏远了,不爱说话,整日愁眉哭脸,哀声叹气,长时间呆在宿舍,不想上课。他觉得生活的一切都变得暗淡了,担心社团策划书写不好,担心社团工作不到位,会受到同学的议论批评,觉得自己没能力负责社团工作等。

这周他变化更明显,更“懒”了,平时感兴趣的策划书丢在一旁,一眼都不愿再看,即便一门必修科考试迫在眉睫,他也无心情去碰一碰课本。室友们见其状,都为小向着急,好说歹说劝他起来看看书,可他却仍然无动于衷,依旧呆坐或躺在床上。他感觉自己的意志已难以驱动自己的身体了,躺着是最轻松的,觉得自己脑子反应特别慢,日子过得特别慢、很痛苦,就是一种煎熬,感到生不如死。

几天来他连洗脸漱口都不愿做,已连续 3 天不吃东西,仅喝点水。就在昨天,趁室友们都上课去了,他便用刀片割腕自杀,幸好被临时回寝室的室友及时发现,急忙被送入附近医院急诊处理。不久伤口已没大问题,可小向的心情却仍然不好,整日坐在床上少动,仍有自杀的想法。学校心理老师前来看过小向后，立即建议带小向到精神病医院就诊。一去医院才知道小向这一学期的心情波动，是因患上了一种叫“双相情感障碍”的精神疾病所致。

双相情感障碍也叫双相障碍，患这种病的人既有躁狂表现，又有抑郁症状。双相障碍常常具有比较明显的周期性，躁狂和抑郁周而复始，就像海浪一般，情绪高涨时如同到了浪峰，情绪低落时却如跌到浪谷。如此循环往复，即使不实施干预措施，症状也会自行缓解。就像小向一样兴奋、情绪高涨持续一段时间后又恢复了常态。虽然双相障碍发病后症状会自行缓解，但如果一直得不到正确的治疗，躁狂和抑郁之间的循环频率会越来越高，发展到最后，患者的情绪时刻在两极之间波动，忽而极度躁狂，忽而极度抑郁，以致社会功能严重受损，没有办法继续完成学业和工作。

四、遇到情感障碍者怎么办?

情感性障碍的病人在病情严重时，经常会对社会、家庭以及病人自己带来不利。如躁狂症病人可冲动伤人，影响社会治安；抑郁症病人可出现自杀行为等，所以必须强制性进行治疗。药物治疗仍然是情感性精神病的首选，及时治疗一般预后较好。

目前对躁狂症的治疗仍以锂盐、丙戊酸盐为首选药。但亦可用抗精神病药进行对症治疗，选用镇静作用较强的氯氮平或控制兴奋效果较好的氟哌啶醇。

由于锂盐治疗剂量与中毒剂量比较接近，应用不当会产生严重副作用，故应在专科医生指导下使用。锂中毒主要表现疲乏无力、精神不振、倦怠、思睡、恶心呕吐、手细颤或粗颤、意识障碍等症状。如出现上述表现应立即减药或停药，并请专科医生处理。

对抑郁症治疗目前多采用抗抑郁剂。抗抑郁剂可以解除忧郁的情绪，把低落的情绪提高到正常的水平。抑郁情绪解除了，其他附带症状也随之消除。

抗抑郁药物种类较多，目前推荐的抗抑郁药包括选择性 5-HT 再摄取抑制剂(SSRIs)抗抑郁药,如氟西汀、舍曲林、帕罗西汀等。至于各种药物如何使用,均只能在专科医生的指导下进行。

服用抗抑郁剂通常需 2 ~ 3 周方可显效,所以必须足量观察到 4 周无效时才考虑换药。三环抗抑郁药是第一代抗抑郁药,疗效确切,价格低廉。但不良反应较多,尤其是镇静、抗胆碱和心血管不良反应。而选择性 5-HT 再摄取抑制剂（SSRIs）抗抑郁药的抗胆碱能不良反应、心血管毒性作用少而轻,镇静作用也轻,患者耐受性好,服药简便,适用于不能耐受三环抗抑郁药(TCAs)或治疗医从性差的抑郁患者。

双相障碍临床类型较复杂，都必须以心境稳定剂为主要治疗药物,如锂盐、丙戊酸盐等。但由于双相障碍的临床现象学相当复杂,发作形式、病程特点及躯体状况不同,临床处理也各有侧重。

有关电休克对情感性精神病的治疗。对急性躁狂及有严重自杀倾向的抑郁症病人应及早使用该种治疗，待症状控制后用抗躁狂或抗抑郁药物治疗。但必须在严格排除禁忌证的情况下实施。

对情感障碍的病人护理工作同样十分重要。在病情严重时,病人生活根本不能自理,躁狂病人由于活动过度、消耗大,抑郁症病人饮食减少,均应注意饮食及能量的补充。对躁狂症病人惹事生非、凑热闹、显示自己等应安排安静的环境。而对抑郁症病人应多做心理疏导,鼓励生存,特别应严防自杀。

第6讲 哪些精神疾病可在脑内找到明确的病因?
——谈常见脑器质性精神障碍

杨某,男,22岁,高大、阳光、帅气、某外资企业的技术骨干。突然一天,他大发脾气,出口成"脏",对身边的人大打出手,撞头、无故叫喊,对时间、地点、周围的人物辨认不清,生活起居需家人照料。曾某,男,44岁,一名汽车司机,在一次车祸中不幸脑部受伤,颅内出血,昏迷半月,经医生全力抢救生命保住了,但从此变了一个人:睡眠颠倒,夜晚吵闹不休,不停用脚敲打床板,治疗不合作,说话不清晰,连家人也不认识。朱某,中年妇女,患癫痫病多年后,缓起怀疑心重,害怕周围的人会伤害她,恐惧,在病房前大喊大叫。他们到底是怎么啦?患的是什么病?是精神病吗?

的确,他们患了精神病,并且具有共同特点:能在脑内找到确切的病因,同属于脑器质性精神障碍,因脑部疾病发展到严重程度时,影响大脑功能而出现各种精神障碍。此类疾病具有明确的致病原因直接损害大脑,并有明显的脑组织形态学变化。这类疾病常包括脑变性疾病、脑血管病、颅内感染、脑外伤、脑肿瘤、癫痫等所致的精神障碍。

精神疾病按病因学分类通常可分为功能性和器质性精神障碍两大类。精神分裂症、情感障碍属于功能性精神障碍,指在现有的医疗技术水平及条件下不能找到确切的病因;而脑器质性精神障碍是可以在脑内找到确切病因的。现一一介绍:

第一部分 基本概念、常见综合征及特点

一、脑器质性精神障碍有哪些共同特点

要认识脑器质性精神障碍，首先要掌握这类患者精神障碍的共同特点：

精神障碍具有非特异性：即不同的病因可引起相似的精神症状，而相同的病因也可出现不同的精神症状。

1. 精神症状与脑部疾病的病程有一定的特定关系：起病较急者，以意识障碍综合征为主，多发生在脑部疾病的高峰期；从急性期过度到恢复期，一般表现的精神病性症状，则包括各类幻觉妄想、紧张综合征、思维障碍、行为紊乱，情感障碍综合征如抑郁、躁狂等。慢性起病、疾病早期和恢复期，则以脑衰弱综合征为主要表现形式。疾病的晚期出现慢性器质性精神障碍，如痴呆、遗忘综合症、人格改变等。

2. 精神症状与脑部疾病的严重程度呈平行关系：精神症状随脑部疾病的严重程度变化而转变，可由一种状态转变为另一种状态；各类精神障碍常常反复、交织出现，错综复杂。

3. 精神症状具有昼轻夜重的特点。

4. 头部MRI、CT、脑电图、脑积液检查及神经系统检查常可提示脑部有异常。

二、如何诊断脑器质性精神障碍

1. 当患者头部MRI、CT、脑电图及神经系统检查提示脑部病变，且精神症状的出现与脑部病患的进展有时间上的联系时，应考虑器质性精神病。一般脑部病变发生在前，精神症状发生在后。但是有些脑部病变在其早期难以发现(较隐蔽)或没有引起注意，可造成精神症状出现在前的假象。如颅内感染，少数病例以精神症状为首发症状。

2. 精神症状常随脑部病变的缓解而改善,也随其严重而恶化。

3. 精神症状不能归因于其他精神病。

4. 精神症状表现为常见的综合征:如谵妄、痴呆综合征、遗忘综合征、脑衰弱综合征、人格障碍、情感障碍综合征及精神病综合征。

三、脑器质精神障碍的治疗原则

脑器质性精神障碍的治疗原则是脑部病变与精神障碍并重治疗,因精神障碍多影响或加重脑部病变的病情,有时应先治疗精神障碍。器质性精神障碍的药物治疗,最好不要使用苯二氮卓类药物,要慎用催眠药、镇静药、麻醉药,以免意识障碍加深(酒精或镇静催眠药物戒断引起的震颤谵妄除外)。

1. 病因治疗:积极治疗原发疾病。通过对原发疾病的治疗,大多数患者的精神障碍可得到缓解。

2. 对症治疗:因精神障碍的存在,有时会影响脑部疾病的治疗,故在治疗脑部疾病的同时,应给予精神药物治疗。但这种治疗须注意以下几点:

(1)抗精神病药物剂量宜小;

(2)选用副作用较小的同类药物;

(3)精神症状缓解后即停用精神药物。

3. 支持治疗:对病情较重的患者,同时提供能量,维持水、电解质平衡、酸碱平衡和维生素的补充,改善脑功能及高压氧治疗。

4. 心理治疗:心理治疗一般在急性期缓解后或意识障碍恢复后,患者能接受时进行。心理治疗的方法应视精神障碍的种类而定。对有幻觉妄想的病人,要等药物治疗起效后、能接受心理治疗的条件下进行症状解释;对有焦虑、恐惧、抑郁的患者以言语性解释、保证为主的心理治疗;对精神运动性抑制如缄默木僵,或孤独、退缩者,要进行行为训练。早期合并心理治疗,可减少患者人格改变和智能障碍的发生率。

5. 加强护理:护理工作对本病的预后和结局有很重要的关系。对有意识障碍的患者要注意安全护理,防意外、摔倒、伤人、毁物;对有抑郁的患者要警惕自伤、自杀行为。良好的环境和心理护理有助于消除患者的恐惧、焦虑情绪。应当给患者白天和黑夜的线索提示,如在白天,应当保持灯亮着,营造一个活动的环境;晚上灯光要暗些,房间安静柔和。

四、器质性精神障碍的预后如何

精神障碍的预后取决于原发疾病病程的长短和其严重程度。一般来说精神障碍是可逆的,恢复后大多不遗留精神缺陷。但少数病重,如重型颅脑外伤、长期昏迷者,可遗留人格改变、冲动行为、记忆减退和智力障碍。

五、脑器质性精神障碍有哪些常见的临床综合征

1. 谵妄

谵妄(delirium)是一种神志不清的表现,以意识障碍为主要特征。因急性起病、病程短暂、病情发展迅速,故又称为急性脑综合症。此时可能出现兴奋、躁动、错觉、幻觉、易激惹、恐惧、焦虑不安、乱动、叫喊、攻击、毁物、对医疗护理不合作等。

(1)病因及临床表现

各种颅内病变及药物中毒等原因均可以导致谵妄发作。谵妄通常起病急,症状变化大,持续数小时或数天。典型的谵妄常于 10~12 天可完全恢复,但有时可达 30 天以上。

(2)谵妄的特征包括:意识障碍,神志恍惚,意识障碍有明显的昼夜节律变化,表现为昼轻夜重:患者白天交谈时可对答如流,晚上却出现意识混浊,对周围环境与事物的察觉清晰度降低;定向障碍包括时间和地点的定向障碍,严重者会出现人物定向障碍;注意力不集中,交谈困难,记忆障碍以瞬间记忆和近记忆障碍最明显;可有感觉

过敏、错觉和幻觉等精神症状，以视错觉和视幻觉较常见，患者可因错觉和幻觉产生继发性的片段妄想、冲动行为；情绪紊乱突出，包括恐怖、焦虑、抑郁、愤怒甚至欣快等；好转后患者对谵妄时表现或发生的事大都遗忘。

(3)诊断

根据典型的临床症状做出诊断：即急性起病，意识障碍，定向障碍，伴波动性认知功能损害等。检查可显示认知功能的全面紊乱。还可根据病史、体格检查及实验室检查来明确谵妄的病因，如躯体的疾病、电解质紊乱、感染、酒精或其他物质依赖等。

按照患者病情的需要，可进行相应的辅助检查，如血液检验、影像学检查等。谵妄患者脑电图显示弥漫性脑电波活动缓慢，可与抑郁症或其他精神疾病相鉴别。量表检查对谵妄的诊断也有帮助，如视觉注意范围量表和图片再认记忆量表有助于将谵妄与痴呆、精神分裂症和抑郁症加以区别。

(4)治疗

对于谵妄的治疗主要是病因治疗、支持治疗和对症治疗。病因治疗是针对原发脑部器质性疾病或躯体疾病的治疗。支持治疗一般包括维持水电解质的平衡，适当补充营养。对症治疗是针对患者的精神症状给予精神药物治疗，治疗原则为小剂量的短期治疗。抗精神病药如氟哌啶醇、利培酮、奥氮平、喹硫平等。除酒精或镇静催眠药物戒断引起的震颤谵妄外，最好不要使用苯二氮卓类药物，因为这类药物会加重意识障碍，甚至是抑制呼吸，并加重认知损害。必要时可给予约束于床等保护性措施，定时翻身拍背，防意外。

2. 痴呆

痴呆(dementia)是指较严重的、持续的认知障碍。临床上以缓慢出现的智能减退为主要特征，伴有不同程度的人格改变，但无意识障碍。因起病缓慢，病程较长，故又称为慢性脑综合征。

(1)病因 引起痴呆的病因很多：中枢神经系统变性疾病如阿尔

茨海默病、额－颞叶痴呆、帕金森(Parkinson)病、脑血管病、酒精、一氧化碳中毒等。但能有效治疗的病因并不多见。如能及时发现、及早治疗，部分痴呆患者预后相对较好，10%～15%的患者在针对病因的治疗后可以获得部分程度的改善，包括由内分泌障碍、神经梅毒以及部分颅内占位性病变等所致的痴呆。

(2)临床表现 痴呆的发生多缓慢隐匿。记忆减退是必备且早发的症状。早期出现学习新事物的能力明显减退，患者常诉近记忆力不行了，过目便忘。随着病情的进一步发展，远记忆也受损，严重的患者常以虚构(confabulation)的形式来弥补记忆方面的缺损。思维缓慢、贫乏，对一般事物的理解力和判断力越来越差，注意力日渐受损，可出现时间、地点和人物定向障碍。

患者可出现人格改变。通常表现兴趣减少、主动性差、社会性退缩，但亦可表现为脱抑制行为，如冲动、幼稚行为等。情绪症状包括焦虑、易激惹、抑郁和情绪不稳等，有时表现为情感淡漠，有些患者会出现坐立不安、漫游、尖叫和不恰当的、甚至是攻击性行为。也可出现妄想和幻觉。

患者的社会功能受损，对自己熟悉的工作不能完成；晚期生活不能自理，运动功能逐渐丧失，甚至穿衣、洗澡、进食以及大小便均需他人协助。

(3)诊断与鉴别诊断 首先要熟悉病史，包括何时开始发病，是否伴有头痛、步态不稳或大小便失禁，是否有家族史，是否有脑外伤、卒中或酒精及药物滥用等病史。了解患者是否有智能减退和社会功能下降表现。智能检查有助于确定有否意识障碍及全面或局部的认知功能不全。

体格检查非常重要。多数颅内疾病(除变性疾病外)所致的痴呆患者往往有神经系统定位体征，可借以明确诊断。

实验室检查有助于明确诊断和鉴别诊断。对怀疑痴呆的患者，需检查血常规、血清钙、磷、血糖、肾、肝和甲状腺功能、血维生素 B_{12} 和叶酸、以及梅毒血清的筛查。也可按临床需要做 MRI、CT 等神经系统影像检查,以明确病因。

(4)治疗:首先应及早治疗可治疗的病因;其次,需评估患者认知功能和社会功能损害的程度,以及精神症状、行为问题和患者的家庭与社区资源等。

治疗的原则是提高患者的生活质量,减轻患者给家庭带来的负担。重要环节是维持患者躯体健康,提供安全、舒适的生活环境,以及药物对症治疗。包括提供充足的营养、适当运动、改善听力和视力及躯体疾病的治疗等。尽量使患者处于熟悉的环境,最好是在家里,由熟悉的家庭成员(配偶)照看和护理。严防走失,中重度患者外出时,身上应佩戴附有患者基本信息(如姓名、患有何种疾病、家庭地址、联系人、联系电话等)的标识牌。房间地板不宜太光滑,室内光线要适当。厕所要安装扶手。最好有让患者安全活动的空间。另一方面需教育家庭成员,向他们提供切实可行的帮助。痴呆患者实际上仍具有一定的学习能力,因此,可通过非药物治疗使患者生活能力、情绪和行为问题得以改善。

目前尚缺乏治疗认知功能缺损的特效药物。虽然部分益智药短期内能改善患者接受新事物的能力,延缓痴呆的进一步加重,但其长期疗效仍有待观察。

抗精神病药物可用于对抗精神病性症状、激越行为或攻击行为,改善睡眠。由于老年人对抗精神病药物的不良反应更为敏感,故应从低剂量开始,缓慢加量;症状改善后需逐渐减量或停止用药。

抗抑郁药可用于痴呆伴抑郁的患者,有助于改善痴呆综合征。但必须注意,三环类药物的抗胆碱副作用可加重认知功能的损害。可考虑选择性 5- 羟色胺再摄取抑制剂,如氟西汀、帕罗西汀、西酞普兰、舍曲林以及其他抗抑郁剂如文拉法新,伴神经疼痛者可选用度洛西汀。

3. 遗忘综合征

遗忘综合征 (amnestic syndrome) 是由脑器质性病理改变所导致

的一种选择性或局灶性认知功能障碍,以近事记忆障碍为主要特征,无意识障碍,智能相对完好。

(1)病因

引起遗忘障碍的常见原因是下丘脑后部和近中线结构的大脑损伤,但双侧海马结构受损偶尔也可导致遗忘障碍。酒精滥用导致维生素 B_1 缺乏是遗忘障碍最常见的病因。心脏停搏所致的缺氧、一氧化碳中毒、血管性疾病、脑炎、第三脑室的肿瘤等也可导致遗忘障碍。

(2)临床表现

遗忘障碍的主要临床表现是严重的记忆障碍, 特别是近记忆障碍,注意力和即刻回忆正常。患者学习新事物很困难,记不住新近发生的事情。在智能检查时,先告知三件常用物品,当要求患者立即回忆时问题不大,但 10 分钟后却难以回忆。另外,常有虚构,患者因为近记忆缺损,常编造生动和详细的情节来弥补。其他认知功能和技能则相对保持完好。因此,患者可进行正常对话,显得较理智。

(3)治疗主要是针对病因治疗,如酒精依赖所致者需禁酒,并补充维生素 B_1;如系血管病变或颅内肿瘤所致,则分别治疗原发病。其次,也要制定一些康复训练计划,如强调每天坚持读报、看新闻,训练记忆电话号码等数字,帮助患者康复。

本病已发生大脑局限性器质性病理改变,尽管发现与治疗及时,预后仍欠佳。

4. 人格改变

人格改变常发生于脑器质性精神障碍。常见的表现形式有:对个人卫生和周围事件关心度发生显著变化;出现偷窃、攻击他人等反社会行为或性放纵;情绪波动,哭笑无常,偶尔表现过分热情且不得体,无法引起他人共鸣,是一种愚蠢、幼稚的欣快感。有的则表现为原有个性特征的进一步突出化,如变得更加多疑、自私、焦虑烦躁,或强迫意念与行为加重等。如器质性人格改变在记忆与智能障碍出现之前,此时只有通过详尽的了解病史、躯体检查和神经系统检查以及辅助检查才能找到器质性病变的证据，可能导致误诊。癫痫、中枢神经系统变性疾病、脑外伤、脑肿瘤以及脑血管疾病等是导致脑器质性人格改变的主要原因。

器质性人格改变的治疗主要是病因治疗。

第二部分 常见的脑器质性精神障碍

一、阿尔茨海默病

阿尔茨海默病(Alzheimer's disease AD)又称老年性痴呆，是一组病因未明的原发性退行性脑变性疾病。多起病于老年期，潜隐起病，病程缓慢且不可逆，临床上以智能损害为主。病理改变主要为皮质弥漫性萎缩，沟回增宽，脑室扩大，神经元大量减少。多有同病家族史，病情发展较快，颞叶及顶叶病变较显著，常有失语和失用。随着我国老龄化进程的日益加速，AD带来的严重经济和社会负担日益显现，因而越来越受到政府与民众的重视。

(一)流行病学

AD是最常见的痴呆类型，占痴呆总数的60%～70%，女性多于男性。世界各国痴呆患病率比较接近，65岁以上的老年人中痴呆的患病率约为5%。患病率随着年龄增加而增加，80岁以上的患病率可达20%以上。痴呆尸解研究表明，50%～70%为AD。65岁以上的老年人中，AD的年发病率约为1%。AD的发病危险因素包括：年老、痴呆家族史、脑外伤史、抑郁症史、低教育水平等。

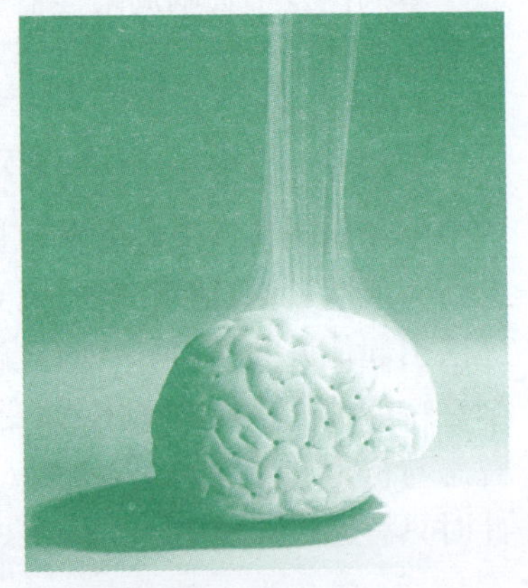

(二)病因和发病机制

1. AD的神经病理：脑重量常减轻，可有脑萎缩、脑沟回增宽和脑室扩大。而海马是最先受累的脑区，枕叶受累相对较晚，而小脑受累最轻。

2. 神经化学：AD 患者脑部乙酰胆碱（Ach）明显减少，合成 Ach 的 ChAT 活性降低，特别是海马和新皮质部位。目前用于临床治疗 AD 的主要药物便是基于胆碱能理论而诞生，并取得一定疗效。但是，胆碱能理论也有其局限性，因为 AD 患者脑中亦有非胆碱能神经递质的减少，包括去甲肾上腺素(NE)、5- 羟色胺(5-HT)及其受体、生长抑素及其受体和谷氨酸受体等也有所减少。

3. 遗传学：已发现 AD 发病与遗传因素有关。有痴呆家族史者，其患病率为普通人群的 3 倍。近年发现，三种早发型家族性常染色体显性遗传的 AD 致病基因，分别位于 21 号染色体、14 号染色体和 1 号染色体。

（三）临床表现

AD 通常起病隐匿，为持续性、进行性病程，无缓解，由发病至死亡平均病程 8~10 年，但也有些患者病程可持续 15 年或以上。AD 的临床症状分为两方面，即认知功能减退症状和非认知性精神症状。根据疾病的发展和认知功能缺损的严重程度，可分为轻度、中度和重度。

1. 轻度：近记忆障碍常为首发及最明显症状，如经常遗失（失落）物品，忘记重要的约会及已许诺的事，记不住新来同事的姓名；学习新事物困难，看书读报后不能回忆其中的内容。常有时间定向障碍，患者记不清具体的年月日。计算能力减退，很难完成简单的计算，如 100 减 7、再减 7 的连续运算。思维迟缓，思考问题困难，特别是对新的事物表现出茫然难解。早期患者对自己记忆问题有一定的察觉，并力求弥补和掩饰，例如经常做记录，避免因记忆缺陷对工作和生活带来不良影响，可伴有轻度的焦虑和抑郁。随着记忆力和判断力减退，患者对较复杂之工作不能胜任，例如妥善的管理钱财和为家人准备膳食。尚能完成已熟悉的日常事务或家务，患者的个人生活基本能自理。

人格改变往往出现在疾病的早期，病人变得缺乏主动性，活动减少，孤独，自私，对周围环境兴趣减少，对周围人较为冷淡，甚至对亲人漠不关心，情绪不稳，易激惹；对新的环境难以适应。

2. 中度：到此阶段，患者不能独自生活。表现为日益严重的记忆障碍，用过的物品随手即忘，日常用品丢三落四，甚至遗失贵重物品，忘记自己的家庭住址及亲友的姓名，但尚能记住自己的名字。有时因记忆减退而出现错构和虚构。远记忆力也受损，不能回忆自己的工作经历，甚至不知道自己的出生年月。除记不住时间外，地点定向也出现障碍，容易迷路走失。甚至不能分辨地点，如学校或医院。言语功能障碍明显，讲话无序，内容空洞，不能列出同类物品的名称；继之，出现命名不能，在命名测验中对少见物品的命名能力丧失，随后对常见物品也叫不出名称。失认以面容认识不能最常见，不认识自己的亲人和朋友，甚至不认识镜子中自己的影像。失用表现为不能正确地以手势表达，无法做出连续的动作，如刷牙动作；患者已不能工作、难以完成家务劳动，甚至洗漱、穿衣等，基本的生活料理也需家人督促或帮助。

3. 重度：记忆力、思考及其他认知功能皆严重受损。忘记自己的姓名和年龄，不认识亲人。语言表达能力进一步退化，患者只有自发言语，内容单调或反复发出不可理解的声音，最终丧失语言功能。患者活动逐渐减少，并逐渐丧失行走能力，甚至不能站立，最终只能终日卧床，大、小便失禁。晚期患者可出现原始反射如强握、吸吮反射等。最明显的神经系统体征是肌张力增高，肢体屈曲。

病程呈进行性，一般经历 8~10 年左右，罕见自发缓解或自愈，最后发展为严重痴呆，常因褥疮、骨折、肺炎、营养不良等继发躯体疾病或衰竭死亡。

（四）诊断与鉴别诊断

所有痴呆患者在诊断前均应接受常规的生化检查、甲状腺功能测定、维生素 B_{12} 和叶酸检查、全血细胞计数以及血清梅毒抗体检测等筛查。AD 患者的脑电图变化无特异性。CT、MRI 检查显示皮质性脑萎缩和脑室扩大,伴脑沟裂增宽。MRI 还有助于识别部分血管性痴呆。由于很多正常老人及其他疾病同样可出现脑萎缩现象,且部分 AD 患者并没有明显的脑萎缩。所以不可只凭脑萎缩诊断 AD。正电子发射断层成像(PET)可显示 AD 的顶-颞叶联络皮质有明显的代谢紊乱,额叶亦可能有此现象。

AD 的诊断首先主要根据临床表现做出痴呆的诊断,然后对病史、病程的特点、体格检查及神经系统检查、心理测查与辅助检查的资料进行综合分析,排除其他原因引起的痴呆,才能诊断为 AD。最常用的有简易智能状态检查(MMSE),是一个非常简单的测试工具;此外,阿尔茨海默病评定量表(Alzheimer's Disease Assessment Scale, ADAS)亦是国际通用的测试工具。

(五)治疗

AD 治疗包括药物治疗与非药物治疗。治疗认知功能障碍的药物较多,但目前尚无特效药物可逆转认知功能受损或有效阻止病情进展。

常用的药物包括:

1. 多奈哌齐(donepezil),用于治疗轻中度 AD。初始剂量一次 5mg 口服,一日 1 次,睡前服用,至少维持 1 个月,若临床评估发现疗效仍不明显,则将剂量增加 10mg/d,睡前一次服用。3~6 月为 1 个疗程。此药副作用较少,并无明显肝功能异常。约 1/3 的 AD 患者治疗有效,可使认知功能改善,但不能痊愈。

2. 石杉碱-甲(huperzine A)能改善患者的记忆,副作用较少。一次 0.1~0.2mg 口服,一日 2 次,1~2 月为一疗程。根据病情和用药后反应,可酌情调整剂量和疗程。日剂量不得超过 0.45mg。

3. 重酒石酸卡巴拉汀(rivastigmine),用于治疗轻中度 AD。起始剂量:一次 1.5mg,一日 2 次,最大剂量:一次 6mg,一日 2 次。

出现幻听、被害妄想、嫉妒妄想等精神症状可给予小剂量奥氮平、喹硫平等药物治疗。

非药物治疗可选择高压氧治疗。

广义的治疗除了对患者进行早期干预和治疗外，还包括对患者家属进行相关知识的健康教育以及为患者提供各种社会服务、保证营养、防走失及意外。

【典型病例】

张某,男,82岁,中学文化,军人。进行性智力减退、记忆力下降5年,加重伴生活不能自理半年入院。5年前开始出现记忆力减退,初时表现为记不住客人的名字,记不住看过的新闻等。记忆下降逐渐明显，记不住熟悉人的名字，并发展到遗失贵重物品包括钱包和存折等。半年前上街,找不到回家的路,以至家人四处寻找。个人生活需要家人督促。入院体查:生命体征稳定,各躯体器官及生化检查无明显异常。精神状况检查:神志清晰欠合作,接触被动,答非所问,回答简单或错误。记忆力检查提示近记忆很差及瞬间记忆差,如不能回忆早餐内容等,不能进行简单的计算。时间、地点、人物定向错误,不能认识家人,能听从老伴的管理,但不知道老伴是谁。称呼医生为首长。情感反应较简单、冷漠。智能及记忆力测定报告:重度缺损。头部MRI报告:脑萎缩,脑白质病变。诊断:阿尔茨海默病,老年痴呆。

二、血管性痴呆

血管性痴呆(vascular dementia,VD)是指由于脑血管病变导致的痴呆。过去曾称为多发性梗死型痴呆,近年来病理形态学研究发现,除了多发性脑梗死性病变外还有其他脑血管病变，故现已改称为血管性痴呆。

(一)流行病学及病因

VD也是一种常见的痴呆,患病率仅次于AD。VD在65岁以上人群中的患病率为1.2%~4.2%。VD的发病率与年龄有关,男性多于女性。导致VD的危险因素通常认为与卒中的危险因素类似,如高血压、冠状动脉疾病、房颤、糖尿病、高血脂、吸烟、高龄、既往卒中史等。VD的认知功能受损也很明显,但在一定程度上是可以预防的,VD对治疗的反应要优于老年性痴呆，因此对 VD 可疑病例的早期检测和准确诊断尤为重要。VD 的自然病程 5 年左右，其预期寿命较普通人群或患老年性痴呆者短。

（二）临床表现

具有痴呆的临床表现可参阅本章第一部分。与 AD 比较，VD 的起病相对较急，病程可呈阶梯式恶化且波动较大。VD 较多出现夜间精神错乱，人格改变较少见，早期患者对自己的病情能认识或察觉到，可伴发抑郁、情绪不稳和情感失控等症状。患者有卒中或短暂性脑缺血发作的病史或有脑血管障碍危险因素病史，体格检查可有局灶性神经系统症状和体征。VD 的认知功能缺损通常较局限，记忆缺损可能不太严重。

（三）预防与治疗

对 VD 危险因素的预防和治疗可减少 VD 的发病率。治疗能防止 VD 患者病情继续恶化，有时可改善部分患者的病情。

首先要控制血压和其他危险因素如高血脂、糖尿病、吸烟、酗酒和肥胖等，注意其他危险因素如房颤和颈动脉狭窄等。既往有短暂性脑缺血发作或非出血性疾病致卒中史的患者，使用抗血小板聚集疗法可减少发病的危险性，可使用小剂量阿司匹林。在卒中或短暂性脑缺血发作患者伴发严重的颈动脉狭窄时，颈动脉内膜切除术是有效的治疗方法。

目前还没有特效药治疗 VD。药物如血管舒张剂（如双氯麦角碱）、长春西汀、脑代谢药、银杏叶制剂、神经保护剂、钙通道阻滞剂（如尼莫地平）等，在临床上的疗效都不甚肯定。可配合高压氧治疗。此外，对伴发精神症状和行为障碍者应给予相应的抗精神病药物治疗，如奋乃静、氟哌啶醇、利培酮、奥氮平、喹硫平等。

【典型病例】

唐某，男，55 岁，大学文化，教授。反复发作智力减退、记忆力下降 2 年，加重伴行为紊乱、睡眠差、生活不能自理 10 天入院。患者既往患高血压、糖尿病4年。2年前开始出现记忆力减退，初时表现为记不住熟悉人的名字，记不住看过的新闻等。症状时而缓解，可以坚持工作，10天前病情加重，表现为记忆下降逐渐明显，记不住家人的名字，不能坚持工作，个人生活需要家人督促。行为紊乱，睡眠差，有时通宵不睡，吵闹，家人无法管理入院。入院体查：血压150/100mmHg,神清，紧张，烦躁不安，检查不合作。精神状况检查：接触被动，答非所问。记忆力检查提示近记忆很差及瞬间记忆差，如不能回忆早餐内容等，不能进行简单的计算。时间、地点、人物及自我定向错误，不能说出配偶的名字。智能及记忆力测定报告：中度缺损。头部MRI报告：脑萎缩，腔隙性脑梗塞。诊断：1、高血压病 2、血管性痴呆。

三、颅内感染所致精神障碍

颅内感染可分别位于蛛网膜下隙（脑膜炎）、脑实质（脑炎）或局限于脑或脑膜并形成包围区域（脑脓肿），但实际上损害很少呈局限性。

（一）病毒性脑炎

1. 病因：病毒性脑炎系指由病毒直接感染所致，可分为流行性脑炎（例如日本乙型脑炎）和散发性脑炎（例如腮腺炎病毒脑炎）。其中以单纯疱疹病毒性脑炎最为常见，国外发病率为4～8/10万，患病率为10/10万，国内尚无准确的数据。发病无季节性与区域性，故常为散发性病毒性脑炎。

2. 临床表现：多为急性或亚急性起病，部分患者病前有上呼吸道或肠道感染史。急性起病者常有头痛、疲惫、可伴脑膜刺激征，部分病例可有轻度或中度发热。

精神症状可以是首发症状，也是主要临床表现。精神运动性抑制症状较多见，表现为言语减少或缄默不语、情感淡漠、迟钝、呆板甚至不饮不食呈木僵状态。也可表现为精神运动性兴奋，如躁动、言语增多、行为紊乱、欣快、无故哭泣或痴笑等。可有视听幻觉、各种妄想等。记忆、计算、理解能力减退相当常见。多数患者在早期有意识障碍，表现为嗜睡、精神萎靡、神志恍惚、定向障碍、大小便失禁，甚至昏迷。癫痫发作相当常见，以全身性发作最多，有的以癫痫持续状态为首发表现。有的可出现肢体上运动神经元性瘫痪、舞蹈样动作、扭转性斜颈、震颤等各种不随意运动。脑神经损害并不少见，如眼球运动障碍、面肌瘫痪、吞咽困难、舌下神经麻痹等。自主神经症状以多汗为常见，伴有面部潮红、呼吸增快等。其他如瞳孔异常、视乳头水肿、眼球震颤、共济失调和感觉障碍都可见到。

3. 辅助检查：实验室检查可见血白细胞总数增高，脑脊液检查压力增高、淋巴细胞增多或淋巴与多形核细胞增多，蛋白质正常或轻度增高。脑电图检查大多呈弥漫性改变或在弥漫性改变的基础上出现局灶性改变，且随临床症状好转而恢复正常，对诊断本病有重要价值。CT 检查可发现病变区域呈低密度改变。MRI 可发现 T1 低信号、T2 高信号脑实质病灶，与 CT 比较，更能准确找出发病初期的变化，。本组疾病一般预后较好。重型病例的死亡率约为 30%。一部分存活者遗留轻重不等的神经损害体征或高级神经活动障碍。复发率约为 10%。

4. 治疗：早期抗病毒治疗是关键。足疗程(2~3 周 1 疗程)抗病毒治疗如无环鸟苷(阿昔洛韦)、更昔洛韦等能有效降低脑炎病人(如单纯疱疹病毒性脑炎)的死亡率。积极的对症治疗(如降温，脱水降颅压)支持疗法(如补充液体、加强护理等)十分重要。高压氧、护脑及抗小剂量精神病治疗。

(二)脑膜炎

1. 化脓性脑膜炎：常见病原菌有脑膜炎双球菌、肺炎双球菌、链球菌、葡萄球菌、流感杆菌和大肠杆菌等。起病急，可表现为头痛、发热、呕吐、怕光、易激惹、癫痫发作等。精神症状以急性脑器质性综合征为主，病人可有倦怠、意识障碍，如嗜睡、昏睡甚至昏迷，可伴有幻觉、精神运动性兴奋等。颈部强直及克氏征阳性是诊断的重要依据。治疗以抗生素为主，配合对症治疗和支持疗法。

2. 结核性脑膜炎：由结核杆菌侵入脑膜引起。在前驱期，以情感症状为主，如情绪不稳，易激惹或缺乏主动性。随后可有发热、头痛、呕吐、意识障碍、脑膜刺激征和脑神经损害等症状。但由于隐匿起病、有时发热较轻微及颈部强直不明显，较易误诊。此外，病人可出现记忆障碍，但大多可在接受治疗后复原。残留的精神症状包括认知障碍与人格改变。治疗以抗结核药物为主。

3. 脑脓肿：主要由葡萄球菌、链球菌、肺炎双球菌或大肠杆菌等引起。可经血液或由头部感染灶直接蔓延入脑。典型症状包括头痛、呕吐和谵妄。脓肿较大者可有颅内高压症状。部分脓肿可潜伏多月才出现病征，此期间病人常仅感到头痛、疲倦、食欲差、体重下降、便秘、偶有发冷、抑郁和易激惹。此外，不同部位的脓肿会有不同的症状，如额叶脓肿会表现为记忆障碍和人格改变，颞叶脓肿可造成言语障碍等。脑脊液检查虽然对诊断有帮助，但由于颅内压较高，腰穿有一定风险，最好进行 CT 或 MRI 检查。治疗以抗生素控制感染、消除颅内高压、治疗原发病灶为主，有时需考虑穿刺抽脓和脓肿切除术。现代治疗能降低病人死亡率，但 70%的病人康复后会出现癫痫发作，所以病愈后应继续服用抗癫痫药至少 3~5 年。

【典型病例】

杨某，男，22 岁，某外资企业的技术骨干。因冲动伤人、睡眠差 2 月于 2011 年 5 月 26 入院。患者于同年 2 月初患上呼吸道感染，体温 39℃ ~ 40℃。1 周后出现阵发性倒地、四肢抽搐，意识丧失，3 天后醒来，伴胡言乱语，行为紊乱。头部 MRI 示：符合病毒性脑炎改变。入院时生命体征稳定，但表现吵闹、骂人、冲动、伤人毁物，对身边的人打大出手，撞头，无故叫喊，对时间、地点、周围的人物辨认不清，睡眠差，有时通宵不眠。生活起居需家人照料。入院诊断：1、病毒性脑炎，2 脑炎所致精神障碍。入院后给予抗病毒、抗癫痫、护脑、高压氧治疗及小剂量抗精神病药物治疗，20 天后病情缓解，治疗合作，2 月后出院。

四、颅脑外伤所致的精神障碍

颅脑外伤对人的躯体和精神状态都构成严重创伤，这种损害往往持久不易康复。虽然医疗技术的迅速发展已大大降低了颅脑外伤的死亡率，但外伤后精神障碍依然十分普遍。

（一）临床表现

1. 急性精神障碍

以意识障碍为主，可持续数秒至数十分钟不等。严重受创者若丧失意识时间超过数小时，完全康复的机会可能降低。昏迷病人往往要经历一段外伤后精神混乱状态才能完全恢复。脑外伤后遗忘常见，通常由数分钟至数星期不等。脑外伤后遗忘的长度可作为临床评估脑外伤严重程度的一个指标，即脑外伤后遗忘愈长，脑损伤便愈严重。除智能障碍外，还可表现易疲劳与精神萎靡，或行为冲动，亦可出现谵妄状态。

2. 慢性精神障碍

(1)智能障碍：严重的脑外伤可引起智力受损，出现遗忘综合征甚至痴呆。脑外伤后遗忘严重程度与时间长短有关，对于闭合性脑外伤的患者，如脑外伤后遗忘长度在 24 小时以内，智力多能完全恢复，若脑外伤后遗忘长度超过 24 小时，情况便不容乐观。年长者和优势半球受伤者发生智能障碍的机会较大。

(2)人格改变：患者的人格改变多伴有智能障碍，一般表现为情绪不稳、焦虑、抑郁、易激惹甚至阵发暴怒，也可变得孤僻、冷漠、自我中心、丧失进取心等。如仅损害额叶，可出现行为放纵等症状，但智力可正常。人格改变也可以是患者对脑外伤及其后果的心理反应的表现。

(3) 脑外伤后精神病性症状：部分头部外伤的患者经过一段时间后会出现精神病性症状，如精神分裂样症状、情感症状或偏执症状等。脑外伤后的自杀风险也高出普通人群 3 倍。脑外伤可直接导致精神症状，也可对有精神病素质者起诱发作用。另外，脑外伤及其后遗症对患者社会、心理的影响，有时也与精神病性症状的发生、发展有关。当然，有些患者的精神病和脑外伤并无直接关系。一般而言，脑外伤和精神症状出现相隔愈久，两者直接因果关系的几率便愈低。

(4)脑震荡后综合征(post-concussional syndrome)：这是各种脑外伤后最普遍的慢性后遗症。主要表现为头痛、眩晕、注意力不集中、记忆减退、对声光敏感、疲乏、情绪不稳及失眠等。虽然患者可能有器质性改变，但多数情况下躯体及实验室检查并无异常发现。该综合征与社会心理因素也有很大关系等。

(二)治疗

颅脑外伤急性阶段的治疗主要由神经外科处理。危险期过后，应积极治疗精神症状。处理外伤性谵妄的原则与其他谵妄相同，但对尚有意识障碍者应慎用精神药物，对于幻觉、妄想、精神运动性兴奋等症状可给予苯二氮卓类药物或抗精神病药物口服或注射。智能障碍患者应首先进行神经心理测量，再根据具体情况订出康复训练计划。

对人格改变的病人可尝试行为治疗，并帮助病人家属及同事正确认识及接纳病人的行为，尝试让他们参与治疗计划。对于脑外伤后伴发的精神病性症状，可根据情况采用抗精神病药物治疗，其用法与剂量与治疗功能性精神障碍的原则相同。对于外伤后神经症患者应避免不必要的身体检查和反复的病史采集。支持性心理治疗、行为或认知—行为治疗配合适当的药物治疗(如抗抑郁药、抗焦虑药)都是可行的治疗方法。如症状迁延不愈，应弄清是否存在社会心理因素，如工作问题和诉讼赔偿问题等。

颅脑外伤后癫痫可加重颅脑外伤所致的各种精神症状，尤其情绪和行为问题，癫痫还会增加患者罹患迟发性痴呆的风险。卡马西平对认知功能的影响较小，常用于控制癫痫发作。丙戊酸盐可以控制癫痫，稳定情绪，增强抗精神病药的疗效。

【典型病例】

曾某,男,44 岁,汽车司机。头部外伤后、脾气大、胡言乱语、冲动于 2010 年 11 月 19 日入院。患者于同年 8 月 30 日因车祸致头部外伤,当即昏迷。头部磁共振示:脑挫裂伤、颅内血肿、蛛网膜下腔出血。经神经外科手术及对症、支持治疗 10 天后患者清醒,但说话不清晰,不能进行有效交谈,不认识家人,睡眠颠倒、夜晚吵闹不休、不停用脚敲打床板,治疗不合作,冲动伤人。经高压氧、益智药等护脑,抗精神病治疗,精神症状控制,表现安静,治疗合作。诊断脑外伤所致精神障碍。

五、颅内肿瘤所致精神障碍

颅内肿瘤可损害正常脑组织、压迫邻近脑实质或脑血管,造成颅内压增高,出现神经系统的病理症状、癫痫发作或精神症状。但有部分颅内肿瘤患者早期缺乏神经系统的定位体征而只有精神症状,易导致误诊而延误病人治疗。

(一)临床表现

1. 常见精神症状 颅内肿瘤患者精神症状常见。肿瘤的性质、部位、生长速度、有无颅内高压及患者的个性特征等因素均可影响精神症状的产生与表现。

(1)智能障碍: 颅内肿瘤所致的精神症状中智能障碍最常见。病人可表现为注意力不集中、记忆减退或思维迟缓,严重者可出现类似痴呆的表现。

(2)幻觉: 不同部位的肿瘤可产生不同种类的幻觉,如枕叶肿瘤可产生简单的原始性视幻觉;颞叶肿瘤可出现较复杂的幻视和幻听,亦可产生幻嗅、幻味;而顶叶肿瘤则可产生幻触和运动性幻觉。但不同部位的肿瘤也可产生相同的幻觉,如额叶肿瘤常因影响邻近的颞叶而出现幻视和幻听。

(3)其他精神症状: 包括焦虑、抑郁、躁狂、分裂样或神经症性症状。

2. 局限性症状 精神症状的表现与颅内肿瘤的位置有关,但并非绝对。颅内某个区域的肿瘤不一定都会产生特定的精神症状。但若表现特定的精神症状,却有助于定位诊断。如大部份额叶肿瘤患者会出现精神症状,而且精神症状较其他部位肿瘤多见,症状出现亦较早,容易导致误诊;约一半颞叶肿瘤患者会出现颞叶癫痫,多数颞叶受损患者可伴有智力缺损,也可出现与额叶受损类似的人格改变;顶叶肿瘤较少引起精神症状;枕叶肿瘤最特定的症状是视幻觉,通常是原始性视幻觉,也可有比较复杂的视幻觉;第三脑室附近的肿瘤导致的典型症状是遗忘综合征,嗜睡亦是间脑肿瘤的特征性症状;垂体肿瘤可造成内分泌障碍(如库欣病等),继而出现相关的精神症状;天幕下肿瘤比天幕上肿瘤较少产生精神障碍,患者可出现全面性智能障碍,其程度与颅内压成正比。

(二)诊断和治疗

详细准确的病史采集,仔细的躯体及神经系统检查,脑脊液检查、脑电图、超声、CT、MRI、SPECT 以及脑血管造影等辅助检查,可有助于明确诊断。

确诊颅内肿瘤的患者,应及时转入神经外科进行手术治疗。对于不适宜手术治疗的患者,可以通过放射治疗或化学治疗抑制肿瘤的生长和扩散。此外,若出现精神症状可给予精神药物治疗。另外,对于颅内压升高的患者应及时控制颅内压。

【典型病例】

陈某,女,41 岁,长沙人。因疑人害,冲动伤人 3 年,加重半年于 2009 年 8 月 5 日入院。患者于 3 年前,缓起脾气大,冲动伤人,不能与家人及周围人相处,怀疑丈夫有外遇,成天与丈夫闹离婚,不关心家人,经常打伤家人,不愿与家人同住一屋,外跑,不能坚持工作,性格怪异。曾就诊于当地医院,头部 CT 示左侧额叶血管瘤。但因患者不能配合治疗未成功实施手术,半年来上述症状加重,家人无法管理送入我科。入院诊断:1、脑血管瘤,2、脑血管瘤所致精神障碍。入院后给与抗精神病治疗及心理治疗,成功实施脑血管瘤切除术,术后 3 月完全停药，病情痊愈如常人。

六、癫痫所致精神障碍

癫痫是一种常见的神经系统疾病，是一种慢性反复发作性短暂脑功能失调综合征，以脑神经元异常过度放电引起反复痫性发作为特征。癫痫的临床表现复杂多样，可有意识、运动、感觉、精神、行为和自主神经功能紊乱。虽然大部分癫痫患者没有或只有轻微精神症状，但癫痫性精神障碍诊断相对困难，处理癫痫伴发的精神障碍也较棘手，很多情况下，需要精神科、神经内科共同合作，才能达到理想效果。

（一）临床表现

1. 发作前精神障碍 表现为先兆和/或前驱症状。先兆是一种部分发作，在癫痫发作前出现，通常只有数秒，很少超过一分钟。不同部位的发作会有不同的表现，但同一患者每次发作前的先兆往往相同。

前驱症状发生在癫痫发作前数小时至数天，尤以儿童较多见。表现为易激惹、紧张、失眠、坐立不安，甚至极度抑郁，症状通常随着癫痫发作而终止。

2. 发作时精神障碍

（1）自动症(epileptic automatisms)：自动症是指发作时或发作刚结束时出现的意识混浊状态，此时患者仍可维持一定的姿势和肌张力，在无意识中完成简单或复杂的动作和行为。

自动症主要与颞叶自发性电活动有关，有时额叶、扣带回皮质等处放电也可产生自动症。80%患者的自动症为时少于5分钟，少数可长达1小时。

自动症发作前常有先兆，如头晕、流涎、咀嚼动作、躯体感觉异常和陌生感等。发作时突然变得目瞪口呆、意识模糊、无意识地重复动作如咀嚼、咂嘴等，偶可完成较复杂的技术性工作。事后患者对这段时间发生的事情完全遗忘。

（2）神游症(fugue)：比自动症少见，历时可达数小时、数天甚至数周。意识障碍程度较轻，异常行为较为复杂，对周围环境有一定感知能力,亦能做出相应的反应。表现为无目的地外出漫游,病人可出远门,亦能从事协调的活动,如购物、简单交谈。发作后遗忘或回忆困难。

(3)朦胧状态(twilight states):发作突然,通常持续1至数小时,有时可长至1周以上。患者表现为意识障碍,伴有情感和感知觉障碍,如恐怖、愤怒等,也可表现情感淡漠,思维及动作迟缓等。

3. 发作后精神障碍 患者发作后可出现自动症、朦胧状态,或产生短暂的偏执、幻觉等症状,通常持续数分钟至数小时不等。

4. 发作间精神障碍 人格改变较为常见,以左颞叶病灶和大发作的病人较多见,与脑器质性损害、癫痫发作类型、长期使用抗癫痫药、社会心理因素及病人原有人格特征等因素有关,表现为人际关系紧张、敏感多疑、思维粘滞等。可存在冲动行为,有时手段残忍。

少数癫痫病人会出现记忆衰退、注意困难和判断能力下降。这些症状多见于继发性癫痫和长期、严重的癫痫病人。临床也可见到类精神分裂样症状、以焦虑为主的情感症状等。值得注意的是,癫痫病人的自杀率是常人的4至5倍,因此应注意预防病人自杀。

(二)诊断和治疗

除详细收集病史外,躯体和神经系统与脑电图检查十分重要,必要时可做脑部CT、MRI及SPECT等检查。注意与癔症、发作性睡病、晕厥和低血糖症鉴别。

治疗癫痫的一般原则是:尽可能单一用药,鼓励病人遵医嘱服药,定期进行血药浓度监测。依据癫痫的类型来选择药物,并严密观察不良反应。

癫痫性精神障碍的治疗,应在治疗癫痫的基础上根据精神症状选用药物,注意选择致癫痫作用较弱的药物,选用新型抗精神病药较为安全。

【典型病例】

曾某,男,26岁,因发作性双下肢跪倒,意识丧失10年,自语自笑、冲动伤人10月于2011年6月8日入院。入院体查:生命体征稳定,躯体各脏器检查未见明显异常,脑电图中度异常。精神状况检查:神清,定向准确,接触被动,胡言乱语,存言语性幻听及被害妄想,自语自笑,情感反应不协调,对人态度凶狠,有冲动行为。入院诊断:1 癫痫,2 癫痫所致精神障碍。

七、梅毒所致精神障碍

在 20 世纪初期,梅毒所致精神障碍很普通。随着抗生素的应用,梅毒发病率显著下降。到上世纪 60 年代至 80 年代末,梅毒在我国几乎绝迹。自 20 世纪末期以来,梅毒再次流行,且常与 HIV 合并感染。梅毒主要通过性传播,大约 10%未经治疗的梅毒病人发展为神经梅毒。神经梅毒可分为无症状型、脑膜炎型、血管型和脑实质型。在精神科可见到的脊髓痨和麻痹性痴呆便属于脑实质型。由于梅毒的神经精神症状多样化,无特异性,因此很难根据临床症状做出正确的诊断,容易造成误诊。

(一)临床表现

根据病程,梅毒可分为三期。一期梅毒常表现为局部溃疡,可伴有焦虑、紧张、沮丧等情绪反应,不伴有严重的精神症状。约在初次感染后 6~24 周,进入二期梅毒,中枢神经系统可能受累,常见有疲乏,厌食和体重减轻,伴有多个器官系统感染的症状,可出现梅毒性脑膜炎,表现为头痛、颈项强直、恶心、呕吐和局灶性神经系统体征。

通常在首次感染后 5 年内出现三期梅毒的临床表现,包括良性梅毒瘤、心血管和神经梅毒。约有 10%左右未经治疗的病人可出现神经性梅毒,患者可有不同的临床症状。无症状性神经梅毒是指缺乏临床表现,但脑脊液检查阳性的梅毒患者。梅毒性脑膜炎和其他神经梅毒除脑膜刺激征外,还可表现淡漠、易激惹和情绪不稳及人格改变、记忆和注意障碍等。在初次感染后 4~7 年内,可发生典型的亚急性脑膜血管性梅毒,其临床表现比脑膜梅毒更严重,常伴有妄想、易激惹、人格改变和认知功能缺损等精神症状,随病情进一步恶化,可发展为痴呆。脊髓痨(tabes dorsalis)通常发生在初次感染梅毒后20~25年内，最具特征性的神经系统症状是脊髓后部脱髓鞘和脊髓背侧根部的萎缩，可伴眼科体征，瞳孔对光反射消失而调节反射存在，即阿罗瞳孔(Argyll–Robertson pupils)及性功能障碍、尿失禁、剧痛、全身闪电样疼痛和躯干运动失调等。应注意，以上描述的任何精神症状可与神经系统的综合征同时出现。

麻痹性痴呆(general paralysis of the insane)，通常在感染后15~20年内出现。典型病程常表现为隐匿起病，初时出现构音障碍、反射亢进和癫痫样发作，可伴有记忆障碍、易激惹、情绪波动等。发生痴呆时可有多种症状，如欣快、幼稚的自夸和夸大妄想等。

(二)诊断和治疗

根据性乱史，明确的脑膜、脑血管损害症状体征，如典型麻痹性痴呆症状和阿－罗瞳孔、血清和脑脊液梅毒试验阳性便可诊断。神经梅毒的治疗均是选择青霉素或其他抗生素，但治疗剂量需确保脑脊液中达到有效治疗浓度。未使用抗生素的病人可在感染后数年内死亡。抗精神病药和抗抑郁药可用于对症治疗。

【典型病例】

李某，男，47岁，油漆工。因脾气大、兴奋与心情差、悲观交替发作3年，阵发性四肢抽搐、意识障碍1年于2011年10月30日由当地医院转入我科。入院诊断：1、症状性癫痫，2、双相情感障碍。入院后对症治疗，并抽血查梅毒螺旋抗体：阳性；快速血浆反应：>1:32；梅毒明胶颗粒试验：阳性。追问病史有冶游史。补充诊断：神经性梅毒。给予青霉素G 320万U q4h静滴15天，癫痫及精神症状控制，但有少许认知功能障碍。出院后随访病情稳定。

八、HIV感染所致精神障碍

人类免疫缺陷病毒(human immunodeficiency virus，HIV)感染是一种慢性传染病和致死性疾病。HIV能直接侵犯中枢神经系统、杀死人体的辅助性 T 淋巴细胞和 CD4+T 细胞,使机体对危害生命的机会性感染的易患性增加,病人可患罕见的细胞免疫缺陷病,如卡氏肺囊虫肺炎和卡波西肉瘤等。

HIV 直接侵犯中枢神经系统,导致 HIV 脑病(HIV encephalopathy),神经病理学改变可有神经元减少、多核巨细胞、小胶质结、弥散性星形细胞增生、白质空泡形成及脱髓鞘等。本病主要是基底核和皮层下白质受累,而大脑皮质灰质影响较少。

HIV 感染者易出现各种不同的精神障碍,可分为原发性或继发性。原发性 HIV 感染所致精神障碍是由于 HIV 直接侵犯中枢神经系统或 HIV 破坏免疫系统所致;继发性 HIV 感染所致精神障碍是由机会性感染、肿瘤、HIV 感染导致的脑血管疾病和药物治疗的副作用等引起。患者的心理、社会因素亦可影响精神症状的发生、发展。主要有以下表现:

1. HIV 痴呆(HIV-associated dementia):是 HIV 感染所致精神障碍的核心症状。WHO 和美国神经病学会根据患者日常生活能力受损的程度,将 HIV 痴呆分为轻、中、重三类。轻度 HIV 痴呆患者仅存在轻微认知功能障碍,表现为注意集中困难、反应迟缓,但日常生活功能并无严重损害。典型的痴呆症状常出现在中晚期,特别是当患者的免疫系统功能受到严重抑制时。临床表现以皮层下痴呆为主,但在疾病晚期,患者可出现典型的皮层症状,如失语症和失用症,并可伴发运动迟缓、笨拙和步态不稳。

HIV 患者的 10%~20%可伴有 HIV 痴呆。HIV 感染伴发痴呆是预后差的标志,50%~75%的患者在伴发痴呆的 6 个月内死亡。

2. 谵妄:病因包括脑部 HIV 感染、治疗艾滋病的药物、继发性感染等。

3. 其他:患者可表现为焦虑、抑郁,严重者可出现自杀行为,也可能出现躁狂样和类分裂样症状。晚期出现严重的精神运动性抑制,由语速慢、言语单调逐步发展为言语能力完全丧失。病人行走困难,直至卧床不起，最终死于衰竭或感染。

对于 HIV 痴呆，临床上可使用抗反转录病毒药物。如齐多夫定(zidovudine)能改善 HIV 感染所致的各种神经精神症状。有精神症状者可予对症处理。

综上所述为常见的脑器质性精神障碍。通过这以上内容，我们认识到精神障碍是大脑功能的严重失调所致，许多精神障碍是可以在脑部找到病因的。在临床工作中，诊断精神疾病一定要遵循诊断原则：首先排除器质性精神障碍。故应详细询问病史，仔细的体格检查、神经系统检查及头部 CT 或 MRI，脑电图等辅助检查。同时需要不断提高治疗原发病的技术水平，更好地造福民众。

第7讲 灵魂出窍何其多
——关于躯体疾病所致精神障碍

许多媒体曾报道过所谓“灵魂出窍”的故事。这些故事，常常使人感到迷惑不解，甚至有些令人恐怖！它是迷信？还是另有原因？

听说有位心脏病患者，在心脏病发作后他感觉自己浮在空中，看着医务人员将他救活；另一位外科病人也有类似经历：当他在被手术时，感觉自己盘旋在空中，注视着医生为他做手术；曾经经历过暂时死亡的患者对我说起他在濒临死亡的同时，出现灵魂出窍的经历。对于这些现象，众说纷纭。许多人认为灵魂出窍是一种宗教或者是一种超自然现象，但医学科学证实它是由于机体疾病造成大脑损伤后出现的一种病理现象。

为什么会有所谓的“灵魂出窍”？“灵魂出窍”与其患者的躯体疾病所致的精神障碍又有甚么关系？要回答这个问题，首先要知道人体各个脏器、各个系统的活动均受大脑中枢神经的指挥和调节。当大脑皮层发生障碍时，会影响内脏机能；而各脏器出现病变时，也必然会影响到脑部活动——这就是躯体疾病所致的精神障碍。

一、躯体疾病所致的精神障碍

躯体疾病所致的精神障碍是指内脏器官、内分泌、营养、代谢、血液、结缔组织等发生疾病，当这些疾病发展到严重程度时，会影响脑功能而出现各种精神障碍。这类精神障碍属原发躯体疾病症状中的一个组成部分，故又称之为症状性精神病。症状性精神病常常导致患者神志不清，产生幻觉、妄想…… 这就是人们常说的“灵魂出窍”！所以，“灵魂出窍”并不是什么迷信，它只不过是患者躯体疾病所致的精神障碍而已。

由此可见,躯体疾病为本病的主要原因,但生物、心理、社会因素对本病也有影响。因为有时精神症状的出现与躯体疾病的严重程度不平行,其发病机制并不取决于原发躯体疾病的种类,而是由躯体疾病产生的生物因素直接造成,如脑部能量供应不足、毒素作用,水、电解质紊乱、神经递质改变等。躯体疾病产生的心理反应对本病也有较重要的作用。

(一)躯体疾病所致精神障碍有哪些特点

要确定躯体疾病所致的精神障碍,首先要掌握这类患者的精神障碍特点:

1. 精神障碍具有非特异性:即不同的病因可引起相似的精神症状,而相同的病因也可出现不同的精神症状。

2. 精神症状与躯体疾病的病程有一定的特定关系:起病较急者,以意识障碍综合征为主,多发生在躯体疾病的高峰期;从急性期过度到恢复期,一般表现的精神病性症状,则包括各类幻觉妄想、紧张综合征、思维障碍、行为紊乱,情感障碍综合征如抑郁、躁狂等。慢性起病、疾病早期和恢复期,则以脑衰弱综合征为主要表现形式。疾病的晚期可出现慢性器质性精神障碍,如人格改变、记忆减退或智能障碍。

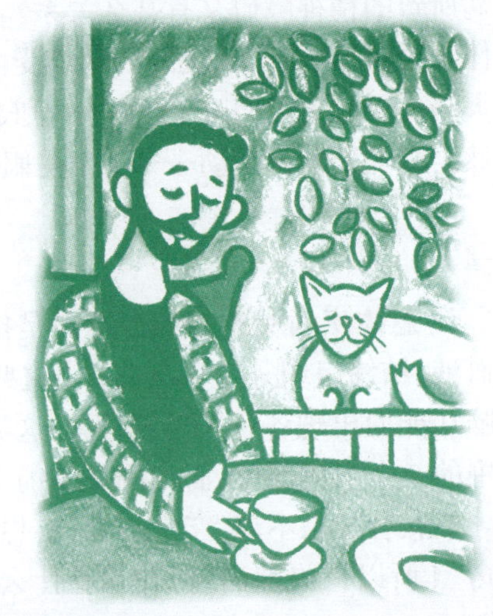

3. 精神症状与躯体疾病的严重程度呈平行关系:精神症状随躯体疾病的严重程度变化而转变,可由一种状态转变为另一种状态;各类精神障碍常常反复、交织出现,错综复杂。

4. 精神症状具有昼轻夜重

的特点。

（二）如何诊断躯体疾病所致精神障碍

1. 当患者有较明显的躯体疾病，且精神症状的出现与躯体疾病的进展有时间上的联系时，应考虑本病。一般躯体疾病发生在前，精神症状发生在后。但值得一提的是：有些躯体疾病在其早期难以发现（较隐蔽）或没有引起注意重视，可造成精神症状出现在前的假象。

2. 精神症状常随躯体疾病的缓解而改善，也随其严重而恶化。

3. 精神症状不能归因于其他精神病。

4. 精神症状表现为常见的综合征：如脑衰弱综合征、意识障碍综合征、情感障碍综合征、痴呆综合征及遗忘综合征等精神病综合征

（三）躯体疾病所致精神障碍的治疗原则

精神障碍的治疗原则是躯体疾病与精神障碍并重治疗，因精神障碍多影响或加重躯体疾病的病情，有时应先治疗精神障碍，精神障碍的治疗，要慎用催眠药、镇静药、麻醉药，以免意识障碍加深。

1. 病因治疗：积极治疗原发疾病。通过对原发疾病的治疗，大多数患者的精神障碍可得到缓解。

2. 对症治疗：因精神障碍的存在，有时会影响躯体疾病的治疗，而躯体疾病的恢复也需有个过程。故在治疗躯体疾病的同时，应给予精神药物治疗。但这种治疗须注意以下几点：

（1）抗精神药物剂量宜小；

（2）选用副作用较小的同类药物；

（3）精神症状缓解后即停用精神药物。

3. 支持治疗：对病情较重的患者，同时提供能量，维持水、电解质平衡、酸碱平衡和维生素的补充。

4. 心理治疗：心理治疗一般在急性期缓解后或意识障碍恢复后，患者能接受时进行。心理治疗的方法应视精神障碍的种类而定。对有幻觉妄想的病人，要等药物治疗起效后、能接受心理治疗的条件下进行症状解释：对有焦虑、恐惧、抑郁的患者以言语性解释、保证为主的心理治

疗。对精神运动性抑制如缄默木僵，或孤独、退缩者，要进行行为训练。早期合并心理治疗，可减少患者人格改变和智能障碍的发生率。

5. 加强护理：护理工作对本病的预后和结局有很重要的关系。在进行躯体疾病护理的同时，还要做好精神科的特殊护理。对有意识障碍的患者要注意安全护理，防意外身亡、摔倒、伤人、毁物；对有抑郁的患者要警惕自伤、自杀行为。良好的环境和心理护理有助于消除患者的恐惧、焦虑情绪。

（四）躯体疾病所致精神障碍的预后

精神障碍的预后取决于原发躯体疾病病程的长短和其程度的轻重。一般来说精神障碍是可逆的，恢复后大多不遗留精神缺陷。但少数病重、如长期陷入昏迷者，可遗留人格改变、记忆减退或智力障碍。

二、冠状动脉性心脏疾病所致的精神障碍

冠状动脉性心脏病简称冠心病，是指冠状动脉粥样硬化或（和）功能改变（如痉挛）导致心肌血液供应减少或中断而产生的一组临床症候群，如心绞痛、心肌梗死、无症状心肌缺血或猝死等。冠状动脉性心脏病所致的精神障碍，是心脏疾病所致精神障碍中最常见的一种病。

（一）冠心病的起病原因

该病与冠状动脉、脑动脉硬化有关。因动脉硬化、管腔狭窄，可使心脏血流量减少，引起脑缺氧、缺血；这种病变可能是产生冠心病脑病的基础。性格特征和心理因素与发病相关。冠心病患者的性格特征属A型行为模式。A型模式主要表现好争、激动、敌意、过分认真等性格特征。有这种性格特征者常在遭遇应激后血脂增高；心肌梗塞患者大都因明显的心理因素而诱发。

（二）冠心病所致精神障碍可引起下列精神、神经症状

1.精神症状

（1）焦虑、抑郁状态：常见于病程较长的患者，烦躁不安、易激动、过分担心、紧张、恐惧、伴有自信心不足、自我评价过低、情绪低沉等

抑郁表现。

（2）幻觉妄想状态：在严重血液循环障碍时可出现言语性幻听、评论性幻听、命令性幻听，妄想则以被害妄想、关系妄想（病人把周围环境中一些实际与他无关的现象，都认为与他本人有关）多见。

（3）痴呆状态：记忆力减退，特别是近事记忆减退。对时间、空间、周围人、事辨认困难。智能减退，严重者生活不能自理。人格改变则表现为固执主见、主观任性、孤僻退缩。

2.神经症状

（1）心绞痛和心肌梗死的患者在心前区轻度疼痛后可有失神、晕厥发作。

（2）可见癫痫样痉挛发作。牙关紧闭、两眼向前凝视、肢体抽动、口唇发绀。脑栓塞或脑血栓形成的患者可出现卒中。

（三）如何确定冠心病所致的精神障碍

1. 首先确定有冠心病或者有患冠心病的危险因素。

2. 具有焦虑、抑郁、幻觉妄想等精神症状。

3. 有眩晕发作、失神、晕厥、意识障碍等神经症状的表现：严重者可发生脑卒中。

（四）冠心病所致精神障碍如何治疗

采用药物、心理治疗或手术综合治疗。

1.首先应治疗冠心病，以改善心功能；

2.预防脑卒中；

3. 精神障碍治疗：根据不同的症状采用相应的精神药物治疗。如：有焦虑抑郁时用抗焦虑、抗抑郁药；有幻觉、妄想时选用对心血管系统影响较小的抗精神病药物，如奥氮平、阿立哌唑片；有意识障碍、躁动不安时，应使用对意识、镇静作用影响小的药物，如阿立哌唑、利培酮等。

4.心理康复治疗、行为治疗，放松训练。

（五）怎样预防冠心病所致精神障碍

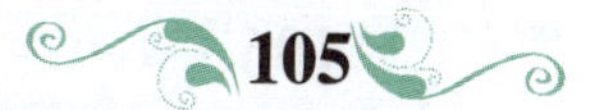

矫正A型行为模式，注意饮食、纠正不良生活习惯。做好患者家庭、社会等方面再适应的心理疏导，是预防本病的重要措施。

三、肺性脑病所致的精神障碍

肺性脑病又称为肺脑综合征，是指由肺部疾病引起的重度肺功能不全，或呼吸衰竭时发生的一系列生理、生化、脑代谢等方面的改变，出现的一种神经精神障碍。该病最多见的症状为意识障碍；可有短暂幻觉妄想及神经系统症状。

（一）肺性脑病大致可分为两种类型

根据病理生理特征可分为低氧性呼吸衰竭（Ⅰ型呼吸衰竭），高碳酸性呼吸衰竭（Ⅱ型呼吸衰竭）。此两型也可同时存在，也可从低氧性衰竭发展为高碳酸性呼吸衰竭。

1. 低氧性呼吸衰竭常见于重症肺炎、肺不张、急性呼吸窘迫综合征及肺栓塞肺梗死、心源性肺水肿、肺间质纤维化，肺挫伤或出血。

2. 高碳酸性呼吸衰竭常见于：通气控制障碍，如原发性颅内疾病（脑干梗死、脑出血）、脑外伤，药物中毒，神经肌肉疾病如脊髓病变、重症肌无力、胸部异常、肺和气道病变等。

（二）肺性脑病发病的原因

1. 急性低氧性呼吸衰竭发生缺氧。缺氧引起脑血管扩张，脑血流量增加及脑血管损伤，致使血管壁通透性增加，发生脑水肿、颅压增高。缺氧还可引起脑细胞肿胀、变性及坏死。

2. 高碳酸性呼吸衰竭主要改变为CO_2潴留和低氧血症，CO_2潴留可使脑血管扩张，脑血流量增加，发生脑水肿（主要是细胞间水肿）。在CO_2潴留初期，大脑皮层轻度抑制，进一步发展则出现兴奋作用，严重CO_2潴留使皮层及皮层下抑制，呈CO_2麻痹状态。

（三）肺性脑病所致精神障碍可出现下列神经、精神症状

1. 中枢神经系统症状：

（1）急性严重缺氧可在10~15分钟内引起抽搐、深昏迷；缓慢缺

氧,随缺氧程度的不同,产生不同程度的神经系统症状:烦躁不安、注意力不集中、定向障碍、智力障碍、恍惚、谵妄,由浅昏迷至昏迷。若 PaO_2 低于 2.26KPa(20mmHg)将发生不可逆脑损害。

(2) 高碳酸性呼吸衰竭的患者随 CO_2 潴留的程度不同患者可表现头痛、睡眠倒错(夜间失眠,白天嗜睡),反应迟钝、恍惚、抽搐发作、浅昏迷至昏迷。

2. 精神症状:

(1)躁狂状态:兴奋话多、躁动,严重时出现谵妄或精神错乱状态。

(2)焦虑抑郁状态:烦躁不安、沉默少语,郁闷少动、食欲减少。

(3)幻觉妄想状态:出现片段、短暂的幻视、幻听,被害妄想、牵连观念。

(4)痴呆状态:老年患者并有动脉硬化时,在意识障碍消除后,可能发生欣快、记忆力减退。尤其近事遗忘、虚构、错构(Kasakov 综合征)。

3. 神经症状:常见有扑翼样震颤、静止性震颤,肌张力增高、痉挛发作,肌阵挛锥体束征,眼球运动障碍、视乳头水肿、视网膜出血。

(四)如何确定肺性脑病所致精神障碍:

1. 具有发生呼吸衰竭的病史,如中枢神经系统损害、COPD、ARDS 等;缺氧和(或)二氧化碳潴留的临床表现。

2. 实验室检查:血气分析,$PaO_2<8kPa$ (60mmHg)和(或)$PaCO_2>6.65kPa$(50mmHg)(海平面 1 个大气压,呼吸空气),脑电图呈弥慢性高幅慢波。

3. 有意识障碍、躁狂、抑郁或幻觉妄想等精神症状。

(五)如何治疗肺性脑病所致精神障碍:

1. 纠正缺氧、改善通气、治疗原发疾病,改善脑缺氧、降低颅内压;维持水电解质及酸碱平衡,控制感染。

2. 精神障碍治疗:有意识障碍时不宜使用抗精神药物,以免进一步抑制呼吸系统功能。兴奋躁动时可肌注少量氯硝西泮或艾司唑仑注射液。意识清晰者可口服小剂量阿立哌唑或奥氮平、奋乃静等。

3. 使用促进脑代谢药物。

（六）怎样预防肺性脑病所致精神障碍：

避免诱发肺性疾病的各种因素。谨慎使用麻醉药、催眠药、抗精神病药；预防呼吸道的感染，防止心力衰竭、气胸，维持血压正常。

肺性脑病的个例

郭某，男，70岁，因反复咳嗽、咳痰20年，加剧并气促8年、神志不清2天入院。患者自1990年冬天以来，受凉后咳嗽，咳白色黏液痰、间常有黄稠痰。早晚咳嗽明显、冬春加剧。2002年以来，病情逐渐严重，昼夜频繁咳嗽，清晨夜间咳痰较多。出现心悸、气促、喘息、不能平卧。每年冬天住院，经吸氧、抗感染治疗，病好转，诊断欠详。2011年元月，患者不思饮食、呼吸急促、烦躁、端坐不安、无故骂人、责怪家人不关心他、怀疑家人盼他早死。晚上患者呻吟伴乱语，不认识亲人。

入院体查：T38℃、P110次/分、R38次/分、BP125/90mmHg；慢性病容、端坐位；神志欠清，时间、地点、人物定向差。呼之可应，但不能深谈。独自喃喃自语，谓与鬼谈话。口唇发绀，颈静脉充盈、胸廓呈桶状；呼吸运动减弱，心界向左下方扩大、双踝以下呈凹陷性水肿。

实验室检查：血钾2.65mmol/L、血钠118.4 mmol/L、CO_2结合力80.6mmol/L；动脉血气分析：$PaCO_2$ 85.1mmHg，PaO_2 57.4mmHg，pH7.332。心电图：窦性心动过速、肺性P波、顺时针转位、房性早搏、T波低平、QRS波降低。胸透：纹理增粗、透光度增加。

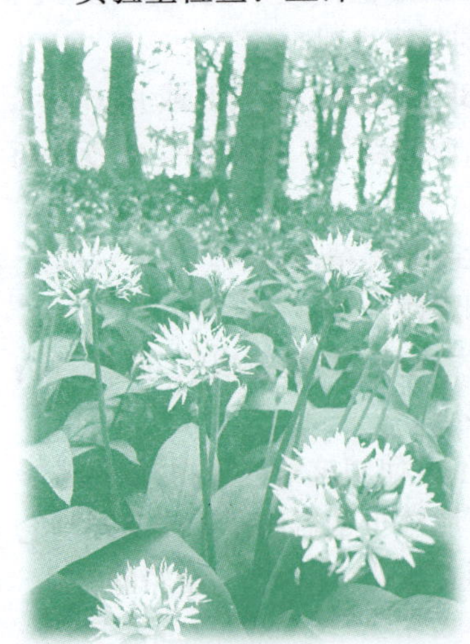

诊断：①慢性支气管炎急性发作期，②阻塞性肺气肿，③肺源性心脏病，④呼吸衰竭，⑤低钾低钠血症，⑥酸碱平衡失调，⑦肺性脑病。

本病例提示：患者由于长期存在咳嗽、咳痰、心悸、气促、喘息、呼吸困难等呼吸系统症状，导致呼吸衰竭，引起脑功能障碍，出现神志模糊，定向障碍，短暂的焦虑、片段的幻觉妄想，经五天治疗，上述症状消失。

四、肾性脑病所致的精神障碍

肾性脑病又称尿毒症性脑病。因各种原因引起急性、慢性肾功能衰竭后，导致的精神、神经障碍。这种障碍的发生率达65%以上。

（一）肾性脑病所致精神障碍有下列精神、神经症状：

1. 精神症状：

（1）神经衰弱综合征：在肾功能衰竭前期和高氮血症时，患者在劳动中时感疲劳、工作效率下降。乏力、头痛、头昏，注意力不集中。记忆力减退、理解力下降，口渴、多汗、性欲减退。月经不调、睡眠不佳、情绪不稳。

（2）精神症状：有的患者出现焦虑抑郁状态，有的出现躁狂状态，部分有一过性恐怖性幻觉、妄想，有的出现木僵状态：不吃、不喝、不语、呆滞。

2.神经症状:尿毒症早期可出现睡眠障碍、认知、记忆障碍，这些症状往往不易被察觉。晚期出现烦躁不安、嗜睡、记忆、理解受损，可出现定向障碍，由轻而重的意识障碍，甚至昏迷。外周神经病变为对称的感觉神经异常，呈袜套样分布。外周运动神经病变为不安腿、脚和腕垂病。严重中枢神经功能障碍，出现运动不稳。手指震颤、扑翼样震颤。抽搐常见手足搐搦或全身抽搐。有的出现面瘫、眼球震颤，视力或听力减退。

（二）肾性脑病所致精神障碍如何诊断

在肾功能衰竭的基础上，如出现疲劳、无力、少语少动、反应迟钝等表现，应视为肾功能衰竭的早期精神症状。如出现嗜睡、谵妄和扑翼样震颤、癫痫样痉挛发作，则应考虑有肾性脑病。

（三）如何治疗肾性脑病所致精神障碍：

1.控制高血压，使用血管紧张素转化酶抑制剂等药物。

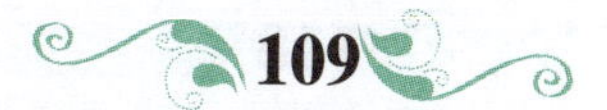

2.给予低蛋白饮食。

3.纠正慢性肾衰加重的危险因素。

4.适时透析治疗(血液透析或腹膜透析)。

5. 肾移植。

6. 精神、神经障碍的治疗:抽搐者使用氯硝西泮肌注,用抗痉挛药如苯妥英钠;烦躁不安可用阿普唑仑;情绪抑郁可用西酞普兰、兴奋躁动用艾司唑仑注射液 1~2mg 或氟哌啶醇 2.5 肌注。使用这些药物剂量宜小,时间不宜太长。

(四)怎样预防肾性脑病所致精神障碍

1. 积极控制原发病。

2. 预防致病因素(感染、创伤、出血)。

3. 密切监测易感人群肾功能、尿量及尿酶指标的变化,早诊断、及时治疗。

五、肝性脑病所致的精神障碍

肝性脑病又称肝脑综合征,是因严重急、慢性肝病引起的,以代谢紊乱为基础,影响中枢神经系统功能,导致精神异常的综合征。

(一)肝性脑病所致精神障碍有下列精神、神经症状:

1. 精神症状

急性肝性脑病:重症肝炎多见,以意识障碍为主。病初患者出现迟钝、少动,有的则多言、多动、叫喊等轻躁狂表现。随病情加重,患者由嗜睡、昏睡、谵妄至昏迷。也可出现兴奋躁动、错乱直至昏迷。少数患者在疾病后期可出现遗忘,甚至痴呆。

慢性肝性脑病:慢性肝炎可发生持续性精神障碍。人格改变:患者变得欣快、焦虑、急躁或冷淡,进取心和主动性丧失;行为改变:衣冠不整、行为反常;思维障碍:思维联想困难,言语不清;幻觉妄想状态:幻视幻听、被害妄想等;记忆障碍:记忆力减退;智能改变:理解、判断力减退,计算障碍;睡眠障碍:睡眠倒错、失眠或嗜睡至昏睡。

2. 神经症状

常见扑翼震颤，即腕关节的不自主屈－伸运动。患者伸展双上肢，腕关节过伸，手指分开，出现震颤；也可见反复不同步的双侧拍击样运动，1~2秒出现一次。昏迷出现后该症状不再见到。意识障碍：意识不清，定时障碍，人物概念模糊，构建无能，由浅昏迷至昏迷。深昏迷时各种反射消失，肌张力降低，可出现阵发性惊厥。

（二）如何诊断及鉴别诊断肝性脑病所致精神障碍：

1. 严重的肝病伴广泛门体分流。
2. 明显肝功能损害，血氨升高。
3. 具有肝性脑病的临床表现。
4. 脑电图或诱发电位异常变化。
5. 有引起肝性脑病的诱因。
6. 应与其他可引起精神异常和昏迷的疾病鉴别。

（三）肝性脑病所致精神障碍如何治疗：

1. 消除诱因：防止消化道出血，预防控制感染，纠正低钾低氯性碱中毒；

2. 减少氨的生成和吸收，采用清洁肠道，清除肠内积食、积血，降低肠道内的pH值，抑制肠道细菌、调节肠道菌丛等措施。

3. 饮食与营养：开始数日限制蛋白质饮食。每日供给热量以碳水化合物为主，可加用3~6g必需氨基酸、补充维生素，注意水、电解质平衡。

4. 促进氨的代谢、清除。使用谷氨酸等药物，通过代谢固氨作用，达到降低血氨的目的。

5. 精神障碍的治疗：慎用麻醉药、镇静剂，必要时可用少量地西泮及富马酸喹硫平、阿立哌唑、奋乃静等药物治疗。

六、甲状腺机能亢进所致的精神障碍

甲状腺机能亢进（甲亢）是多种原因引起甲状腺功能增高，合成

及分泌甲状腺激素过多，出现高代谢征候群，常伴有甲状腺肿大。本病与精神活动关系较密切。据统计，甲亢患者中约有48~50%左右的病人有精神障碍。本病多见于女性，男女之比为1：4~6，发病年龄以20~40岁为多。

（一）甲状腺机能亢进所致精神障碍有下列精神、神经症状：

1. 精神症状：

（1）神经衰弱综合征：疾病早期出现失眠、急躁、易激动、情绪不稳、自制力差；注意力不集中、能力减退、易疲劳。

（2）性格改变：情绪较稳定的人变得不稳定，易激惹、冲动、攻击。也可能变得敏感多疑、欣快紧张。有人把紧张、敏感、情绪不稳称为甲亢精神障碍三主征。

（3）躁狂或抑郁状态：大部分年轻女性患者出现兴奋、话多、活动多、欢欣喜悦等情感高涨的类似躁狂状态，也可能间有焦虑恐惧、悲观抑郁症状。老年患者可出现乏力嗜睡、厌食消瘦、迟钝淡漠等抑郁症状，称之为淡漠型甲亢。

（4）幻觉妄想状态：主要为言语性幻听、关系妄想、被害妄想、罪恶妄想。

（5）病期较长的严重甲亢患者可出现记忆减退、智能障碍等。

2. 神经症状：

患者可出现重症肌无力、眼肌麻痹、周期性麻痹、舞蹈样运动、癫痫样痉挛发作、帕金森综合征。意识障碍：甲状腺危象的患者可出现谵妄或错乱状态、昏迷。这类患者常伴有高热、多汗、震颤等甲状腺中毒症状。常见植物神经功能紊乱症状如多汗、心动过速、手细速震颤。

（二）如何诊断和鉴别诊断甲状腺机能亢进所致精神障碍：

根据患者有甲状腺肿大、食欲亢进而体重下降、怕热；安静后及睡眠时心率正常，实验室检查T_3，T_4的浓度升高。部分患者早期易被误诊为神经症，详细检查可避免甲亢的漏诊。

（三）甲状腺机能亢进所致精神障碍如何治疗：

1. 抗甲状腺药物治疗:为本病的主要治疗手段。该治疗不仅能使躯体症状改善,而且对精神障碍也有良好的效果。遵医嘱剂量逐渐递增,不宜随意停药,减量也要逐渐进行。

2. 避免甲危的诱因,如感染、手术、精神因素等。症状严重者应卧床休息,给予高热量、高蛋白、高维生素饮食等支持疗法。

3. 精神障碍的治疗:

(1)对具有焦虑不安的神经症状患者,可采用抗焦虑药;

(2)抑郁情绪者可用抗抑郁药;

(3)对有幻觉、兴奋、躁动症状者可用奋乃静、利培酮、阿立哌唑、富马酸喹硫平、奥氮平、氟哌啶醇等小剂量抗精神病药治疗。放射治疗或手术治疗应在精神症状控制后方可考虑。

4. 心理治疗:对这类患者应做耐心解释、安慰、疏导,以消除顾虑、紧张、敏感、抑郁情绪;鼓励增强战胜疾病的意志活动。

甲状腺机能亢进所致精神障碍的个案:

李某,女,27岁,因烦躁、兴奋话多、敏感多疑半月入院。患者于2011年元月因家庭纠纷发生争执,夜里不能入睡、白天则心神不宁、易激动、躁动不安。近一周,出现兴奋话多、自言自语、做事虎头蛇尾;情绪不稳、时哭时笑,疑家人害她。躁动时在地上打滚、吵闹不休;睡眠浅、易惊醒;食欲不振;个人生活不能自理。去年,曾因失眠多汗、消瘦、心悸,去当地医院求治(诊治情况不详),仅知服药后好转。病前性格:急躁、心胸狭隘,好猜疑、好与人斗,无精神病家族史。体查:T39.1℃、P140次/分、R24次/分、BP110/85mmHg;消瘦、眼裂增大、双眼稍突出;甲状腺两侧对称、稍肥大、质软、无结节,可闻及血管杂音,触之有轻微震颤感。心尖区可闻及轻微收缩期吹风性杂音,双肺呼吸音清。精神状况检查:衣着欠整、不修边幅,举止怪异;交谈欠合作、回答欠切题。意识清、定向力可,日常生活须人督促,自知力缺乏。有语言性幻听,语速快,思维松弛,有被害妄想。注意力、记忆力可;智能正常。情绪不稳、焦虑不安,大声叫喊,有冲动行为。

实验室检查：T_3 3.64 ng/ml　FT_3 8.6 Pg/ml　T_4 14.1 μg/dl　FT_4 4.21ng/dl　Tsh 0.26 μIU/ml

诊断：(1)甲状腺机能亢进症：(2)甲亢所致精神障碍。

本病例提示：患者有消瘦、多汗、心悸等代谢增高的病史。体查、实验室检查证实为甲状腺机能亢进，在此基础上出现兴奋、情绪不稳、幻听、思维松弛、被害妄想、行为紊乱等精神症状。经抗甲状腺药物和少量抗精神病药物治疗，躯体和精神症状均迅速缓解。

七、糖尿病所致的精神障碍

糖尿病是由于胰岛素绝对或相对缺乏及胰岛素抵抗所致的长期高血糖综合征。严重的高血糖可引起糖尿病急性代谢综合征，长期高血糖可导致组织器官损伤，引起血管病变。我国是世界上糖尿病患病人数最多的3个国家之一。糖尿病所致的精神障碍越来越受到重视。

(一)糖尿病所致的精神障碍有下列精神、神经症状：

1. 精神症状：

(1)神经衰弱综合征：疲乏、无力、失眠、烦躁、郁闷、疑病、注意力不集中、记忆力减退等。

(2)焦虑抑郁状态：焦虑以紧张恐惧、坐立不安，伴有多汗、心悸、四处求医。焦虑情绪可影响血糖恢复；抑郁以悲观、消极、情绪低落为主要表现；抑郁同时伴有焦虑，或两种状态交织出现。

(3)幻觉状态：以幻视多见，各种彩色物体，一过性闪光、闪电。

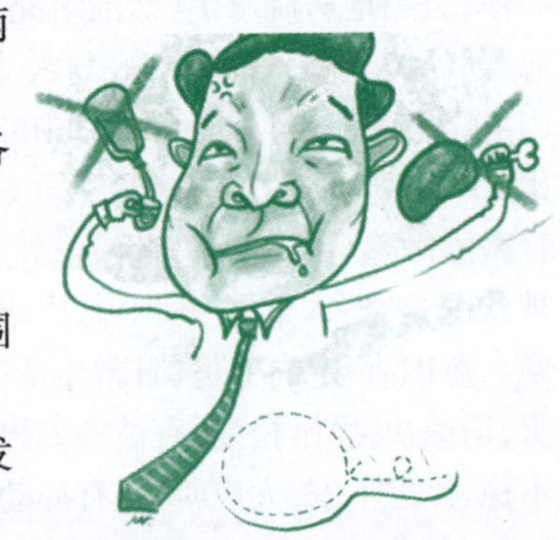

2. 神经症状：

糖尿病性神经症状涉及范围广，波及整个神经系统。

(1) 感觉障碍：患者自感钝痛、发麻、灼热感、冷感、蚁走感等异常感觉。

(2)运动系统改变:累及四肢近端肌肉,麻痹部位常有疼痛。称之为糖尿病性肌萎缩、“不对称运动神经病变”。

(3)植物神经改变:植物神经损害发生率高(85%以上)且发生较早。许多患者出现皮肤或皮肤下组织萎缩、肥厚、浮肿、红斑、多汗或少汗、视网膜改变等血管的交感神经病变、心血管、胃肠植物神经功能紊乱症状。尿失禁或尿潴留,男性阳痿、女性月经异常。

(4)中枢神经系统改变:涉及脑血管病变,可引起癫痫发作,甚至脑卒中。

(5)意识障碍:早期表现为嗜睡,随着病情加重,出现酮症酸中毒症状后,病情可恶化,意识程度加深,直至昏迷。

个体差异:精神症状的出现与病程和血糖的高低不一定成平行关系。

(二)如何诊断糖尿病所致的精神障碍:

根据血糖值、有糖尿病的症状,诊断不困难。临床上,有部分患者的症状不明显,等到出现神经精神症状时,病已到晚期。应引起注意。

(三)糖尿病所致的精神障碍如何治疗:

1. 药物治疗:服降糖药物须配合饮食治疗。终生控制血糖、尿酸。神经障碍的治疗可给予大剂量维生素B族。精神障碍的治疗,可根据各类精神症状选用抗精神药物。慎用酚噻嗪类药物、二苯氧氮平类、噻酚苯二氮啫类药物。

2. 心理治疗:可采用行为放松和矫正治疗。尽量避免创伤、妊娠、手术、精神刺激、急性应激。注意生活规律,预防各种并发症。

综上所述,所谓“灵魂出窍”是由于我们身体的严重疾病导致大脑中枢神经受损后,出现的一系列精神、神经症状(如看见另一个自己的幻觉)。并不是某种非现实力量作用的结果。事实上,来我们医院看病的人中,大约80%以上的患者是经过迷信活动“治疗”无效后,才来求医的。精神科医师使用现代医学的科学方法,对症施治、促进康复,使成千上万患者消除了“灵魂出窍”的幻觉。精神医学工作者将继续深入开展研究,开拓进取、造福人类!

第 8 讲 借酒消愁愁更愁
——谈酒精依赖

酒和人们的生活有着密切的关系，由于社会和个人心理多方面的原因，饮酒已经成了我们生活的一部分。酒是社交生活中的重要角色，在重大的节日里，在婚庆的喜宴中，在疲劳紧张的劳动后，人们常常饮酒相庆，消除疲劳；有时候，饮酒还被当作长大成人，成为男子汉的象征。现实中的挫折和心理冲突也是饮酒的原因，有人用饮酒来求得暂时的宽慰和解脱。而有的人因受到酗酒父母的影响，在不知不觉中养成了饮酒的习惯。

人们为何这样热衷于饮酒呢？因为酒精对人的情绪和行为有着特殊的刺激作用：缓解紧张焦虑的情绪，使人无拘无束，亲切合群；酒精的脱抑制作用，使人体验到宁静缓和，同时有新奇兴奋的感觉，并产生毫无根据的盲目自信；有些人还会有显著的欣快体验。

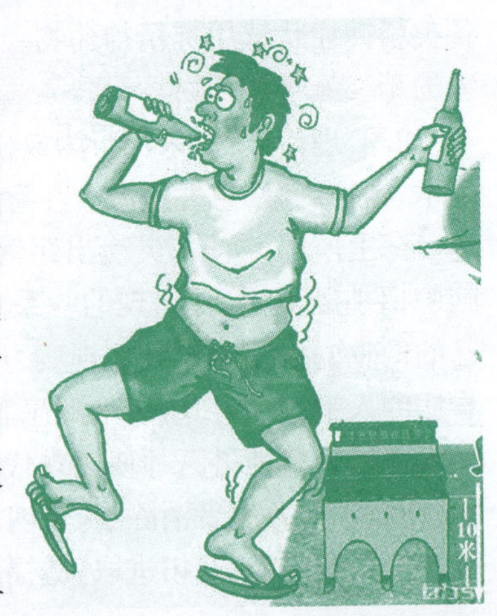

人们常说：饮酒能消愁。这似乎有一定道理。当人在现实生活中遇到重大挫折而情绪低落时，当抑郁症发作时，感到悲观沮丧、精力不足，酒精的上述作用常被用来缓解不良的感受，作为解脱和逃避的方式。据统计，有很多的抑郁症患者曾用饮酒来缓解自己的症状，甚至最终养成了酗酒的习惯。

酒精入肚后被胃肠吸收，由血

液进入大脑，对脑产生一种犹如麻醉剂的抑制作用，一旦高级中枢的控制作用减弱之后，饮酒者的精神活动就大为缩小，低级的中枢活动就主导了他们的行为。他们常举止随便，没有任何现实根据地愈加自信，疲乏感消失，感到精力充沛，加上在理智和道德方面责任感的束缚解除，便出现一种莫名奇妙的喜悦和满足。兴奋话多，夸夸其谈，平日不敢妄言的事情，此时脱口而出。平日温顺沉默的他，此时变得事无忌惮、对领导长辈大呼小叫，甚至大骂出口，将压抑已久的心头大事，诸如“领导为什么重用他人，不用自己”等平日难以启齿之事统统抖落出来。对于仰慕的女性，平日羞涩的他，变得主动接近并且举止轻浮。可是并不是所有醉汉都是兴高采烈，由于后天获得的自我控制能力此时减弱，他们平时被压抑的潜藏在内心的个人情绪特点就可能显露出来，陷入一种原始的情绪状态之中，出现狂喜、暴怒、悲痛、绝望等表现，这时他们很容易被区区小事而激怒、或痛哭流涕。但是，这种缓解只是暂时的，因为酒精的良好作用会很快消失，而代之以难以戒除的酗酒习惯。酒精同其他对脑部有直接作用的药物一样，会引致耐受性，重复使用后，效应会逐渐降低，必须加大饮用量才能获得相同的效果；长期大量饮酒后，会对大脑和其他重要的器官产生损害，出现记忆力、智能障碍，胃炎、肝损害等。而且，酒精损害本身也会导致抑郁情绪，或使抑郁症病情加重，难以治疗。正所谓“抽刀断水水更流，借酒消愁愁更愁”。借酒消愁，从情绪上虽可以暂时缓解，但饮酒不能自制，导致酒精依赖后必将坠入疾病的深渊。这样看来，用饮酒来缓解抑郁，无疑于“借酒消愁愁更愁”，饮鸩止渴，会形成恶性循环。

长期饮酒容易酒依赖，即当酒精这种活性物质长期存在于人体后，人的器官的功能已适应这种有酒的环境，一旦脱离酒精则器官功能出现紊乱，则表现出痛苦的戒断症状：焦虑、忧郁、失眠、出汗、抽搐、全身不适、震颤、站立不稳，甚至神志不清。为了避免这一痛苦情况的发生，因而不断强迫自己饮酒，以消除断酒带来的不适，终而形成固定的饮酒模式。

长期的饮酒对大脑的影响尤为突出，40 岁出头的人便早早的出现了脑萎缩，大脑额叶的改变而出现人格上的变化：工作不负责任、自尊心丧失殆尽，原先正直淳朴的人也会撒谎、偷窃、欺诈、自私自利，连家庭也不顾，如自我吹嘘，情绪不稳，动辄与人争吵。同时记忆力大大衰退，为填补记忆中的空白，他们会编造出一套"事实"，说得有鼻子有眼，给人以"撒谎"的印象，其实他们并不是在撒谎，而是确信其所说之事，这是记忆力明显被损害的表现。酒精中毒者可以有各种精神病症状，出现幻觉，如看到床下一箱箱酒，感到满身虫子在爬，或出现幻听，听到有人在骂他，因而与之对骂，有时还出现被人追杀的感觉，担心自己和家人被害。如此情况当然十分恐惧。慢性酒精中毒的病人常出现性功能减退，但酒后又兴奋，加上此时行为鲁莽，使妻子感到憎恶，妻子若对酒醉丈夫的要求抗拒，就会招致一场醋海风波，演出一场野蛮剧。次日丈夫清醒后又会不断请求宽恕，但猜疑未去，且与日俱增，最终产生嫉妒妄想，以至跟踪监视，威胁甚至殴打妻子，终至妻离子散，家破人亡。

酒精对大脑的影响固然明显，但其他器官也难以幸免。胃肠道是酒精的吸收场所，首当其冲受其影响，酒精对胃粘膜的刺激作用可造成粘膜炎症、急性胃炎，严重者造成胃十二指肠溃疡出血。长期刺激可造成慢性胃炎，导致维生素(特别是 B 族维生素)吸收障碍而发生末梢神经炎。酒精还会抑制肠道肌肉的收缩作用，使肌肉丧失收缩能力，使酒精在胃内停留时间延长，增加酒精对胃的刺激，引起打嗝、食欲不振、腹泻或便秘、恶心和呕吐等症状，造成消瘦和营养障碍。如果小肠中酒精刺激蔓延到胰脏，则会引起胰腺肿大、胰腺炎，使胰腺内的郎格罕氏岛的腺体受损，从而影响胰岛素的产生，导致糖尿病。

对消化系统影响最严重的是肝脏，最多见的是饮酒引起的三种肝病，即脂肪肝、酒精中毒性肝炎、肝硬化，部分出现癌变。在西方国家 20%~25%肝硬化是酒精引起的，而在某些热带国家，则高达 80%，成为这些国家死亡的首位原因，因而肝硬化常作为人群酒问题严重程度的指标。

酒精对心血管系统的作用是一个非常有趣的事情，小剂量饮酒可以减少冠心病的发生，但中重度饮酒影响机体代谢，使血管壁发生改变，出现脂肪和钙盐沉积，血管失去弹性，管腔变狭窄，引起动脉粥样硬化和高血压、冠心病和酒精中毒性心肌炎的发生，也构成了酒中毒急性死亡的原因之一。

此外过度饮酒可以引发肾功能衰竭，可因饮酒而尿钙升高而导致肾结石的发生。也可引起咽喉癌的发生。大量饮酒可导致骨质疏松症和股骨头坏死，痛风病人的比例较高。饮酒也可以影响胎儿在子宫内的发育，导致流产、畸胎的发生，诱发白血病。母亲饮酒会导致胎儿出现酒精综合症的发育迟缓、智力障碍、发育缺陷。

据调查，不少人嗜酒是由于家庭不睦、婚姻不幸、事业不顺、人事不和等原因，他们躲进杯中以求解脱，但另一种研究表明以上情况的发生都祸出有因，该因为酒。如果在饮酒过程中出现了以下的迹象，你可能已经依赖酒精了。在社交场合主动要求给自己的杯子里加酒；当独处时喜欢喝上几杯；在每天特定的时间喝点酒(如下班后，睡觉前)；当情绪不好时即借酒消愁；如果停止喝酒，就感到身上没劲、不自在；喝酒以后常忘事。这时，你就要尽快地戒除饮酒的习惯，以免对健康带来进一步的损害，同时抑郁情绪也可能好转或消失；如果完全戒酒后 2~3 周，抑郁情绪没有好转，那你应该尽快得到专业人员的帮助，积极治疗。

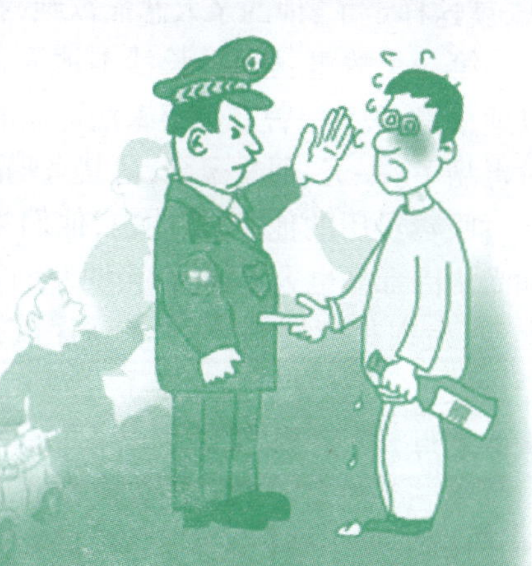

第9讲 玫瑰杀手害你没商量

——谈毒品的危害及治疗

一、形形色色的杀手

第一个故事：一天，本院急诊科收到一位120送来的兴奋躁动、有伤人行为的病人，经积极抢救数小时，最后无力回天，抢救无效死亡。据120医师和患者亲人介绍，该患者23岁，是驻港部队退伍后待分配，当天已收到考上公务员的消息。他的“朋友们”为了庆祝，拉他去某舞厅，服了一片从未服用过的药片，患者用后不久，独自到街上砸店铺、伤人，被人报警，警察发现患者浑身是泥，身上还有擦伤，走路东倒西歪，喃喃自语，有着丰富经验的警察一看便知不是刑事犯罪，并转叫120送医院抢救。后来经公安部门的血样检查，患者血液里有“摇头丸”成份。一个1.7米的高大帅小伙，一个很有前程的年青人，就这样走了，他的亲人悲痛欲绝，我们也深感惋惜。

第二个故事：张某，长沙本地人，48岁，滥用海洛因10余年，反复地戒毒、吸毒。曾有数年未沾毒品的良好记录。这次又有2年未沾过毒品了。一天，朋友聚会，请其来喝酒，席间，有2个毒友去过厕所，有过吸毒经历的他，当然明白，他们去干什么了，便向其要了注射器和海洛因毒品也去了厕所，当朋友们发现他很长时间未返，便去厕所察看，发现其瘫倒在地，急忙送医院抢救，发现其呼吸、心跳早已停止，错过了抢救良机。他走了，因其已离婚，他的80多岁患病长期卧床的老母，谁来照顾？

第三个故事：一天深夜，戒毒病房内突然传来“救命”的尖叫声，值班医师、护士急忙赶到病房，只见住这里戒K粉的男子，双手紧紧地捏住妻子的颈部，要致其于死地。强行控制该男子后，其妻子才死里逃生，躲过一劫。后追问患者，为何这样对待自己亲人时，患者振振有词地说，妻子有外遇，给自己戴了绿帽子，刚才听见妻子与奸夫说要谋害自己，所以才先下手为强。经过一个疗程治疗，患者病情明显好转，并认识到自己的想法是毒品引起的精神症状，感到对不起与自己朝夕相处的好妻子，并表示以后再也不沾毒品了。

类似伤害事件，举不胜举，这些都是发生在我们身边的事。是谁这么无情？这么残忍？这些形形色色的杀手就是毒品。第 1 例是苯丙胺类，第 2 例是海洛因，第 3 例便是新型毒品一 K 粉所致。

毒品种类繁多，如同形形色色的杀手致人于死地。然而人们对部分传统毒品有所认识，但对于众多新型毒品却知之不多，甚至有些人并不认为是毒品，有人还将其作为上等佳品待客。岂不知，新型毒品所致心瘾极强，很多人滥用后出现精神症状。兴奋躁动，伤人毁物，给家人带来极大危害，给管理带来极大困难，加大治疗难度。为了提高人们对毒品的认识，认清这些无情杀手的庐山真面目，对目前较常见的几类毒品加以介绍。

(一) 阿片类

这类毒品包括阿片、吗啡、海洛因、美沙酮、哌啶、镇痛新等。这类毒品的代表是海洛因。

海洛因是目前所有毒品中成瘾性最强，戒断症状最重，复吸率最高，滥用人数最多，对社会、家庭危害最大的毒品。被冠以“毒品之王”。

海洛因是 1874 年由一位英国化学家从吗啡中加入醋酸而得到的一种白色结晶粉末，化学名为二乙酰吗啡。1898 年德国开始生产并作为强度麻醉剂去推销，并正式命名为海洛因，而用于临床。和人们希望吗啡能治好阿片造成的毒瘾的想法一样，起初人们又把海洛因当成戒除阿片及吗啡毒瘾的药物，但他们比吗啡水溶性更大，吸收亦更快，其脂溶性也较大，易通过血脑屏障进入中枢发挥其作用，因而其本身的成瘾性更强烈，对个人和社会所导致的危害、后果已远远地超过其医用价值。

海洛因起效快，效应强烈。以静脉注射更为显著。海洛因引起的欣快感在注入短时间内十分强烈，有人形容可与性高潮比拟。此外，皮肤有瘙痒感，抓起来十分舒服。但这种快感仅有1分钟左右，随之而来的是似睡非睡的松弛状态，这时什么烦恼、忧愁、紧张、焦虑等荡然无存，人觉得宁静、平安、温暖、欣慰，好似身处世外桃源，极乐仙境之中。这种效应大约持续2小时左右，随后还有2~4小时的精神抖擞状态，自我感觉极佳。一旦形成躯体依赖后，每4~6小时一定要重复使用，否则便不能维持身体的功能状态，从而产生严重戒断症状。若躯体症状不佳者，可能会出现严重后果。

(二)苯丙胺类

本类包括摇头丸、麻古、冰毒等。

苯丙胺类药物是一种拟交感药，具有典型的精神兴奋作用，如兴奋大脑，使精神焕发，情绪高涨、除倦怠、驱睡眠等。于1887年合成，1933年发现其兴奋作用，有人用来治疗发作性睡病。上市后跑长途的司机用他来保持清醒，也用于提神，还作为“觉醒剂”治疗忧郁症等。第二次世界大战中，德军用甲基苯丙胺注射，以提高士气，增强作战的效率。战后，苯丙胺便出现在日本市场上，无论是学生、工人，甚至文化界人士，作家均广泛的使用至今仍未平息。

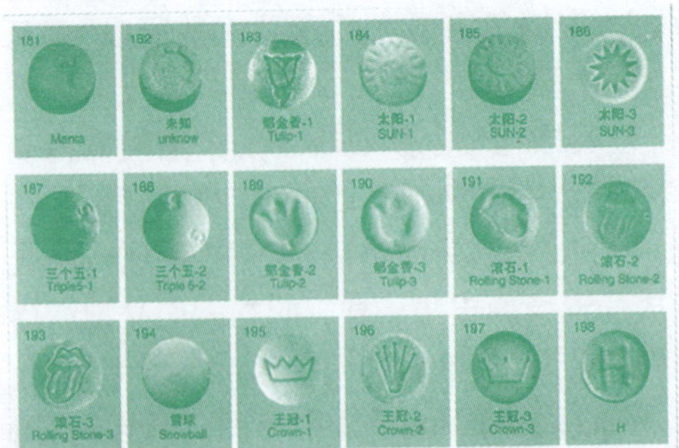

近20年来，苯丙胺类药物是全球范围内广泛使用的毒品，其使用方式已由口服转为注射。注射30mg左右即产生欣快，体力与心理活动产生最佳状态，既无饥饿、寒冷，亦无烦恼、

忧愁,也可使性活动延长到狂乐境界,为了追求这些“极乐仙境”,瘾君子们可连日多次重复使用,以至不能自拔。过后可睡至数日,此时不食不动。醒来时便出现偏执观念、刻板动作等。

近年来,东南亚市场又出现了甲基苯丙胺的提纯品,也就是俗称为“冰”。“冰”带有苦味,呈白色,为晶体或粉末状,易溶于水,一般作为注射用,可产生强烈的欣快作用。长期使用可致永久性不能入睡、心衰、胸痛、焦虑、紧张或激动不安、更有甚者会长期精神失常、暴力行为。

目前,这类毒品在我国十分常见,各类娱乐场所是使用该类毒品的主要场所。有资料显示,使用该类毒品一次即可造成永久性神经损害。近几年来收治了很多使用该类毒品出现精神障碍者。他们兴奋躁动,吵闹不休,疑心重,怀疑别人害他等症状,因其极不合作,管理十分困难,而且反复性很大,故应引起人们高度重视。

(三)致幻剂类

这类毒品包括 LSD-25 及其制剂、仙人球毒碱、色胺酸、西络西宾、二甲色胺、二乙色胺等。LSD-25 是这类毒品的代表。

LSD 是麦角酸的一种衍生物,是天然麦角生物碱的一种化学成份。麦角是从麦角菌这样一种自然农作物菌中提取,此种真菌能在某些谷物如黑麦和小麦中生存。

1935 年,瑞士化学家从麦角菌中提取了麦角酸,把它与另一种物质二乙酸胺混合后得到了 LSD。LSD 被认为是当代最惊奇,最强烈的迷幻药。极微量(20~35 微克)便足以产生幻觉。吸毒者通常服用剂量为 50~300μg。60 年代是 LSD 大爆炸的时代,当时在美国风靡一时。目前流行 LSD 迷幻剂被制成了无色无味的粉制,片剂,胶囊,溶液。一般为口服,或静脉、皮下注射。值得注意的是国外市场用浸有 LSD 的纸片制成特别适合小孩观赏且可用于集邮的五颜十色的卡通片,这些卡通片大小与铅笔擦差不多,上面的图案十分吸人,如超人,迪尼斯人物,勇敢的西普生,蝴蝶等。一旦接触这种卡片,可通过皮肤吸收，且吸收很快，使人在不知不觉中吸毒，经常接触可导致昏迷及死亡，真可谓是杀人于无形之中，应高度警惕他的出现。

LSD 产生的效应时间可持续 8~12 小时，因而一般一天只需服药一次。它的耐受性发展很快，第二次所服剂量应加倍才会有相应的生理效应。其精神依赖性和耐受性都很强，但驱体依赖性并不明显。它的起效时间在服用后 40 分钟左右，首先出现的是知觉改变，再就是感觉倒错融合，人格解体，心境变化等，有的会产生灵感，会出现顿悟现象。与此同时，亦出现一些心理效应，如瞳孔扩大，视力模糊，颜面发红、头晕、乏力、困倦、心率加快、出汗、震颤、共济失调、生理反射亢进等。LSD 类致幻剂都易发生“回闪症状”，也就是在不服用的时候，出现上述症状，持续时间不足几秒、几分，有的可持续几天或更久，而回闪症状同样可以引起心境变化甚至自杀。

(四)可卡因类：

这类毒品主要是古柯，可卡因。

可卡因是从古柯植物的叶片中提炼出来的生物碱。1000g 古柯叶浆中可提炼纯可卡因 90g 左右，古柯叶一般每年可采 4 次。产地主要在“银三角”，也就是哥伦比亚、秘鲁、玻利维亚的安第斯山脉一带。

大约在 1880 年，在美国和欧洲，可卡因被推荐作为一种全身强状剂，亦曾被用来作为治疗吗啡毒瘾的药物，但不久发现医疗作用(主要是中枢兴奋作用)比原来的毒瘾还可怕而停止使用，但是某些公开上市药品中含有可卡因，有些糖酒、饮料及滋补品类中亦掺有提纯的可卡因，在市场上大量销售，从而使可卡因的滥用更加无度。1914 年，可卡因才与吗啡、海洛因一道受到管制。1903 以前的可口可乐被证实含有可卡因，以后使用咖啡因代替。

据测试，约 70mg 纯可卡因可使体重 70Kg 的成年人当即毙命。

可卡因为无味，白色薄片状结晶体粉末，味略苦而麻，在水或酒精中极易溶解。

滥用方式，古柯叶为口爵，或放烟斗中吸食。通常用鼻吸入，亦可用水溶液注射，药效达 30–40 分钟。药效主要是中枢神经兴奋，不久既转为抑制，可导致死亡。为增强药效，也有将其与普鲁卡因、利多卡因等合用，在其毒力作用下往往产生幻视及幻触。刚注入静脉时，会立即产生一种十分舒服的“电击”样的感受，持续时间较久，使人感到疲劳减轻、精力旺盛、能力提高，加大剂量则会出现情绪高涨、警觉性增高，也可出现精神运动性兴奋，判断力下降等一系列中毒症状。

近年来，纯可卡因已出现，它当前时髦的名称叫克拉克或裂毒。它的毒性和成瘾性则更为严重，能在 10 秒钟内产生快感，一小支可“快活”30 分钟，多次使用可使人颓废，不可救药。

（五）大麻类

这类毒品主要有北美大麻，印度大麻，四氢麻酚。

大麻，俗称“大麻”。可制造成毒品的大麻并非指所有的大麻，而是专指印度大麻中较短小，多分技的变种。

大麻树酯中能提练一种成分为四氢大麻酚，即一种油状、非水溶性液体。他的含量越高，则毒品的劲头越足，另一种是大麻的浓缩物，称之为哈希什，其毒性比大麻叶大。

经过加工的大麻叶和哈希什，为一种褐色的饼状，挥发出刺鼻的气味。滥用方法是混合于烟草中吸食。

大麻的主要生理效应主要是心血管系统、呼吸系统、免疫反应及脑电图异常。躯体依赖性并不严重，故有人认为是软性毒品。大麻对肺部有一定影响，可产生支气管炎与喘息，亦可影响肺功能。另外，其致癌性比烟草要高，对生殖功能亦有影响，可使胎儿产生畸形。

（六）其它

各种酒类、烟草、安眠镇静类药也可使人形成依赖，产生戒断症状，故有作者也将其列为毒品范畴并称之为“合法毒品”。除此之外，目前还有两种药品在社会上滥用成瘾，值得人们的高度重视。

丁丙诺菲：该药为精神药品，临床上用于止痛，也可用于戒毒治疗，疗效肯定。近来，该药滥用成瘾比较严重，浙江省以滥用针剂为主，而长沙地区以滥用片剂为主。成瘾者以片剂碾成粉，过滤后置500毫升液体内静滴，还加入海俄辛、非那根等，患者用后出现意识模糊，精神异常，极易出交通意外。国家食品药品监督管理局已明文规定，其针剂不能用于戒毒治疗。丁丙诺菲有较强的心理依赖和躯体依赖性，应引起人们的高度重视和加强管理。

氯胺酮：瘾君子们称之为“K粉”、“K仔”，是一种全身麻醉药。成瘾者们常与“G仔”（γ－羟基丁酸）合用可增强致迷幻作用。该药可引起幻觉、妄想，损害记忆功能，长期大量使用，可造成神经系统永久性损害。病人表现为兴奋，亲和力增强，多数人伴有尿频、尿急等膀胱刺激症状。由于停用后没有明显躯体依赖症状，故而误认为不会成瘾，但其心理依赖性却很强烈。

以上不同种类毒品有不同的特点，阿片类为镇静类毒品，产生心理依赖和躯体依赖均很强烈。而苯丙胺类则为兴奋类毒品，以心理依赖为主，而躯体依赖并不明显，因而误认为不是毒品，滥用十分广泛。一般认为阿片、海洛因、大麻、可卡因为传统毒品，除此之外，摇头丸、麻古、可卡因等认为是新型毒品。

从上述介绍的毒品中，很多目前仍为药品在临床应用，如吗啡，哌啶、丁丙诺菲、氯胺酮等。这主要是看使用目的如何，作为医疗目的使用则为药品。非医疗目的、为寻求某种欣快感、强制性使用致成依赖者则视为毒品。

二、毒品——百病之源

刚从医院戒毒出院不久的“科宝”，因高烧不退，送本市某大医院抢救数天，花费数万元，最后抢救无效死亡，诊断为败血症；那位驻港部队退伍、考上公务员的帅小伙，因吸用一片“摇头丸”致死。在边缘地区住院戒毒病人中，感染艾滋病毒者达30%；有些女性海洛因成瘾者，孩子刚生下来即出现戒断综合症；吸毒人员中肺结核发病率高出正常人群数倍；湖南省共收治了因注射毒品所致的破伤风患者3例，其中 2 例死亡。……这些都证明,很多疾病都与毒品有关,真是百病之源。

由于毒品的直接毒性作用及其掺杂物对机体的损害，患者使用的溶质、容器、溶夜、严重污染和不良的注射行为等,均可对机体造成严重的危害,而产生各种疾病。据统计,与滥用毒品有关的疾病不下百种。

(一)各种感染性疾病

1. 急性蜂窝组炎:注射部位出现红、肿、痛、热,呈弥散性,无明显界限。

2. 皮下脓肿:多在急性蜂窝组炎后期,炎症组织坏死溶解,形成脓腔,内有脓液。局部有红、肿、痛、热,触之有波动感。

3. 皮下坏疽:局部发黑,坏死,多为局限性,有时也可多处同时发生坏疽。

4. 继发性细菌性手部淋巴性水肿：多发生于手背静脉注射毒品数年后的一种不可逆性手部淋巴性水肿。因为注射部位继发感染,淋巴回流受阻所致,是局限性的,压之无凹陷。

5. 静脉炎:反复静脉注射毒品,注射部位静脉反复发炎,管腔变窄，局部静脉呈铁索样变硬。若长期股静脉注射,股静脉管腔变窄,引起该侧下肢血液回流受阻,患肢肿胀十分严重。

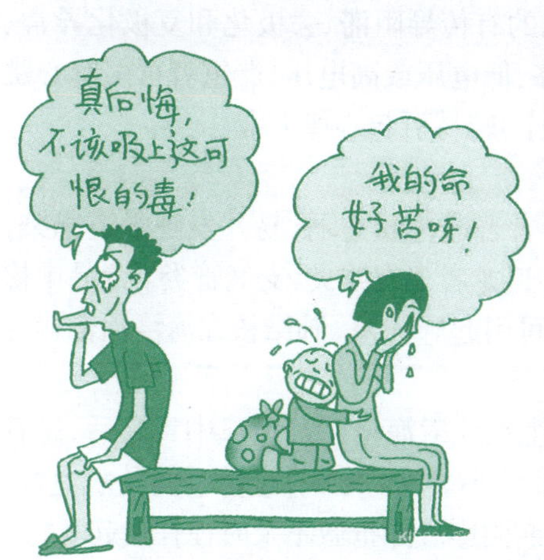

6. 破伤风:是药物滥用者最危险的并发症之一,死亡率可达 90%。通常认为是由于皮下注射毒品而引起注射部位形成皮下脓肿为破伤风杆菌提供了一个生长环境。据报道女性比男性发病率高 5 倍,认为女性可提供的合适静脉较小,因此多采用皮下注射毒品之故。

7. 败血症:成瘾者因长期滥用毒品营养不良,抵抗力下降,且多有免疫功能下降而易于感染各种疾病。细菌入血后,在血内繁殖,产生大量毒素,患者会出现严重的中毒症状,表现有高热,寒战,血压下降,白细胞增加,血培养可发现致病菌。病情危重,死亡率高。

(二)吸毒引起的肝脏并发症

目前,很多资料证实,急慢性肝炎是吸毒者中十分常见的并发症。其发病机制认为有两种可能,一是通过注射器针头、污染的毒品或掺杂物、不洁溶剂、容器或多人共用注射器等而传播的病毒性肝炎。二是毒品或掺杂物对肝脏的直接或间接的损害引起中毒性肝炎。乙肝、丙肝在静脉注射毒品者中发生率极高,其发生率可达60%~70%,多数病人伴有肝功能异常。

(三)循环系统并发症

1. 心内膜炎:细菌性心内膜炎是注射海洛因者最常见的全身性化脓性并发症之一,死亡率高,常见致病菌为金黄色葡萄球菌,非吸毒者中多为链球菌,而且常发生于曾有风湿病或其他心脏病患者。

2. 心律失常:有研究表明,海洛因成瘾者在吸毒后24小时内,其中有55%有心电图异常,常见的有传导阻滞、去极化和复极化异常、心动过缓、心律不齐、电轴偏移、低电压或高电压,严重者可引起心跳停止。毒品中的掺杂物(如奎宁)较易引起心律失常。

(四)呼吸系统并发症

1. 呼吸道感染:由于吸毒者普遍体质虚弱,易并发呼吸道感染,较重的感染可引起呼吸衰竭。追龙者多有咽炎、支气管炎。毒品中掺杂有不溶于水的物质,静注后可引起肺栓塞。肺结核在海洛因依赖者中患病率较高。

2.海洛因性肺水肿:多发生在注射海洛因过量或中毒之后,患者常表现为昏迷、呼吸抑制、瞳孔缩小、口唇发绀,听诊可闻及水泡音、哮鸣音,双肺有大少不等的浸润阴影。如抢救不及时往往引起死亡。

（五）神经系统并发症

吸食伴有掺杂物的海洛因后，会引起一系列的神经系统病变，如惊厥、震颤麻痹、周围神经炎、远离注射部位的肌功能障碍和脑白质变性等改变。长期吸毒可引起智力减退、个性改变、人格变异，失眠是海洛因成瘾者普遍存在的问题，严重者可通晚不眠，急性脱毒后尤为明显。新型毒品对大脑损害尤为明显，患者可出现兴奋、躁动、疑人害等精神病样症状。

（六）对妊娠、分娩、新生儿的危害

1. 月经失调：文献报道60%~90%吸食海洛因的妇女有月经不正常，表现有闭经、痛经及排卵停止，其机理认为是长期吸毒引起脑垂体及下丘脑的功能受损有关。

2. 海洛因婴儿：海洛因有致畸作用，在滥用海洛因期间妊娠，其胎儿可发生畸变，称之为"海洛因婴儿"。

3. 新生儿戒断综合症：胎儿可通过胎盘，间接地吸用海洛因，产后由于中断海洛因，新生儿出世即会出现戒断症状，表现为狂喊、急躁、易怒、饮食紊乱、失眠、发热、打哈欠、喷嚏、鼻充血、流泪、流汗、震颤，肌 张力增高等。

（七）传播艾滋病

成瘾者多为共用注射器注毒毒品，性行为紊乱而引起艾滋病感染，传播速度很快。艾滋病是当前危害人类健康的最凶恶的疾病之一，病死率较高。静脉吸毒者中 HIV 阳性者达 20%~78.5%。该病目前尚无特殊治疗方法。但是可以预防发病，改变行为方式，教育他们戒毒，如做不到，改变滥用毒品方式；使用消毒注射器；提倡安全性行为，提高安全套使用，美沙酮维持治疗 等，可减少毒品滥用，尤其可切断静脉使用毒品的传播途径。

（八）过量中毒

因吸毒过量所致死者占吸毒死亡率的50%以上。多发生于静脉注射毒品者，这常会引起患者突然死亡。其发生原因多为初试毒品过量、戒毒后仍使用原剂量、海洛因纯度改变等。吸毒过量主要是对呼吸中枢的抑制,患者表现昏迷、呼吸抑制、针尖样瞳孔三大主症。一旦发现应立即争分夺秒地使用纳洛酮抢救。值得注意的是,病人清醒后仍应使用纳络酮维持,需观察 24 小时后方可离院,防止用纳络酮后暂时解除了呼吸抑制,病人清醒,但因纳络酮半衰期短,若不持续用药,血液中海洛因会再次进入大脑再次出现昏迷,抑制呼吸而危及生命。

毒品还可以使患者免疫功能低下,全身抵抗力下降,营养不良,易患多种疾病,长期滥用毒品大多数有性功能下降。

三、累戒未果之谜

一天病房收治了一位自残将左尾指砍断,外科处理后来住院戒毒的病人。该患者滥用海洛因多年,开始为追龙,以后变为静脉注射,量不断增大,将原做生意赚的上百万元,全部耗尽。以后到处扯谎,骗钱筹毒资。曾多次戒毒但终未能戒除毒瘾。住院当天,无法弄到毒资,向父母要钱去戒毒,家人对他已失去了信心,患者痛哭流涕、信誓旦旦一定把毒品戒掉,为使亲人相信,将自己左手尾指砍断,家人相信了,再给他一次机会吧,四处凑钱,处理好伤口后送来戒毒所治疗。然而,该患者在伤口尚未愈合,还未拆线的情况下,强行出院,再次走上吸毒之路。在戒毒临床中发现,反复戒毒,吸毒者非常常见,有的一年住院戒毒达数十次之多。

吸毒者给其家庭带来严重的经济危机,大多数吸毒者也多有戒毒决心,其亲人亦会积极促使其尽早戒除毒瘾。但是尽管他们“决心”很大,信誓旦旦,但是反复戒毒,成功率甚微,真是一朝吸毒,十年戒毒,一辈子想毒。人们百思不得其解,为什么戒毒如此难,谜底何在?

引起患者累戒累吸之因,与毒品的四大“毒招”有关。

(一)双刃剑

滥用毒品会给成瘾者带来欣快感。尽管部分开始使用时并无欣快感，而多有恶心，呕吐、头晕等不适症状。但随着时间延长，欣快感出现，病人会感到愉悦，精力充沛，自我感觉良好，头脑特别聪明，眼睛特别明亮，一切烦恼全消，有人形容其欣快程度胜过性交十倍，这样使其反复不断地使用之。使用一段时间后患者便形成了躯体依赖，必须按时，定量使用之，否则病人会出现流泪、流涕、打哈欠、全身骨关节疼痛、焦虑不安，十分痛苦难忍，这样又迫使患者立即使用之，这样上述症状会立即改善，消除。前者为心理依赖，为正性强化，后者为躯体依赖，负性强化，这两种强化就向一把双刃剑，迫使患者反复不断地使用毒品。

（二）穿心箭

引起累戒未果的另一原因是"心瘾"，有道是体瘾好戒 ，心瘾难断。患者心瘾一发不认亲情，不顾友情，有的以自残向亲人索要毒资，有的偷、扒、抢、劫获取毒资，女性则以买淫求取。若不能满足之，则会十分痛苦，如同一把穿心箭，使其深陷毒渊不能自拔。

（三）冷 箭

不可否认，一些成瘾者经过自己不懈努力和系统脱毒，部分患者确有戒断过的经历，若能坚持下去，会保持更为长久。但是他们在生活、工作或家庭中也会偶尔有烦恼而使其想到毒品给自己带来的欣快，消除烦恼之功效，故而又重新复吸，这如同一支冷箭，使其防不胜防。

（四）乱 箭

患者脱毒后回到原环境，触景生情会激发患者心瘾；毒友压力，看见毒友吸食毒品，经不住诱惑；社会环境难以净化，毒品随手可得；戒断后的稽延性戒断症状，如乏力、食欲不佳、焦虑、睡眠障碍，尤其是顽固性失眠等；这些因素尤如乱箭齐发，使其躲避不及，难以招架，在其"只吸一口，不会成瘾"的错误心理作用下，又一步步陷入毒海。

四、毒难戒，毒能戒

有人说，一吸上毒，就会一辈子都难以戒除，我们认为，这未免太过于悲观。张某，滥用海洛因15年，耗尽家中所有的积蓄，其年迈的父亲也因之而过早离开人世，其是一个孝顺的孩子，他猛醒过来，一定要彻底将毒品戒除。他强行去乡下亲戚家隔离戒毒，经过一周的煎熬，体瘾消除了，再康复巩固一段时间，身体彻底恢复。现已正常投入工作5年了，他现完全相信自己能抵御毒品的诱惑。用他自己的话说是多年吸毒给自己打的预防针。相信自己这一辈子都不会再沾毒品了。向张某这样彻底戒除毒瘾者，还不乏其人。

当然，滥用毒品一旦成瘾，要彻底戒除掉，确实很困难，没有坚定的决心和坚强的毅力，没有科学的方法，没有亲人、社会的帮助确实难以戒掉。要彻底戒掉毒瘾，最后还是靠自己。

以上说明，毒难戒，但毒能戒，掌握好以下几个步骤对戒除毒瘾很有帮助。

（一）脱毒要系统、科学戒毒：戒毒一定要完成急性脱毒、康复治疗、重返社会全过程。

1. 时间保证：急性脱毒是戒毒成功的基础。要完成好急性脱毒，时间要保证，不能住几天就出院。只有很好地完成系统脱毒治疗，才能为彻底戒除毒瘾打下良好基础。当然还需去正规的戒毒机构治疗，他的管理治疗经验丰富，为患者提供了良好的治疗环境。

2. 治疗方法得当：目前脱毒治疗方法很多，主要为药物治疗。

美沙酮脱毒治疗：美沙酮脱毒治疗是传统经典的治疗方法，控制戒断症状彻底，患者可在毫无痛苦的情况下度过戒断期，但其一定要经过改良，使其停药后不至于出现美沙酮戒断症状。美沙酮维持治疗，对那些屡戒屡吸无法戒除者，使用高剂量美沙酮维持治疗，可减轻心瘾，减少毒品需求，减少刑事犯罪，同时也减少了因注射毒品感染艾滋病的发生。当然,对美沙酮维持治疗也有些不同的观点。

丁丙诺非系统脱毒:丁丙诺非是阿片受体半激动半拮抗剂,该药用于海洛因依赖的脱毒治疗,具有控制戒断症状彻底,停药平稳,为尽早使用上纳曲酮防复吸治疗打下良好基础。若使用得当,是一种很好的戒毒药物。但该药有较强的依赖性。因滥用丁丙诺非针剂成瘾较为严重,故国家药品食品监督管理局已明文规定其针剂不能用于戒毒治疗。

可乐定脱毒治疗:该药为非阿片类戒毒药,原来系一种降压药用于临床,后发现对轻、中度成瘾者能很好地控制戒断症状,但对重度成瘾者戒断症状的控制并不理想,故对这类患者开始加用小剂量美沙酮为佳。该药主要副反应是体位性低血压,在用药期间,要掌握好药量,并要多注意观察,以防摔倒。该药没有依赖性是其优点之一。该药还有较强的镇静作用,可用于脱毒后期的失眠治疗。

纳洛酮冲击疗法超快速脱毒:纳络酮冲击疗法超快速脱毒很有临床实用价值。患者在住院三天内,使用大量纳络酮,辅以莨菪类药、氯丙嗪及镇静类药,可一次性完成脱毒治疗,成功率 100%。该法操作方便,安全性高。解决了病人疗程不足且出院复吸这一临床难题,也为使用纳曲酮不同剂型打下良好基础。

对新型毒品的治疗:新型毒品多以心理依赖为主,多伴有精神障碍如兴奋躁动、幻觉妄想。对这类患者的治疗原则是:①停用相关毒品;②减轻心瘾,资料显示,安非他酮有较好的降低心瘾作用。③控制精神症状,以奥氮平较为理想。④护脑。

稽延性戒断症状的治疗:不管是以任何方式戒毒,后期均会出现些稽延性戒断症状,如乏力、纳差、骨关节酸痛、睡眠障碍等。有的持续时间长,是导致复吸原因之一。改善睡眠以使用具有镇静作用又无依赖性的药物为主。关节疼病可用 654-2 治疗。

(二)防复吸治疗

1. 纳曲酮防复吸治疗:纳曲酮为阿片受体纯拮抗剂,可竞争性地占据阿片受体而起到抗复吸治疗作用，是目前国内外公认的有抗复吸治疗作用的药物。因使用该药后，患者再用海洛因，不会产生欣快感，若加大剂量，不但达不到欣快作用，还会出现不适，超大剂量，则会出现生命危险。这样起到“药物监狱”作用而达到保持操守目的。纳曲酮有不同剂型。

口服纳曲酮片剂：该药必须每天坚持服用才能达到防复吸效果。坚持半年左右可减量维持。但这种方法，患者自主性较大，若意志不坚定，想滥用海洛因会主动放弃服药，故半年操守率仅为10-30%。

纳曲酮长效缓释剂皮埋：皮埋一次，可保持半年至一年，该法在国外很多国家均已使用，我国前几年也进行过临床科研，起到了很好的防复吸治疗作用，半年操守率达96%，一年操守率可达80%，深受患者及亲人的好评。

纳曲酮微球注射液：目前正在进行Ⅱ期临床，注射一次可保持一个月，不久后将会投入临床应用。

2. 心理治疗：积极的心理康复治疗也显得十分重要，是保持操守的基本保证。要纠正其不良行为习惯，养成正常生活规律，正确对待生活、工作中的烦恼，主动回避毒友，增强戒毒信心和毅力，纠正脱毒后只吸一口不会成瘾的错误观念，永远不沾第一口。要切记“戒毒十年，一口复原”的诫训。

3. 其它：改变滥用者生活环境，离开原环境，割断与原来环境联系；作为家人应予以关心、爱护、照顾，并经常提醒，并予以适当监督之。社会各部门密切配合，不歧视患者，尽可能安排好工作，保证生活来源。

第 10 讲　怪病不怪
——谈强迫症的主要表现

怪病一

常常有病人感到心跳厉害、胸闷气急、心前区不适及疼痛，多在劳累或兴奋之后发生，但心脏相关检查完又没有多大问题，为此常常感觉很奇怪。这样的“怪病”多为心脏神经症，发生在青年和壮年，以20~40 岁者多见，病理上无器质性心脏病证据。患病的原因，往往与不良的环境和躯体因素有关。由于内外因素的影响，使调节、支配心血管系统的植物神经的正常活动受到了干扰，心脏也就出现了一时性的功能紊乱。疑病心理也是发生心脏神经症的原因，病人常常对一时性的心前区不适感疑心重重，并对此长期放心不下，担心患了某种“心脏病”。在这种情况下，如果加上旁人——尤其医务人员的不恰当的解释，更会促使病人产生焦虑、紧张的心情，从而增加了病人的心理负担，对心脏的关心更为强烈。

其实心脏神经症是神经症之一，属于神经症焦虑障碍的一种。焦虑障碍是指没有脑器性疾病或其他精神疾病的情况下，以精神和躯体的焦虑症状为主的、突出的异常状态。主要表现为心理性警觉：对噪音敏感、坐立不安、注意力不集中、担心的想法增多等；自主的警觉性：口干，吞咽困难，上腹不适，肠道胀气或是腹泻，感胸部紧缩感，心慌心悸，尿频或尿急，月经不适或停经，头疼或肌肉疼痛，手足刺痛感，失眠夜惊等。焦虑障碍患者多先就诊于其他内科，但内科检查结果基本没有问题，与症状的严重程度不符，所以病人常觉疑惑，成为生活中检查没有问题的“怪病”之一。

怪病二

还有些患者怀疑自己患了某种事实上并不存在的疾病，医生的解释和客观检查均不足以消除其看法。此类“怪病”是明明没有病,却被患者自己认为有病。其实是疑病性神经症,简称疑病症,亦是神经症之一。这是一种对自己身体健康状况过分关注、担心或深信自己患了一种或多种躯体疾病,经常诉说某些不适,反复就医,经多种检查均不能证实疾病存在的心理病理观念。这是对自身感觉或征象作出患有不切实际的病态解释,致使整个心身被由此产生的疑虑、烦恼和恐惧所占据的一种神经症。以对自身健康的过分关心和持难以消除的成见为特点。据国外报道,本病约占各种疾病的 1%。一般都发生在 40 岁以后,女性多于男性。疑病症是由于亲友或熟悉的人患病,或由于曲解了医生的言语和医学知识,或由于误信了不正确的科普宣传,产生了对自身健康状况的过度关注和担心,误以为自己生了重病,如担心自已生“癌”、“心脏病”、“艾滋病”等,以致把轻度的身体不适、正常的血管跳动和骨骼隆起以及含糊的检查资料作为患病证据，虽多次检查结果正常和医生的一再解释都不能使病人解脱,这是一种心理疾患。

疑病症主要表现:它的表现分为两种形式:一为疑病感觉即表现为对某躯体部位的敏感性增加，进而疑病或者是过分关注，而患者对病情的描述却含糊不清,部位也不恒定;二为疑病观念即表现为患者认为患有某种疾病描述形象逼真生动具体。但有时自己也确信这些疾病并不存在,但仍要求各种检查。尽管检查正常,医生的详细解释也不能消除其疑病的信念,仍认为检查可能有失误,由此担心忧虑、惶惶不安、焦虑苦恼并带有强烈的情感色彩的疼痛，这是最常见的症

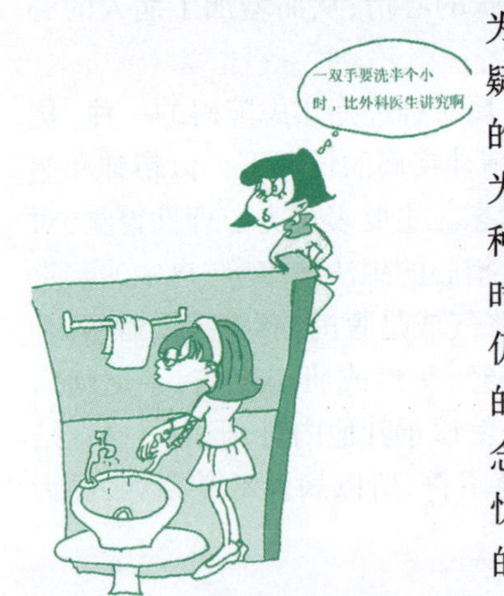

状，约 2/3 患者有疼痛症状，常见部位是头、腰、骼窝。但常描述不清，也查不到阳性体征，伴有失眠、焦虑和抑郁症状。患者四处求医毫无结果，最后才来到精神科诊治。躯体病状表现多样，多涉及身体许多部位，以腹、胸、颈和头部为多，病人诉说的躯体症状有分散而模糊和明确而细致相结合的特征。疑病症病人对一般人所觉察不到的内脏活动，如心跳或躯体微不足道的疼痛、酸胀都很敏感，并对鼻腔分泌物、粪便带黏、淋巴结肿大都特别关切，认为是病症的来源。

怪病三

常常还有些患者有“洁癖”反复的洗涤擦拭，或者总觉得不放心反复的检查等也是属于常见的“怪病”之一。此类怪病是强迫性神经症，也称为强迫症，以强迫观念和强迫动作为主要表现的一种神经症。以有意识的自我强迫与有意识的自我反强迫同时存在为特征，患者明知强迫症状的持续存在毫无意义且不合理，却不能克制的反复出现，愈是企图努力抵制，反愈感到紧张和痛苦。病程迁延者可以仪式性动作为主要表现，虽精神痛苦显著缓解，但其社会功能已严重受损。国外报道一般人口中的患病率为 0.05% ~ 1%，占精神科病人总数的 0.1% ~ 2%。国内流行学调查的本症时点患病率为 0.3‰。通常于青壮年期起病，性别分布上无显著性差别。

强迫症的主要表现

强迫观念

1.强迫怀疑：患者对自己言行的正确性反复产生怀疑，既而产生强迫性检查行为。如出门后怀疑是否关好门窗、写信是否写错地址等，为此而反复检查。

2.强迫性穷思竭虑：患者对日常生活中的一些事情或自然现象反复思索，追根溯源，明知毫无意义，但无法控制，其思维经常纠缠在一些缺乏实际意义的问题上而不能摆脱，这一症状在青少年中才可以看到，如想“为什么把桌子叫桌子而不叫椅子”，“为什么一加一等于二却不等于三”。

3.强迫联想:患者脑子里出现听到或看到某一观念或某一句话,便不由自主地联想起另一个观念或词句。

4.强迫回忆:患者对经历过的事件,不由自主地在意识中反复出现,虽自知无此必要,但无法自控。有时强迫回忆和强迫怀疑可同时出现,患者在强迫回忆时怀疑自己回忆有错又不得不从头想起,加重其不安和痛苦;有时患者表现为发呆,实际上是在想,若被打断或认为“想得不对”时,就得从头再想起,因怕人打扰而表现出烦躁、躲避人等退缩性表现。

5.强迫记数:病人对一定形状的物品进行强迫性记数,虽自知无此必要但不能自控。

6.强迫情绪:指病人对某些事物担心或恶心,明知不对,却无力自拔。如担心自己会伤害人,会说错话或做出不理智的行为或担心自己受到细菌污染等。

7.强迫意向:患者反复体验到,想要做某种违背自己意愿的动作或行为的强烈内心冲动。尽管病人明知这是荒谬的想法,自己也不会如此做,但却无法摆脱这种内心冲动。如抱着孩子走在河边,出现将小孩扔进河里的意向等。

8.强迫对立观念:患者脑子里经常出现与现实相对立的观念,这种常是不好的违反通常道德准则的内容,为此患者感到紧张、害怕不安但又偏偏不能排除,有时甚至有脱口而出的冲动,如骂粗话等。

9.强迫表象:指头脑中反复呈现形象性的内容,如生殖器、色情等形象。

10.强迫意向:又名强迫冲动,是一种强有力的内在驱使,是一种会通过行动将想法付诸于实施的冲动感。这类冲动常常是伤害性的,如杀妻灭子,捣毁物品,跳跃飞驶的汽车,或产生十分不合时宜的冲动,如在大庭广众之下脱掉自己的裤子之类,此时常伴有强烈的恐惧和不安。

强迫行为

强迫行为往往是为减轻强迫观念而引起的焦虑，患者不由自主地采取的一些顺从性行为。如：

1.强迫检查:为减轻强迫怀疑所引起的焦虑而采取的行为。

2.强迫询问:强迫症患者往往不信任自己,为了消除疑虑或究思竭虑所带来焦虑，往往对他人进行询问或要求他人反复地不厌其烦地予以解释或保证。

3.强迫性清洗:为了消除受到细菌或赃物污染的担心而反复多次地洗手、洗澡或洗衣服。有的病人反复多次用肥皂洗手,甚至洗到手背皮肤皲裂或破损,但仍如此反复洗手,否则会出现十分严重的焦虑或担心。

4.强迫性意识动作:指病人完成一系列的复杂动作行为或重复出现某些动作,以消除或减轻由强迫观念引起的焦虑或不安。如患者出门时必须先前进两步,然后再向后退一步,如此反复做数次才可以出门。有人把强迫性计数也归入此类。有些患者因强迫性意识动作而导致行动迟缓,例如早晨起床时,反复穿脱衣服多次,直至病人自己感到满意为止,这样就耽搁了时间,导致误工或迟到。

强迫意向

在某种场合下,患者出现一种明知与当时情况相违背的念头,却不能控制这种意向的出现,十分苦恼。如母亲抱小孩走到河边时,突然产生将小孩扔到河里去的想法,虽未发生相应的行动,但患者却十分紧张、恐惧。

强迫情绪

具体表现主要是强迫性恐惧。这种恐惧是对自己的情绪会失去控制的恐惧,如害怕自己会发疯,会做出违反法律或社会规范甚至伤天害理的事,而不是像恐怖症患者那样对殊特物体、处境等的恐惧。

强迫恐惧

此种恐惧与病人的强迫性思维有联系，病人害怕自己会出现对立思维，而产生强烈的情绪反应。如害怕在某些场合自己会出现强迫,而感到恐惧,从而尽量逃避参加这样的场合。

第 11 讲 心身不可分 伤心也伤身
——谈精神应激与心身疾病

现代医学模式认为“健康不仅仅是身体没有疾病，不体弱，而是一种躯体、心理、社会功能都处于良好的一种状态”。我们都会有一些经验或者体会，在长期处于紧张状态的时候，会容易患一些疾病。那么紧张是怎么造成机体的改变，通过什么样的机制造成这样的改变？科学的研究会给我们一些答案。

研究发现人类和动物的警觉、情绪和行为与某些中枢神经递质的功能有关。目前被大家所公认的中枢神经递质有：胆碱类：乙酰胆碱；单胺类：多巴胺，去甲肾上腺素，5- 羟色胺；氨基酸类：γ－氨基丁酸，谷氨酸；神经肽类：内啡肽、脑啡肽，生长抑素等。研究发现社会心理因素在作用于人脑后，是通过一定的生理中介机制再作用于靶器官而发生生理改变。如果刺激程度过强或持续过久，会导致器官本身受损。这样就会出现躯体症状或直至发展成为疾病。目前研究认为其主要中介机制是自主神经系统、代谢内分泌系统和免疫系统。

1.自主神经系统

自主神经系统包括交感神经系统与副交感神经系统，它们与内脏功能密切相关。早年研究发现，当人们遭遇到紧张情景时，心跳就会加速，血压相继升高。这种生理性反应如果长期存在，会导致交感神经系统失调，从而使全身性细小动脉长期痉挛而硬化，使血压持续上升，心、脑、肾等脏器供血减少而最终导致不可逆的病变。支气管哮喘往往就是由于情绪通过边缘系统影响下丘脑功能直接刺激副交感神经兴奋，反射性地使支气管平滑肌收缩、痉挛、黏膜水肿、分泌增加而导致哮喘发作。消化性溃疡是由于心理应激致使大脑功能紊乱，导致自主神经功能失调,使局部组织因血管痉挛而引起缺血,造成营养障碍。加上胃酸及胃蛋白酶分泌增加,促使溃疡形成。以往是采用直接针对自主神经功能的方法,也能暂时取得部分疗效,但这只是发病过程中的一个中间环节,所以要获得全面的康复,必须采取整体治疗,才能获得较为满意的疗效。

2.内分泌代谢系统

内分泌腺在维持机体内环境稳定中起着十分重要的作用。它具有一整套复杂的反馈调节系统,并与自主神经系统存在着广泛的联系,互相制约。当失去平衡时就会使各种代谢过程受到障碍,而产生相应的疾病。在社会心理应激下,皮层激素会大量分泌,这时机体适应环境变化,动员防御功能,肾上腺素、去甲肾上腺素、生长激素和抗利尿激素增加,而胰岛素及性激素下降。调节失调后,就会带来一系列不利后果。内分泌功能紊乱可首先表现为精神症状或综合征,但常被出现的一系列躯体症状所掩盖,临床经常只注意躯体的变化。另一方面,躯体及心理应激可使稳态平衡失调,也会出现一系列内分泌功能改变。对下丘脑－垂体－肾上腺轴的大量研究,为情绪与精神疾病对该轴的相互影响提供了充分的客观证据。精神神经内分泌学已成为当今一门新的分支学科。

3. 免疫与应激

免疫对保持机体内部稳定,维护健康及清除外来入侵物体(抗原)起到十分重要的作用。近年来,随着对免疫机制研究的不断深化,特别是心理应激对免疫功能的作用,有了许多重大的发现。并专门创立了新的分支,称为精神免疫学。

现代研究表明,大脑和植物性神经系统在应激反应中具有重要作用,它们是通过人体的 3 个系统来控制应激的,这 3 个系统分别是神经系统(下丘)、腺体(脑垂体和肾上腺)以及激素系统(肾上腺素和其他激素)。其中下丘脑－垂体－肾上腺皮质(HPA)轴激活及由此引起糖皮质类固醇(GC)分泌的增加,是应激反应的最主要特征。因此,对应激生理机制的研究也是从这三方面进行的。

研究表明，下丘－垂体－肾上腺系统在影响免疫系统中发挥中心作用,当应激发生时,下丘脑－脑垂体就会发信号给肾上腺系统,肾上腺系统释放一些物质如皮质醇、去氧皮质酮等刺激免疫系统,从而抑制或损害具有免疫功能的 T 细胞和 B 细胞,导致机体免疫下降。现代神经科学还证明下丘室旁核在启动 HPA 轴活动中的地位。下丘脑室旁核中的促皮质素释放激素(CRH)神经元合成 CRH 分泌入垂体门脉,刺激前叶释放 ACTH,ACTH 再刺激肾上腺皮质,使其释放皮质激素。因此,CRH 在中枢推动各种适应应激情景下的行为及生理变化,在外周则激活垂体－肾上腺,从而影响免疫系统。

交感－肾上腺能素系统:恐惧、急性情绪等应激产生时,该系统被激活,肾上腺素、去甲肾上腺素和儿茶酚胺类物质释放到血液中,它们通过位于免疫细胞表面的不同肾上腺能受体亚型而选择性抑制免疫反应。儿茶酚胺在交感神经系统活动时,释放量存在着很大的差异,因此其分泌量的多少对应激反应是十分重要的。

应激系统随着心理神经免疫学、心理神经内分泌学研究的深入,Chrousus 和 Gold 在综合前人研究成果的基础上,于 1992 年提出了应激系统(Stress System)的概念。该理论认为,CRH 和 LC-NE 均参加了一般适应性症状群(GAS),实验表明,这两部分可通过激活下列脑区影响机体的紧张。(1)中脑皮质和中脑边缘系统的多巴胺系统;(2)杏仁核、海马复合体;(3)弓状核内阿黑皮素原神经元等。长期有发作性恐惧的病人出现杏仁核萎缩。用功能性磁共振成像技术显示厌恶表情激活岛叶前部;恐惧则激活杏仁核。

精神应激、心理压力是如何造成临床症状和心身疾病的呢?曾经有两种解释,1966 年 Stermbach 提出:压力和个体的身体素质,对疾病的发生同时起作用,无论什么压力,都会引起 GAS。但是每个人的体质是不一样的,有的人呼吸系统比较脆弱,在精神应激的作用下,容易发生呼吸系统疾病;有的人心血管系统比较脆弱,则容易发生心血管疾病。1960 年 Engle 提出的器官敏感论:在压力或精神应激的作用下,反应最敏感、活动强度和频率最高的脆弱器官,最容易患病。

从精神应激到临床疾病究竟是一个什么样的过程呢?

一般来讲从精神应激出现到临床疾病都要经历一个过程，这一过程一般分为 3 个阶段:

1. 应激的响应阶段:客观上已经发生的事件,并不都成为精神应激,只有被个体察觉、与个体生活相关并引起响应的事件,才对个体构成精神应激。精神应激是多种多样的,按不同生活环境因素,可以将应激源分为以下几类:(1)家庭环境因素:家庭是社会最基本的单位,家庭对人的影响是极大的。父母的离异、配偶的丧亡、亲子关系紧张、家庭成员关系不好、子女远离父母形成空巢状态、家庭结构和家庭成员关系变化、家庭成员的疾病、家庭重大经济困难等都是一种家庭环境因素的精神应激。(2)工作或学习环境因素:工作负担过重或转换职业;对学生来说升学、进入新的学习环境、学成后就业等都构成精神应激(3)社会环境因素:社会巨大的变化所带来的人口流动、快速城市化、生活环境变迁、生活工作节奏加快、竞争加剧、社会充满各种挑战、交通拥挤、交通事故增多、工业噪声、环境污染、工伤事故、犯罪袭击、局部的战争、恐怖袭击、灾难都是严重的社会应激因素。(4)自然灾害因素:严重的自然灾害如地震、海啸、飓风、洪水泛滥、火灾、雪灾、山体滑坡、泥石流等造成人员财产造成巨大损失也是一种精神应激。

2. 中介系统的增益或消解阶段:压力与精神应激作用于个体,并不直接表现为临床症状，而是进入中介系统，经过中介系统的增益或消解。中介系统的三个子系统:

(1)认知系统:认知、评估作用(拉扎鲁斯等人认为认知影响压力相对强度的方式有三类)：第 1，认知结果是两可的，事件可能是压力,它要求自己去适应;也可能对自己不构成威胁,无需去应对它;到底评估结果如何,则因人而异。 第 2,对客观事件严重性的评估。第

3,面对事件,当事人对自己能力的评估,影响压力的相对强度,自我能力评估过低,可以增强焦虑情绪,即增强对压力体验的强度。调节控制作用(对局面的控制类型大概有 3 类):对客观事件认知上的不足,是增强相对压力的重要因素。第 1,环境的控制:比如社会治安不好,我们可以安装防盗设施。这就是一种对环境的控制。第 2,认知的控制:是指处在压力下,对自己的思维活动有无自主权的问题,比如,当听取令人厌烦的长篇报告时,退席是不礼貌的、纪律所不允许时,在这种情况下,自己的思维活动失去行为的自主权,但如果可以思想开小差,就可以减轻压力。把注意力转移去思考自己感兴趣的问题,常常是一种减压的手段。第 3,行为的自我控制:是个人处在压力下,对自己的行为有无主动权的问题,当事人面对压力,自己的行为是否自由的,即能否自由地控制进退,这是关系到压力相对强度的重要因素。比如,面对危险时,避开危险的主动权是否掌握在自己手中。人格的影响作用。人格是个体比较稳定的心理特征,如相对稳定的世界和人生观,都体现在人格特征之中。

(2)社会支持系统(有两种):①具体地支持当事人:在物质上给予帮助,增加对应压力事件的物质条件;②给当事人精神支持:帮助当事人认识、理解事件的性质和强度,与当事人一起策划应对方式,使当事人在困难时期不感到孤独无助,从而增强应对精神应激的信心,稳定情绪。良好的社会支持系统,可以使压力事件的强度相对降低,不好的社会支持系统,其作用相反。

(3)生物调节系统:主要包括神经内分泌系统和免疫系统,它们功能状态好,可以防止或降低应激后果的躯体化症状。反之则不然。生物调节系统为压力的中介系统,是最主要的免疫系统。由于压力影响了免疫功能系统,从而其他系统,如消化、心血管、泌尿、呼吸、神经系统等也受到不良影响。最明显的表现是其他系统变得容易遭受疾病侵害。有研究显示,学生在学习压力很强的情况下,免疫球蛋白的分泌减少,上呼吸道感染的机会增多。还有研究提示,男性丧偶后,T

淋巴细胞降低，这种情况可以持续很久。这种情况使丧妻的男性很容易生病。老年丧妻者，甚至在丧妻后不久也会去世。压力可导致免疫功能损害这一事实，是目前解释高压力可以导致结核病、疱疹、白血病、过敏性疾病的原因。另外，除了外部压力以外，其他种类的压力，如过度控制、孤独、冷淡、社会支持系统不良等变相的压力，也可以破坏免疫功能，使癌细胞容易侵入器官。综上述，个体对事件的实际反应，是由中介系统对压力进行增益或消解后的相对强度决定的。中介系统的总体功能，由 3 个子系统各自的功能状态决定。比如，一个学生高考失利，这一事实应当看作精神、社会性的综合实力，它被个体响应后，便成为应激。由于该生认知系统良好，对事件有正确的理解和切合实际的分析，因此本应能够部分消解应激强度，但由于他的社会支持系统不良，父母和亲属横加指责，老师埋怨，同学耻笑，这就增加了应激的相对强度。如果他自身生理调整功能也较差，这时，他的中介系统整体消解功能必然变得低下，于是，产生躯体症状的可能就相对增加。如果每个子系统都处于良好状态，中介系统的整体消解功能就会很完善，该生便能很快适应落榜造成的压力，在临床表现方面，可能不出现异常，或者很轻微，甚至没有任何不良表现。

3. 临床相阶段：压力经由中介系统进入临床相阶段后，临床症状又分及时型症状和滞后型症状两类。及时型的症状，是响应精神应激后，经过中介系统的处理，迅速表现出的临床症状；滞后型的临床相，是精神应激在中介系统中进行处理时，由于中介系统的子系统——认知系统对事件的性质和意义评估比较模糊，于是作为潜在的模糊观念积存起来；当后来的类似事件出现时，积存的模糊观念又被激活并赋予它新的意义，获得新意义的模糊观念明朗化，于是再次发生效用。一旦表现在临床相上，便形成滞后型的临床相。比如，一个四岁女孩，因为性游戏被母亲责骂为干坏事，此时，由于性游戏是儿童好奇心所致，她自身并没有明确的性意识和性道德观念冲突，所以被责骂为“干坏事”之后，女孩并不十分明白为什么这是坏事，故而不十分在意，并渐渐“忘却”了。等到青春期时，谈论到性问题时，她又回忆起童年受的责备，心中顿时产生了道德冲突和自责、自卑，认定自己“不纯洁”，是“坏女人”。这种滞后型的内心压力在临床上，便成为抑郁情绪、对异性恐怖、回避，直到30多岁还害怕与异性接触。这种延缓滞后型的临床表现，在现实生活中并不少见。

应激直接相关的精神障碍，包括急性应激障碍、创伤后应激障碍、适应障碍及其他或待分类的应激相关障碍。

急性应激障碍：以急剧、严重的精神打击作为直接原因。在受刺激后立刻（1小时之内）发病。表现有强烈恐惧体验的精神运动性兴奋，行为有一定的盲目性；或者为精神运动性抑制，甚至木僵。如果应激源被消除，症状往往历时短暂，预后良好，缓解完全。

症状标准：以异乎寻常的和严重的精神刺激为原因，并至少有下列1项：

(1)有强烈恐惧体验的精神运动性兴奋，行为有一定盲目性。

(2)有情感迟钝的精神运动性抑制（如反应性木僵），可有轻度意识模糊。

严重标准：社会功能严重受损。

病程标准：在受刺激后若干分钟至若干小时发病，病程短暂，一般持续数小时至1周，通常在1月内缓解。

排除标准：排除癔症、器质性精神障碍、非成瘾物质所致精神障碍，及抑郁症。

创伤后应激障碍：由异乎寻常的威胁性或灾难性心理创伤，导致延迟出现和长期持续的精神障碍。主要表现为：(1)反复发生闯入性的创伤性体验重现（病理性重现）、梦境，或因面临与刺激相似或有关的境遇，而感到痛苦和不由自主地反复回想；(2)持续的警觉性增高；(3)持续的回避；(4)对创伤性经历的选择性遗忘；(5)对未来失去信心。少数病人可有人格改变或有神经症病史等附加因素，从而降低了对应激源的应对能力或加重疾病过程。精神障碍延迟发生，在遭受创伤后数日甚至数月后才出现，病程可长达数年。

症状标准：

(1)遭受对每个人来说都是异乎寻常的创伤性事件或处境(如天灾人祸)；

(2)反复重现创伤性体验(病理性重现)，并至少有下列 1 项：①不由自主地回想受打击的经历；②反复出现有创伤性内容的恶梦；③反复发生错觉、幻觉；④反复发生触景生情的精神痛苦，如目睹死者遗物、旧地重游，或周年日等情况下会感到异常痛苦和产生明显的生理反应，如心悸、出汗、面色苍白等；

(3)持续的警觉性增高，至少有下列 1 项：①入睡困难或睡眠不深；②易激惹；③集中注意困难；④过分地担惊受怕；

(4)对与刺激相似或有关的情境的回避，至少有下列 2 项：①极力不想有关创伤性经历的人与事；②避免参加能引起痛苦回忆的活动，或避免到会引起痛苦回忆的地方；③不愿与人交往、对亲人变得冷淡；④兴趣爱好范围变窄，但对与创伤经历无关的某些活动仍有兴趣；⑤选择性遗忘；⑥对未来失去希望和信心。

严重标准：社会功能受损。

病程标准：精神障碍延迟发生(即在遭受创伤后数日至数月后，罕见延迟半年以上才发生)，符合症状标准至少已 3 个月。

排除标准：排除情感性精神障碍、其他应激障碍、神经症、躯体形式障碍等。

适应障碍是：因长期存在应激源或困难处境，加上病人有一定的人格缺陷，产生以烦恼、抑郁等情感障碍为主，同时有适应不良的行为障碍或生理功能障碍，并使社会功能受损。病程往往较长，但一般不超过 6 个月。通常在应激性事件或生活改变发生后 1 个月内起病。随着事过境迁，刺激的消除或者经过调整形成了新的适应，精神障碍随之缓解。

症状标准：

(1)有明显的生活事件为诱因,尤其是生活环境或社会地位的改变(如移民、出国、入伍、退休等)。

(2) 有理由推断生活事件和人格基础对导致精神障碍均起着重要的作用。

(3)以抑郁、焦虑、害怕等情感症状为主,并至少有下列 1 项:①适应不良的行为障碍,如退缩、不注意卫生、生活无规律等;②生理功能障碍,如睡眠不好、食欲不振等。

(4)存在见于情感性精神障碍(不包括妄想和幻觉)、神经症、应激障碍、躯体形式障碍,或品行障碍的各种症状,但不符合上述障碍的诊断标准。

严重标准:社会功能受损。

病程标准:精神障碍开始于心理社会刺激(但不是灾难性的或异乎寻常的)发生后 1 个月内,符合症状标准至少已 1 个月。应激因素消除后,症状持续一般不超过 6 个月。

排除标准:排除情感性精神障碍、应激障碍、神经症、躯体形式障碍,以及品行障碍等。

我国编制的了 LES(Life Event Scale)“生活事件量表”,对精神刺激进行定性和定量,并且预测和预防疾病的发生。研究发现 LES 总分与健康关系极为密切,与疾病的发生明显相关,LES 总分越高反映个体承受的精神压力越大。95%的正常人一年内的 LES 总分不超过 20 分;99%的不超过 32 分。负性事件的分值越高对心身健康的影响越大。LES 总分小于 150,第二年可能平安无事,身体健康;一年累分在 150~300,第二年有 50%患病;如一年累分超过 300,则 86%的人在今后两年内有重大疾病发生。如果超过 300,说明受试者处于高度心理应激状态,即易感染各种疾病,易在运动中受伤,心肌梗塞、心脏病发作、糖尿病、结核病、工伤事故等疾病几率增高。

对应激的处理

应激源的存在在人类社会中是不可避免的,要正确应对应激,减轻或避免精神应激对健康的不良影响，原则如下：

1. 树立应激的社会观念：人类社会的发展就是在不断面对各种挑战、不断克服应激，在战胜应激中得到发展和进步的，因此对应激处境应抱着积极适应应激的态度，追求所谓无刺激的平静社会是不符合事物的发展规律的，应激无处不在，要随时做好思想准备，在应激来临时让自己尽快的镇静下来，主动采取应对措施，把损失减少到最低程度。

2. 建立正确的价值观：应激系统中一个非常重要的调节因素就是主观上对应激源的认知评价，不同的价值观就有不同的评价，并引起不同的行为反应。遇事要有大局观，从大处着想，不拘于小节，在处理人际关系（家庭关系、同事关系、上下级关系或邻里关系时）加强相互理解，换位思考，和谐相处，共赢发展。

3. 主动参加社会实践锻炼：不断提高自己的适应能力，提高适应应激的阈值水平。同一应激事件，不同的人反应是不一样的，引起反应不一样的一个重要原因就是个人素质与经验。而素质与经验通过锻炼是可以加强的。久经锻炼的人临危不惧，常能急中生智。相反社会实践较少的人，遇事则惊慌失措，慌乱中出乱或呆若木鸡。

4. 善于自我调节，有张有弛：对于工作过于紧张繁忙或学生学习负担过重以及生活压力很大的人，都必须学会自我调节，减轻负担，有意识有计划地"减压"。做到有张有弛，劳逸结合，从而能缓冲应激处境，还能提高工作效率。

5.充分发挥家庭社会支持系统的调节作用，取得支持系统的帮助：因为家庭是社会的最基本单位，当个人遇到各种不良性应激事件或困境时，家庭成员、亲戚朋友、同事领导、工作单位、社会团体、福利组织、政府组织给予精神上、感情上或物质上的支持与援助。个体应对应激时，缓解紧张的技巧虽十分重要，但是离开群体，离开社会大集体的支持，就不可能真正应对好社会应激处境，特别是重大的应激处境，支持系统中尤以家庭社会支持系统最为重要。

6. 求助于专业人员：在应激反应的过程中，自我调节不能满意时，出现一些不能解决的心理问题，或是疾病先兆或疾病时，应立即求助于专业人员（医生、心理咨询、社会工作者）进行心理咨询、心理治疗或药物治疗，切忌讳疾忌医。

第 12 讲 打赢没有硝烟的"战争"
——谈睡眠障碍的防治

您有过这样的经历吗？夜深人静之时，周围的人早已进入梦乡，而您却辗转反侧难以入睡；或者虽然睡眠时间与别人相同，但第 2 天依旧无精打采，头昏脑胀，周身疲乏无力，工作效率不高。如果您反复出现以上情况，那么说明您可能有睡眠方面的问题，。

人的一生大约有 1/3 时间是在睡眠中度过的。睡眠可以帮助大脑发育，储存记忆，使疲劳了一天的大脑和身体得到修复和休息，所以睡眠对于我们来讲是非常重要的。然而，许多人却被睡眠障碍困扰着。我国的失眠人数已达 120~140 万，发病率为 10%~20%，且随着年龄的增长而增加。

一、睡眠障碍的定义与原因

（一）什么是睡眠障碍？

睡眠障碍包括各种各样睡眠方面的问题，例如：入睡困难、早醒或维持睡眠困难、有效睡眠时间减少、醒后不能消除疲劳感、易被周围环境唤醒、在白天或不恰当的时间过度思睡、睡眠中存在不寻常的行为等。

许多疾病都可以干扰正常的睡眠，同时疾病中睡眠情况的改善或恶化又会反过来影响疾病的进程。睡眠障碍可能会引发严重的躯体化问题，包括头痛、血压升高、心慌气短、疲乏无力、食欲下降等，有的可导致情绪改变、兴趣下降、心情郁闷、情绪低落、发怒、容易冲突、争吵，进而影响到家庭和谐与人际疏远，严重的还会引起记忆力下降、注意力不集中等，使学习或工作效率降低。而由于长期睡眠障碍，出现其他精神疾病的概率高于正常人20多倍。

北京大学医学部精神卫生研究所关于睡眠问题流行病学研究报告：对北京、上海、西安、赤峰（内蒙）4城市进行的现况调查，12个月中有睡眠问题的人占调查人群的6.7%~26.5%；女性比男性更容易有睡眠问题；老年、有精神疾病的人更容易有睡眠问题。

不过，虽然睡眠障碍的发病率很高，但是患者中仅有51.5%的人能引起重视并及时到医院就诊。

正常人的睡眠时间应是多少呢？一般来讲，大多数人每天睡眠在6~8小时之间。当然，每个人对睡眠时间的需要不尽相同，这也与个体遗传因素有关。极少数人每天只睡五个小时就可以保持精力充沛，而有的人每天要睡十一个小时才能达到身体健康。

（二）造成睡眠障碍的原因有哪些？

1. 精神因素：精神紧张、焦虑、恐惧、兴奋等可引起短暂失眠，主要为入睡困难及易惊醒，精神因素解除后，失眠即可改善。神经衰弱病人常诉说入睡困难，睡眠不深、多梦，但脑电图记录上显示睡眠时间并不减少，而觉醒的时间和次数有所增加，这类病人常有头痛、头晕、健忘、乏力、易激动等症状。抑郁症的失眠多表现早醒或睡眠不深，脑电图描记显示觉醒时间明显延长。躁狂症表现入睡困难甚至整夜不眠。精神分裂症因受妄想影响可表现入睡困难或睡眠不深。

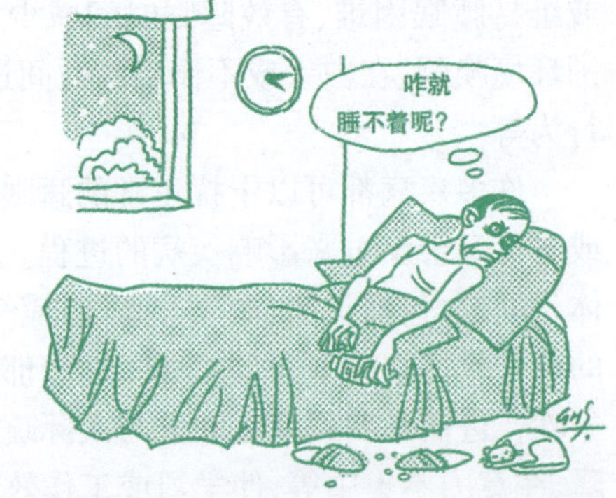

2. 躯体因素引起的失眠：各种躯体疾病引起的疼痛、鼻塞、呼吸困难、气喘、咳嗽、尿频、恶心、呕吐、腹胀、腹泻、心悸等均可引起睡眠障碍。

3. 生理因素：由于生活工作环境的改变和初到异

乡、不习惯的环境、饮浓茶咖啡等可引起失眠，短期适应后失眠即可改善。

4. 药物因素引起的失眠：利血平、苯丙胺、甲状腺素、咖啡碱、氨茶碱等可引起失眠，停药后失眠即可消失。

5. 大脑弥散性病变：慢性中毒、内分泌疾病、营养代谢障碍、脑动脉硬化等各种因素引起的大脑弥散性病变，失眠常为早期症状，表现睡眠时间减少、间断易醒、深睡期消失，病情加重时可出现嗜睡及意识障碍及其他睡眠障碍。

6. 遗传因素：有些睡眠障碍如遗尿症有一定的家族遗传性。

7. 年龄因素：大脑的发育情况与睡眠障碍有关，儿童多以夜惊、梦魇、遗尿等为主，老年人则以失眠为主。

（三）睡眠的重要性是怎样的？

睡眠是每人每天都需要的，大多数人一生中的睡眠时间超过生命的 1/3。在人的一生中，睡眠不仅可消除疲劳，帮助脑功能恢复，而且在睡眠过程中身体必要的物质又重新获得补充，以保证有足够的精力进行活动和工作。人的生命始自睡眠，睡眠是自然界赐予人类最聪明、最完美的摄生方式。我们要维持身体的健康，就必须使睡眠——觉醒交相更替，以取得平衡。

（四）如何养成良好的睡眠习惯？

预防睡眠障碍应养成良好的睡眠习惯，定时作息。要认识到每个个体都有自己的睡眠——觉醒规律，尽量不要打乱自己的睡眠—觉醒规律。如果其规律失常，要靠自己调整和培养，形成自己的生物节律。

人不吃饭，能活20天
人不喝水，能活7天
人不睡觉，能活5天

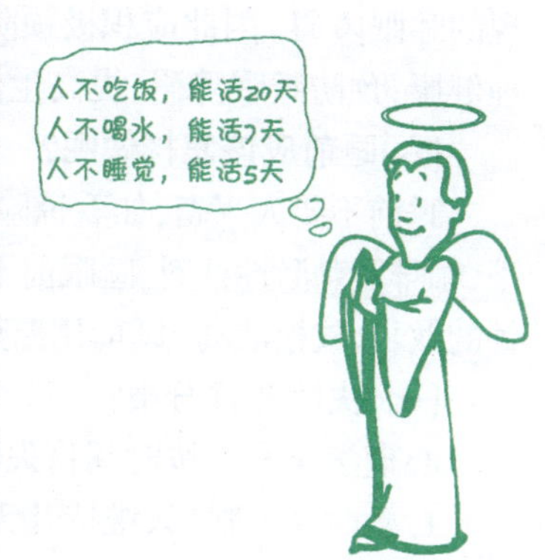

如遇到意外情况暂时打乱了睡眠—觉醒的生物节律时，应及时理顺它，使睡眠规律恢复正常。若睡眠习

惯发生了改变,不要恐惧紧张,自己设法矫正。

一般不用安眠药物调整睡眠,若使用时,尽量间断用药,一旦矫正后,应逐渐减药至停药,以防产生药物依赖性。

(五)积极治疗躯体和精神疾病重要吗?

一切引起疼痛的躯体疾病都可出现睡眠障碍,尤其在夜晚剧痛时,可使病人入睡困难和痛醒,只有当疼痛缓解时,睡眠障碍才能改善,如急腹症、外伤性疼痛、癌性疼痛等都可出现睡眠障碍。

其他各种身体的不适和瘙痒也可引起睡眠障碍。

危急重病人打乱了正常睡眠——觉醒相互转化的生物节律,夜晚难以入睡,早醒,睡眠浅,易醒,多梦,白天嗜唾,卧床不起;或是在出现意识障碍前期,出现昼夜不眠,处于情绪激动、兴奋状态,或出现昼夜乏力、嗜睡状态;若出现意识模糊、谵妄、错乱等状态,这时扰乱了正常的睡眠节律,睡眠时间短,甚至彻夜不眠,白天也很少入睡。

慢性肝脏疾病、肾脏疾病和心脏疾病,易出现睡眠增多,乏力嗜睡,或昏昏沉沉,无精打采,卧床时睡、时醒,或睡眠时间少、睡眠浅、多梦等。对于这些疾病引起的睡眠障碍,应积极治疗躯体疾病,当躯体疾病缓解了,睡眠障碍自然会好转。

许多精神疾病均可引起睡眠障碍,据统计约70%以上的精神病人有睡眠障碍,而在神经症病人中100%的病人有不同程度和不同表现的睡眠障碍。因此应积极预防和治疗精神疾病,增进人们的身体心理健康,预防睡眠障碍,提高生活质量。

(六)睡前应该怎样做呢?

睡前不要太兴奋,如看惊险的小说、电视,听紧张的故事。忌饮夜茶、咖啡及刺激性饮料。睡眠前不要进行过度的体力劳动,最好有15分钟的散步、放松活动,睡前用温热水泡洗双脚等均可预防睡眠障碍。

(七)失眠怎样分类?

心理学家通常按时间将失眠分为三类

1. 暂时性失眠:只维持几天。可能由于情绪兴奋、暂时性精神紧张或时差所引起，如重大节日、会议、聚会、考试、跨时区旅行等，大多数人可自发地调整过来，也可以把它看作一次新鲜有趣的体验。总之，在此时刻，不必惊慌，几天后会不治而愈的。

2. 短期性失眠：持续数天到四周的时间，在人患有严重疾病或个人遭受巨大压力时常会发生。通常运用自我心理调节的方法或求助睡眠心理专家，会得到缓解和改善。

3. 长期性失眠：可维持四周到数年之久，有些人面对压力（甚至仅仅为正常压力）时，就会失眠，就像有的人容易得慢性胃炎或偏头痛一样，已经形成了一种应对压力的习惯性模式。通常需要医生和心理专家共同来解决。

二、导致失眠的心理因素

从临床来看，由生理因素、疾病因素、药物因素及饮食因素所致者的病例数远远少于由心理因素所致病的病例数。归纳总结，目前有5类导致失眠的心理原因是为心理学界所公认的。

（一）怕失眠心理

许多失眠患者都有“失眠期待性焦虑”，晚上一上床就担心睡不着，或是尽力去让自己快入睡，结果适得其反。

人的大脑皮层的高级神经活动有兴奋与抑制两个过程。白天时脑细胞处于兴奋状态。工作一天后，就需要休整，进入抑制状态而睡眠，待休整一夜后，又自然转为清醒。

大脑皮层的兴奋与抑制相互协调，交替形成周而复始的睡眠节律。“怕失眠，想入睡”，本意是想睡，但“怕失眠，想入睡”的思想本身是脑细胞的兴奋过程，因此，越怕失眠，越想入睡，脑细胞就越兴奋，故而就更加失眠。

（二）梦有害心理

不少自称失眠的人，不能正确看待梦，认为梦是睡眠不佳的表现，对人体有害，甚至有人误认为多梦就是失眠。这些错误观念往往使人焦虑，担心入睡后会再做梦，这种“警戒”心理，往往影响睡眠质量。

其实，科学已证明，每个人都会做梦，做梦不仅是一种正常的心理现象，而且是大脑的一种工作方式，在梦中重演白天的经历，有助于记忆，并把无用的信息清理掉。梦本身对人体并无害处，有害的是认为“做梦有害”的心理，使自己产生了心理负担。

（三）自责心理

有些人因为一次过失后，感到内疚自责，在脑子里重演过失事件，并懊悔自己当初没有妥善处理。白天由于事情多，自责懊悔情绪稍轻，到夜晚则“徘徊”在自责、懊悔的幻想与兴奋中，久久难眠。

（四）期待心理

是指人期待某人或做某事而担心睡过头误事，因而常出现早醒。比如一位“三班倒”的网站管理员，由于上大夜班（夜里 12 点上班），常于晚 7 时睡觉，因害怕迟到，睡得不踏实，常常只能睡上 1~2 小时，就被惊醒，久之便成了早醒患者。也有的人在晋升、职称评定、分房结果快要公布前，往往也处于期待兴奋状态，难以入睡。

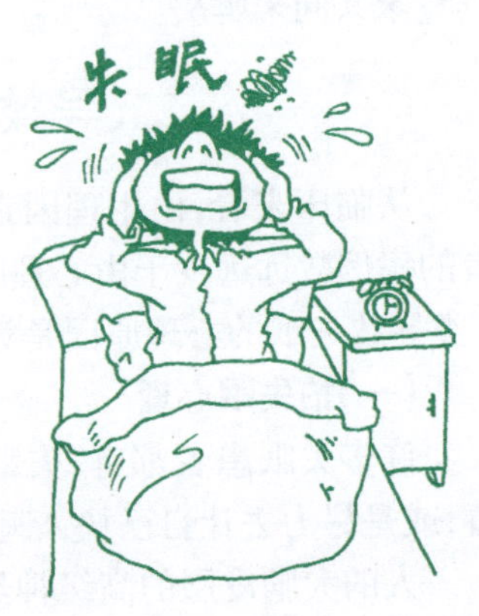

（五）童年创伤心理的再现

有的人由于童年时受到丧失父母、恐吓、重罚等创伤而感到害怕，出现了怕黑夜不能入睡的现象，随着年龄增长逐渐好转，但成年期后，由于受到某种类似儿童时期的创伤性刺激，就会使被压抑在潜意识的童年创伤性心理反应再现，重演童年时期的失眠现象。手足无措心理：有的人受到突发事件刺激后，不能做出正确的反应，手足无措，不知如何是好，以致晚上睡觉时也瞻前顾后，左思右想，但始终处于进退维谷、举旗不定的焦急兴奋状态。

三、自我克服失眠症的方法

我们在这里介绍一下美国专家提出的自我克服失眠症的 10 个方法：

1. 不要补觉：如果你在夜里醒来过了 15 分钟还不能重新入睡，那就打开收音机听听广播，等有了睡意再关掉广播。记住：不管你在夜里睡得好不好都要在第二天早上按时起床，即便是周末也不能试图补觉，因为这种做法对克服失眠症没有任何帮助。

2. 不要养成赖床的习惯：你只有真的感到困了时再上床睡觉，如果你在床上躺了 15 分钟还不能入睡，那就起来做些单调而轻松的事情，譬如：看看书、织织毛线、看看电视或者看一下轻松的书。切记：不要做让自己激动的事情。有了困意就上床，到了床上又不困了的话就再起来做上述的事情，直到上了床能够很快入睡。要养成每天都准时起床的习惯。

3. 睡觉之前要使心平静下来：有些人一天到晚都很忙，到了晚上躺在床上才想起来要把白天所发生的事情细想一遍。这么做的结果当然不利于睡眠。正确的方法是在睡觉前的一两小时抽出十几分钟集中精力把白天的事情想一想，做出该如何处理问题的决定，之后将第二天要做的工作简单地做个计划。这种方法可以帮助你减少烦恼、放松大脑，使你能够一上床就很快入睡。

4. 睡前不喝咖啡不抽烟：咖啡、可口可乐和巧克力都含有使人兴奋的咖啡因，因此睡觉之前不要喝、吃这些东西。此外抽烟也容易使人兴奋，因此一定要改掉睡觉之前抽烟的习惯。

5. 睡前不饮酒：一些人为了放松自己喜欢睡觉之前喝点酒，以为这样可以帮助睡眠，其实这是错误的。要知道酒精抑制了你的中枢神经，也破坏了你的睡眠，过几个小时后，由于酒精的刺激你还会醒来感到头痛。长期下去对你的健康有百害而无一利。

6. 睡前吃点东西：睡觉前一两个小时吃一片面包和一个水果，或者喝一杯牛奶。但是不要吃得太多。

7. 养成睡前停止思考的习惯:睡觉之前,听听曲调委婉、节奏舒缓的音乐,或者学会倾听大自然的声音,如:雨声、虫鸣等等。倾听大自然的方法开始做起来会有些困难,不过只要坚持下去就能学会。

还有两个帮助入眠的简单方法:

(1)放慢呼吸,想象一下你吸进的气是如何从体内呼出的,这一练习可以在白天做,时间长了晚上做就可以帮助你的睡眠。

(2)当你想起不愉快的事情时,你要努力尽快想些轻松、愉快的事情冲淡这些不快。也可以数"一只养、两只羊……"直至心完全平静下来。

8. 晚间散步:长期患失眠症的人也可以在晚间散散步,地点最好选择居家附近,距离不要太长。散步可以放松肌肉,使身体发热,通常当体温降下来时,人也就会感到困乏想睡觉。

9. 睡前做爱:对于许多人来说,睡前做爱可以使身体完全放松,也能提高睡眠的质量。如果有些人对性行为感到不安或紧张就不必使用这一方法。

10. 睡前洗个热水澡:人在入睡时体温低,而白天体温是最高的,根据这个理论,人在睡觉前两三个小时洗个热水澡可以帮助睡眠,因为洗澡能将体温升高,等到了你的睡觉时间,你的体温也就降了下来。

第13讲 为什么有人总使你感觉不爽或不好相处
——谈人格障碍

每个人自呱呱坠地之日起就要开始与人打交道，儿时玩伴、同窗、同事、亲朋好友、左邻右舍以及工作后的服务对象等等。与人交往时有的人让你感觉与之交往舒心、心情愉悦，有的却让你感觉不爽，难以相处。这是为什么呢？主要是因为每个人的个性不同。个性是什么？个性也称为人格，是指一个人稳定的、持续的与独特的感知、体验、思维、应对与行为方式等，它是一种较为固定的行为模式及在日常活动中待人处事的习惯方式，是全部心理特征的总和。个性通常决定一个人外显的情感与行为反应方式，因此我们常常从一个人外显的情感反应方式（脾气）与行为方式来了解他的人格（或个性）。

德国哲学家莱布尼茨说过世界上没有两片完全相同的叶子，同样也没有两个完全相同的人。在个性方面也会表现出很大的差异，所以，有的人自信，有的人自卑；有的人依赖心强，而有的人喜欢独立；有的人保守，而有的人善于创新；有的人热情大方，有的人自私自利等等，这都是因为每个人不同的人格造成的。那么人格是如何形成和发展的？

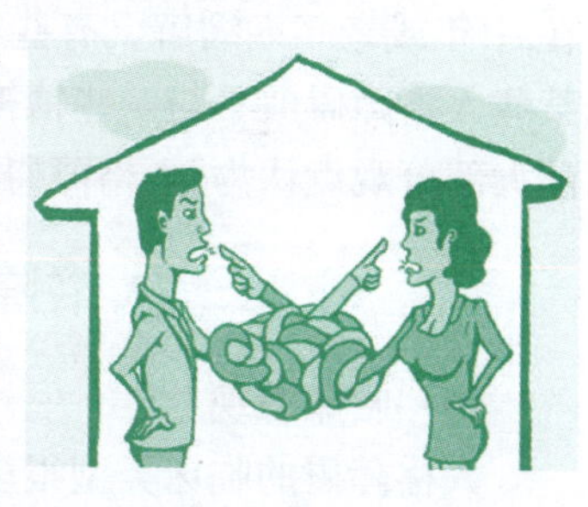

一、人格的形成和发展

人的一生，其生理和心理都经历着一个不断发展变化的过程，人

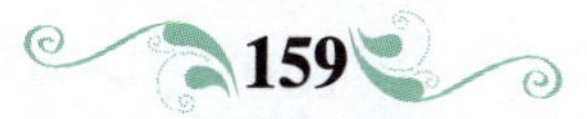

格也是发展变化的。人格特征可在社会活动、处理人际关系中表现出来,也可在社会生活实践中塑造和发展。影响人格的原因很复杂,是一种多因素的集合体,主要有遗传和社会环境两大方面,二者交互作用。其中社会环境包括父母教养方式、同伴的影响、学校和老师的影响、社会文化和社会阶层因素及生活事件和大众传播媒体等因素。其中早期的生活环境和父母的教养方式对人格的形成起着非常重要的作用。不良的社会环境和遗传可导致人格障碍。

二、什么是人格障碍呢?

人格障碍通常是指人格特征明显偏离正常,使患者形成了特有的、一贯的、反映个人生活风格和人际关系的异常行为模式。这种模式极端或明显偏离特定文化背景和一般认知方式(尤其在对待他人方面),对社会环境适应不良,甚至与社会发生冲突,明显影响其社会功能与职业功能,给自己或社会造成恶果,病人自感精神痛苦,也使别人受苦。人格障碍常开始于幼年,并在成年期大部分时间里继续存在,中年或老年期缓解。有些人格障碍已经发现一些生物学改变,且某些人格障碍似乎与一些精神疾病有一定的关联。基于以上情况,目前大部分观点认为:人格障碍归属于精神病学研究的范畴。

三、人格障碍的表现有哪些

(一)临床表现

人格障碍的临床类型很多,不同的类型表现不同,但具有一些共同的临床特征,将其归纳为:

1.一般始于早年或青春期,男性可以表现更早。

2.严重的人格缺陷,人格严重偏离正常,不协调,且性格的某些特征过分发展。

3.人格偏离一旦形成后非常牢固、不易改变,矫正困难,预后不良。但到 40 ~ 50 岁以后可渐趋缓解。

4.对人格缺陷缺乏自知力,不能从过去生活经历中吸取教训。

5.行为目的和动机不明确,行为大多受情感冲动、偶然动机所驱使,缺乏目的性、计划性和完整性。

6.适应不良,自己感到痛苦又贻害于周围。

(二)临床分型

根据中国精神疾病分类方案与诊断标准第 3 版(CCMD-3),常见人格障碍类型及其主要临床表现:

1. 偏执型人格障碍

偏执型人格是以明显的猜疑或偏执为主要特征的一类人格障碍。多见于男性,这类人表现固执,敏感多疑,过分警觉,心胸狭隘,好嫉妒,自我评价过高,体验到自己过分重要,倾向推诿客观,拒绝接受批评,对挫折和失败过分敏感。如受到质疑则出现争论,诡辩,甚至冲动攻击和好斗;常有某些超价观念和不安全感,不愉快,缺乏幽默感;经常处于戒备和紧张状态之中,寻找怀疑偏见的根据,对他人的中性或善意的动作,歪曲而采取敌意和藐视,对事态的前后关系缺乏正确评价;容易发生病理性嫉妒,易发生偏执狂或偏执型精神分裂症。

【个案】

林某,女性,24 岁,工人,常常对周围的人有莫名其妙的意见,总觉得别人不理解自己,在工作中怕自己吃亏,不愿多干活。多年来不满情绪占上风,与同事相处较差,不受别人欢迎,经常调动工作岗位,但她从不查找自己的问题,还怪罪领导不器重她,渐渐地怀疑心越来越重,涉及面越来越广,单位里见到同事咬耳朵说悄悄话,就怀疑是在说自己坏话;领导在会上不点名批评某种作风行为,就怀疑是在说她。自己很痛苦,跟她一起生活、工作的人也觉得受不了。

2. 分裂样人格障碍

分裂样人格障碍 (schizoid personality disorder) 又称内向性人格(autism,Bleuler E,1950)。一般在童年早期开始,长期存在。其主要表现为退缩,孤独,沉默,隐匿,不爱交往,情绪缺乏和冷漠,不仅自己不能体验欢乐对人亦缺乏温暖，爱好不多，过分敏感而且害羞、胆怯、怪癖，对表扬和批评均反应不良；未丧失认识现实的能力，但常表现孤立行为，趋向白日梦和内省性隐蔽；活动能力差，缺乏进取性。对人际关系采取不介入的态度；缺乏性兴趣；缺乏亲密和知心朋友。分裂样人格障碍并非终生如此，后来发展为精神分裂症的比例尚未明确，国内外资料指出，半数以上精神分裂症患者的病前人格为分裂样的。

【个案】

张某，男性，23岁，从师院毕业后无论如何都不愿走上讲台担任教学工作。他羞涩地向校长表示，自己一向害怕人多的场合，在大学期间对教学实习就很害怕，所以希望到图书馆去管理图书。经过反复动员劝说，李某终于勉强同意上台讲课了。但刚上讲台，一看到讲台下坐着几十名学生，教室后面有教研室的教师和校长，他就彻底慌了神，说不出一句话来。无奈之下，校长只好安排他到校图书馆去工作。经过了解，李某在家里和学校时就很内向、孤僻、胆怯、不爱说话、不好社交，他的教学实习也是勉强及格的。

3. 反社会型人格障碍

反社会型人格障碍(antisocial personality disorder)是人格障碍中对社会影响最为严重的类型。多见于男性。此类人格障碍的特征是高度的攻击性、缺乏羞耻感、不能从经历中吸取经验教训、行为受偶然动机驱使、无计划性、社会 适应不良等。主要特点如下：

(1)这类人在儿童少年期常有某种情节轻微的反社会行为，如学习成绩不良、逃学、违反校纪校规、反复说谎、偷窃、对抗长者、攻击行为、参与或挑起斗殴等，或曾受学校惩罚或开除等。

(2)成长后情感肤浅而冷酷，脾气暴躁，自我控制不良，对人不坦率，缺乏责任感，与人格格不入；缺乏计划性和目的性，经常更换工作岗位。

(3)法纪观念较差，行为受本能欲望、偶然动机和情感冲动所驱使，有不符合行为准则或违反社会规范的行为，具有高度的冲动性和攻击性;如破坏公共财物、反复斗殴或攻击别人等多种形式的犯罪,甚至伴有药物或酒精滥用,被社区或公安机构强制性教育或劳教、拘留或刑罚。

(4)缺乏责任心、义务感,不承担责任和义务,如经常旷工、长久待业或多次无计划地变换职业,对家人漠不关心或不予照顾或抚养。

(5)对挫折耐受性低,易激惹,轻微刺激即可引起暴力或攻击行为。对挫折的耐受力差,遇有失利则推诿于客观或者提出一些似是而非的理由为自己开脱,或引起强烈情绪的反应。

(6)缺乏内疚感,不能由经历的失败或惩罚中吸取教训,而且易于责怪别人。缺乏良知,对自己的人格缺陷缺乏认知;缺乏悔恨感与羞愧,不能吸取经验教训;自私自利,自我评价过高。

(7)他们与家庭、朋友、配偶不能保持长久、亲密而忠实的关系,两性关系混乱,过早性活动,经常更换婚姻关系,夫妻关系难以维持 1 年以上,对子女不闻不问。

反社会型人格障碍者一般不情愿寻求医生帮助,因此门诊极为少见,他们往往违犯社会法纪而被监禁或投入劳教。有时他们被迫来就诊时大多表现紧张,抑郁,认为周围对他歧视,遭人憎恨。这种认识和情绪状态可迁延下去,甚至到年长(成年后期)违纪行为减少时亦如此。“反社会”一语虽系政治社会用语,但也从这一侧面突出反映了他们对社会的危害。这类人在监狱和劳教机构占相当大比率 (40% ~ 78%),不少是累犯或惯犯,往往因发生应激状态而送精神病机构要求医学鉴定。

【个案】

刘某,男性,28 岁,从小喜欢以破坏家庭设施和学校社会公物,以及故意不听话来“显示”自己的反叛性。并任性、经常逃学、离家出走、夜不归宿、说谎、偷窃、初中期间被学校开除,后因偷窃罪被警察捉拿归案。

4. 冲动型人格障碍

冲动型人格障碍又称为攻击性人格障碍。可将情绪不稳定型人格障碍分为冲动型和边缘型，此二型均以冲动性及缺乏自我控制为突出表现。冲动型的主要特征为情绪不稳定及缺乏冲动控制。暴力或威胁性行为的暴发很常见，在其他人加以批评时尤为如此。这种人常因微小的刺激而突然爆发非常强烈的愤怒和冲动，自己完全不能克制，其时可出现暴烈的攻击行为，行动时体验到愉快、满足或放松，这种突然出现的情绪和行为变化和平时是不一样的。他们在不发作时是正常的，对发作时所作所为感到懊悔，但不能防止再发。这种冲动发作也常因少量饮酒而引起。主要特征归纳如下：①易与他人发生冲突或争吵，尤其是受到他人非议时。②有突发的愤怒和暴力倾向，对导致的冲动行为不能自控。③对事物的计划和预见能力明显受损。④不能坚持任何没有即刻奖励的行为。⑤不稳定的和反复无常的心境。⑥自我形象、目的及内在偏好(包括性欲望)的紊乱和不确定。⑦容易产生人际关系的紧张或不稳定，时常导致情感危机。⑧经常出现自杀、自伤行为。

5. 表演型人格障碍

表演型人格障碍又称寻求注意型人格障碍或癔症型人格障碍。以高度情感性和以夸张的行为吸引注意为主要特征的一类人格障碍。一般认为女性较为多见，随年龄增长可逐渐改善。此型可与边缘型人格障碍并存。主要表现为人格不成熟和情绪不稳定，常以自我表演、过分的做作和夸张的行为引人注意；暗示性和依赖性特别强，自我放任，不为他人考虑，表现高度自我中心；极端情绪化，情感变化多端，易激动；对人情感肤浅，难以与周围保持长久的社会联系；长久渴望得到理解和评价，容易受伤害，高度的幻想性，往往把想象当成现实；不停地追求刺激，不能忍受寂寞，希望生活似演戏一样热闹和不平静；外表及行为显示不恰当的挑逗性，打扮得花枝招展卖弄风骚，甚至调情，诱惑人，但性生活被动，虽有时体验到性快乐，却往往是性快感缺乏；言语、举止和行为可能类似儿童，情绪不成熟。这种人与癔症间关系不似既往想象的那样密切，癔症的病前人格为表演型者仅20%，而非常严重的表演型人格障碍却可终生不发生癔症。表演型人格亦可为抑郁症、焦虑症等精神病的病前特征。表演型人格常涉及司法精神病学鉴定，这是由于这类人与反社会人格有一定重叠，易于发生违犯社会法纪的行为。

6. 强迫型人格障碍

过分要求严格与完美无缺为特征。男性多于女性 2 倍。这类人的特征为惰性、犹豫不决、好怀疑和按部就班。他们以十全十美的高标准要求自己，希望所做的事完美无瑕，事后反复检验，苛求细节。为此他们表现焦虑、紧张和苦恼。他们的道德感过强，过于自我克制，过分自我关注和责任感过强，常表现为对任何事物都要求过严、过高，循规蹈矩，不容改变，否则感到焦虑不安，并影响其工作效率；平时拘泥细节，小心翼翼，甚至对生活小节也要程序化，有的好洁成癖，若不按照要求做就感到不安，甚至重做；对自身安全过分谨慎，常有不安全感，往往穷思竭虑或反复考虑，对计划实施反复检查、核对，惟恐有疏忽或差错，思想得不到松弛；事先计划好所有动作，而且考虑过于详细；过分迂腐，刻板；主观，比较专制，要求别人也要按照他的方式办事，否则即感不愉快，往往对他人做事不放心；遇到需要解决问题时常犹豫不决，推迟或避免作出决定；常过分节俭，甚至吝啬；过分沉溺于职责义务与道德规范，责任感过强，过分投入工作，业余爱好较少，缺少社交友谊往来。工作后常缺乏愉快和满足的内心体验，相反常有悔恨和内疚。这类人虽然可以得到一个稳定的婚姻并在工作上取得成就，但很少有挚友。强迫型人格障碍的人容易发生强迫性神经症，而强迫性神经症患者病前为强迫人格者为 72%(Kringlon，1965)。更年期抑郁症患者病前人格也多为强迫型(Titley，1936)。抑郁症的病前人格为强迫型者易于伴发强迫症状(Gelttleson，1966)。正常人可有一些强迫现象，但其职业或社交能力未出现损害，不应与强迫型人格混淆。

【个案】

邹某，17岁，男性，本应是上学的年龄，可如今却什么事也做不了。成天想去碰一下周围的人，不分男女老少，常把不熟悉的人吓住，家人不断地给别人解释，祈求理解。另外他家庭经济条件较好，可是类似顺手牵羊"小偷小摸"的事却常发生在他的身上，很让人不齿。上超市时常拿走一件不值钱的小物品。有时连一张废报纸也不放过，偷来的东西他却从来不去使用。自己明知没有必要，但就是控制不住，家人无可奈何，自己也很痛苦。

7. 焦虑性人格障碍

临床上以持久和广泛的内心紧张及忧虑体验为特征。如过分的敏感、不安全感及自卑感；一贯感到紧张、提心吊胆、总是需要被人喜欢和接纳，除非得到保证被他人所接受和不会受到批评，否则拒绝与他人建立人际关系；对拒绝和批评过分敏感，常因夸大生活中潜在的危险而回避许多正常社会活动，因而其生活方式受到明显的限制。有研究表明它和焦虑性障碍如惊恐发作、社交恐怖症、强迫症等显著相关。

8. 其他人格障碍

(1)环型人格障碍：又称情感型人格障碍，多见于女性。本型包括情感高涨型，情感低落型或抑郁型两种相反的亚型。情感高涨型的人表现情感高涨，内心充满信心和喜悦，雄心勃勃，精神振奋，热情好交往，情绪乐观，较急躁，做事有始有终，常做出大量的计划和设想，但并非都是经过深思熟虑的；情感低落型的人则相反，情绪低沉，悲观，愁眉不展，自感精力不足，信心不强，寡言少语，遇事感到困难重重；循环型人格障碍则以心境良好和悲伤相交替为特征，这种转换并非外部因素引起。30%～80%躁郁症患者的病前为循环型人格。该人格障碍一般发生于青少年阶段，心境高涨或低落的程度/持续时间及其周期频度是不一样的，但随年龄增大，往往加重，这是不同于其他类型人格障碍之处。但中年后期出现心境波动，应注意有无器质性疾病的可能。

(2)边缘型人格障碍:的主要特征为高度冲动性,情绪不稳定,人际关系紧张,身份识别障碍,自伤行为,持久空虚感和厌倦感,容易引起一过性精神病发作。ICD-10(1992)指出边缘型人格障碍除表现情绪不稳定外,自我形象、目的和内心偏好往往是模糊不清或扭曲的。空虚感是常有的,经常卷入强烈和极不稳定的人际关系,可能会导致连续的情感危机,竭力避免被人遗弃,有自杀未遂行为。边缘型人格与情感性疾病有较高的共病率。边缘型人格可能是原发性情感性疾病的变异型。边缘型人格往往在发生心绪不良或自伤行为时急诊住院,此时可发现非常类似抑郁的症状。边缘型人格在美国、英国、北欧等国家研究广泛,但我国精神病学者对边缘型人格障碍研究不多,对其概念感到较陌生和含糊。

(3)依赖型人格障碍:是以一种特有的方式将本人的需要依附于别人为主要特征的一类人格障碍,以妇女多见。这类人的特征是缺乏自信,不能独立活动,常常是在没有别人反复劝告或保证下便不能做出日常决定,一般难以自己主动确定计划,情愿把自己置于从属的地位,一切悉听他人决定,如为儿童或少年,衣食住行和空闲时间安排都要由父母做主;不能独立生活,妇女从事何种职业得由配偶决定。他们为了获得别人的帮助,他们随时需要有人在身旁,每当独处时便感到极大的不适。当与亲密的人中断联系或孤独时, 患者即感到无助、焦虑不安和笨拙。原因是多因素的,社会文化、心理社会因素有重要意义,有人认为在儿童早期,其独立做某种事情时常受双亲的斥责或惩罚或受到过多的限制, 以致儿童某种自主性的行为模式可能从未建立。与焦虑性、表演性、分裂性人格障碍可能并存。

五、人格障碍应该做哪些检查?

主要是影像学检查如头部 CT 、MRI 及脑电图及生化等检查排除器质性疾病,如脑外伤、脑炎及老年疾病等,另外人格测验有助于诊断。

六、人格障碍应与哪些疾病鉴别

1. 神经症：在欧洲的精神病学家中，有人认为人格障碍与神经症间有着密切的联系，他们强调“诊断为神经症的人，完全可以找到病态人格的特征，而在病态人格的人中，也可发现神经症的特征。”临床上可见癔症与表演型人格障碍，强迫性神经症与强迫型人格障碍并存。“神经症的症状和病态人格的行为都可认为是一种反应，一方面取决于素质的倾向，另一方面取决于环境中压力”；“从理论上无法把所谓病态人格与所谓神经症人格区分开来”。而目前认为，人格障碍与神经症间关系虽然密切，即人格障碍有助于神经症的发生，神经症也有助于人格障碍的形成，而且二者共患的机会较高，但在本质上二者属于不同的疾病范畴。人格障碍和神经症的区别在于大多数神经症是在人格已形成后才发展起来的，即具有病程特点，而人格障碍是由早年即开始的持续一生的。神经症病人适应环境能力尚好，而人格障碍则有明显社会适应障碍。

2. 躁狂抑郁症：轻型躁狂症可以表现易激动，好挑剔，惹是生非，与人争执，爱管闲事，无理取闹，攻击或侵犯周围等行为障碍，如果既往史不详，有时可能被误诊为人格障碍。但躁狂症轻型或不典型的病例仔细观察可发现情感高涨、兴奋性强、言语增多等症状，结合病程及既往性格特征不难区别。抑郁常见于边缘人格和反社会人格，但程度较重。

3. 精神分裂症：精神分裂症早期或缓解不全病例易与人格障碍混淆，需注意鉴别。精神分裂症早期可表现为人格和行为改变，如劳动纪律松弛，情绪不稳定，易与人争吵，对家人态度恶劣，责任心差，学习和工作效率下降等。这些早期病例如果仔细检查，可发现不适当的情感和行为以及不固定的妄想观念以资鉴别。精神分裂症缓解不全可遗留人格缺陷，如缺乏既往精神病史(或表现轻症未被注意)则区别往往比较困难,可结合既往个性特征及家族史等加以诊断。精神分裂症缓解不全的病例,除表现人格改变外,情感、思维、意志等方面也有障碍,他们往往缺乏自发性和自然性,这是人格障碍所具备的。轻型或处于静止状态的偏执型分裂症,可误诊为偏执型人格障碍,但后者主要表现在过分敏感的基础上对日常事物和人际关系的误解,从而产生一定的牵连观念,但一般不发生幻觉、妄想,可与精神分裂症进行区别。

4. 人格改变:人格障碍需与脑器质性疾病(脑动脉硬化症、老年性痴呆、脑炎、多发性硬化症)所引起的人格改变又称假性病态人格进行鉴别。人格改变是患者的人格发育正常,在其青少年期间及成年期间的行为模式是正常的,只是因患某种脑病后才出现人格的变化。患者大多有脑功能(包括智能)障碍和神经系统体征,结合脑电图,电子计算机断层扫描(CT)及核磁共振(MRI)等辅助检查,鉴别并不困难。

七、人格障碍如何预防与治疗?

人格障碍一旦形成不易矫正,故应贯彻预防原则,从幼儿教育开始,强调培养青少年的健康人格。只有具备健全的人格,才能够良好的适应社会生活,保持内心的和谐和人格的完整,是青少年健康成长的基础之一,对于个人和社会都具有重要意义。

(一)理想的健康人格特征应为:

1. 具有积极健康的主体意识,能自我尊重,且有能力感。它表现为以积极的态度认识自我的存在并接受和尊重自己,对自己的能力和潜力有信心。还肯定自我的特殊,"我之所以为我",并强调自我实现,肯定自我价值。美国心理学家罗杰斯就曾指出"积极的自我观念为我们正确对待生活提供了极大的有利条件,它是形成伟大的人格力量的基础"。

2.正确评估自己,并能自我承认和接受这种评价。也就是奉行自我认可的原则,不抬高夸大自我——自以为了不起,老子天下第一;

也不认为自己一无是处，过分贬低自己，而是实事求是的客观自我评价和自我定义。既要承认自己的能力和才干，同时又承认自己的不利条件和限制因素。它是一个人自卑、自信、自负三者的相互作用与协调，在此基础上，社会、家长能更清楚的了解青少年，青少年更能看清和认识自己，以便能更好地朝着确定的方向去实现自我。

3.具有较强的自主性、独立性、能动性和创造性。它要求青少年成为“自己的主人”，能独立自主的认识处理事情，具有较强的创造动机和创造才能，能通过积极的主体的活动，把各种影响“内化”为自己的心理意识，并通过细致的鉴别吸收，最大限度的利用自己所接受的东西，开发自我能力与潜能，展示自我优点，用大无畏的创造精神去塑造新的自我，开创新的生活。

4.具有较强的开放性态度，能充分接受大量信息。这种开放不仅是对自身经验体会的开放，而且是对新的观察方法，新的存在方式，新的思想和概念的开放;不仅是对现实社会的开放，也是对中国传统社会的开放，而且还是对外国先进文化的开放。青少年必须对先进的科学技术、思想文化等，以积极的态度加以吸收，并将其整合融化为自我信息，同时，青少年又必须能把这些经验体会及各类信息在现实生活中灵活地加以利用。

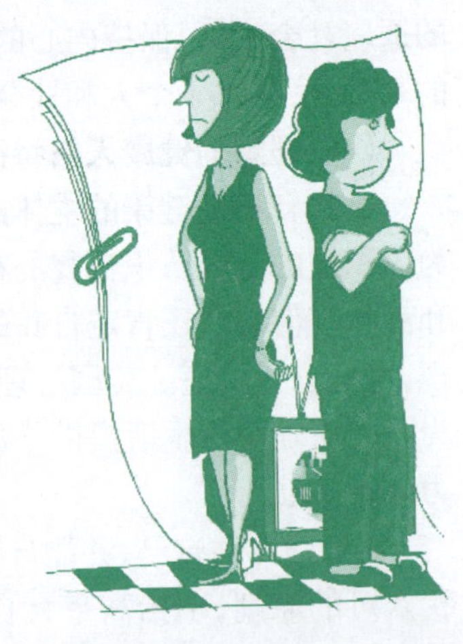

5. 具备较强的适应能力与应变能力。人是在不断地适应中完善成长的。适应现实就意味着你能跟上时代的节奏，与时代的各种因素相和谐，就意味着你可以完好的保持自己的角色并努力去实现自我。同时，社会生活还在一如既往的发生变化，青少年还必须具有敏锐的应变能力，以适应新的变化，能与变化的世界保持和谐的节拍。

6.具备较强的交际能力和人际关系。这些交际包括现实生活的亲身交际和有虚拟意味的网络交际。21 世纪是信息和科技的社会，较强的交际能力和良好的人际关系可以获取丰富的信息，拓宽自己的知识面，由此才能更全面完好的塑造自我和实现自我。同时较强的交际能力和良好的人际关系也是人们追求亲情友情爱情等情感寄托的需要，并且还是青少年培养健康人格心理的需要。

7.在关注自我的同时，关注社会生活、自然和他人，有较强的爱心和同情心，对人类怀有一种很深的认同、同情和爱的感情。他们强调自我而不失对社会、自然和他人的关怀，明确人是社会的人，人不仅仅为自己活着。他们能理解人，有较强的奉献精神，兴趣爱好广泛，交往频繁，对社会生活抱一种比较积极的人世态度。这个特征是对“自我为中心”的反省，拓展与开放，它将人置于一个更为广阔的空间，让人心怀世界，心怀天下。

8.不迷信自我，不迷信权威，有较强的判断能力和鉴别能力，能较理智的分析问题，不感情用事，能接受不同的观点，能接受科学客观正确的意见和建议。能信赖自我经验，能坚守自我深思熟虑后的选择判断，对权威不盲从，有时甚至持怀疑态度。能形成自己的是非曲直观，对自己认为非正当的规范不盲目遵从。

9.探寻精神生活，不过分看重物质利益。在世界日愈市场化的 21 世纪，人们追求经济效益，追求物质享受和感观刺激，对物的顶礼膜拜造成了某些人追求的表层化和浅层化。看重物质的同时，探寻精神的憩居点。这种人格追寻人更高层次的需求，对物质享受和虚荣不十分关心，其价值追求多样化，并且在努力寻找某种大于个人的意义和目的，希望能过一种内心和谐宁静的生活。

10.思路开阔，关注个人、社会生活，把地球当作人类共同的家园而加以关爱。拓宽视野，让心胸更加广阔。

11.掌握较强的知识面和信息量，掌握有关的工作技能，并且有承认义务的责任心和对工作的献身精神。

12.面向未来，一往无前的态度，能有所侧重的看待过去、现在与未来。承继过去，看重现实，放眼未来。意识到生活是不断前进的，追求的方向应该适宜未来的目标和任务，并用未来的希望激励和引导现实的生活。

人格一旦形成具有相对的稳定性，但重大的生活事件及个人的成长经历仍会使人格发生一定程度的变化，说明人格既具有相对的稳定性又具有一定的可塑性。Kraft(1965)复习有关治疗的资料后指出，即使是最严重的病例，经过一个阶段治疗后亦可获得好转。在人格障碍的治疗上应该清除无能为力的悲观论点，采取积极的态度进行矫治。

(二)人格障碍的治疗

1.药物治疗：首先要明确，药物不能改变人格结构，只有临时对症的效果，长期用药则利少弊多，尤应防止药物依赖。目前精神药理学研究认为，抗精神病药、抗抑郁药、锂盐、卡马西平、苯二氮卓类药物、抗癫痫药、β－受体阻滞剂、5-HT类药物等对人格障碍有疗效。其中，研究最多的是分裂型人格障碍及边缘性人格障碍的药物治疗。

(1)偏执型、分裂样型、分裂型人格防治：利培酮、奥氮平、氟哌啶醇等抗精神病药曾用于这一组人格障碍病例。人格障碍患者在应激影响下可发生急性精神病时亦可使用抗精神病药。

(2)冲动型、边缘型人格障碍：情感不稳定是边缘型、冲动型人格障碍的主要特征：碳酸锂、丙戊酸钠、卡马西平、苯妥英钠等心绪稳定剂可改善症状。冲动与5-羟色胺能水平低有关，而且这些情绪不稳定人格障碍患者常伴发抑郁，则抗抑郁剂可发挥有益影响，特别是5-羟色胺再摄取阻断剂(SSRI)如氟西汀、舍曲林等。

(3)冲动/攻击性、边缘型、反社会型、冲动型人格障碍患者有较高的冲动性和攻击性，用SSRI、碳酸锂、卡马西平等药物有效。对冲动性人格障碍伴有脑电图改变者可试用苯妥英(苯妥英钠)或卡马西平，并可合用普萘洛尔。尽管抗精神病药对反社会人格障碍无效，但当发生兴奋激动或短暂性精神障碍时,可考虑短期使用抗精神病药,如奥氮平、利培酮、奋乃静等。

(4)焦虑、强迫型:焦虑型(回避型)人格障碍患者伴有明显焦虑,可用抗焦虑药改善之。既往曾用利眠宁、地西泮(安定)、氯硝西泮(氯硝安定)等治疗此类人格障碍,目前多采用阿普唑仑。

(5)偏执型人格障碍如考虑与双相情感性精神障碍有关,可给予碳酸锂。

2.精神外科治疗:对毁损大脑一定部位(杏仁核、扣带回、内束前肢、尾状核下梭)采用立体定向射频热凝术进行毁损,可改善某种类型的人格障碍症状,如冲动行为明显者,手术可明显改善,但手术操作要求高,应严格掌握适应征及围手术期的准备工作。

3.心理治疗:由于人格障碍主要是自我评价、选择行为方式和情绪控制的障碍,集中表现为社会环境适应不良,即不能根据外界环境反馈的信息,及时调整自己的行为。因此,人格障碍的治疗应以心理治疗为主,包括对适应环境能力的训练,选择适当职业的建议与行为方式的指导,人际关系的调整与改善,以及优点与特长的发挥等等。特别是认知治疗与行为矫正疗法可以发挥其作用,但治疗需要较长时间与极度耐心,通过深入接触,同他们建立良好的关系,以人道主义和关心的态度对待他们,帮助他们认识自己个性的缺陷,进而使其明白个性是可以改变的,鼓励他们树立信心,改造自己性格,重建自己健全的行为模式。同时要防止患者的依赖与纠缠。如遇到困境可进行危机干预。

4.教育、训练和安排:许多数学者指出惩罚对这类人是无效的、需要多方面紧密配合对他们提供长期而稳定的服务和管理,特别是卫生部门和教育系统的配合。以精神科医生为媒介组织各种服务措施。丹麦有处理此类人的特殊中心,由精神科医生、社会工作者和律师组成,由一全日工作的管理人员主持日常工作,并经常与残联、社会治安部门、劳动保障部门等取得密切联系。管理人员根据不同情况召开会议请部分有关人员参加。这类中心不仅起矫正诊室(clearing house)和整顿中心(sorting center)的作用,而且提供全日门诊咨询服务,给这类人以持续的关照和支持。对反社会性人格障碍必须从全社会着眼,采取综合治疗方针政策,从全局出发调动社会各方面积极因素,防治结合统筹安排才能发挥良好的实际效果。

九、预后

过去认为人格障碍是无法治愈的,只能给予一些适当的管理和对病症处理。目前一些学者认为不仅药物治疗和环境治疗能改善人格缺陷,而且随着年龄增长,无论类型如何,一般均可逐步趋向缓和。有研究报道某刑事机构中的冲动型和攻击型人格障碍患者 87%可获得满意恢复并出狱,适应社会良好。McCord 等(1956)认为环境治疗可改善少年精神病态的行为,增强内在的羞愧感,从而提高对反社会行为的控制能力。

Whitley(1970)指出有以下情况者:

①既往学习成绩良好者。

②既往工作和人际关系良好者。

③伴有情感体验能力者。

④参与其所属的社区各项活动者。人格障碍的预后往往良好。

第 14 讲　难以启齿却事关和谐的大事
——谈性功能障碍

性是人类生存的一种基本需要。人类通过性行为的生殖功能维持种族的绵延，并依赖两性行为的心理社会功能以取得社会的稳定和发展。性功能障碍与性心理障碍是影响人类幸福的最常见问题。问题虽多，事关家庭和谐，但我国大多数人因传统观念的影响却难以启齿。临床上，性功能障碍 90%以上是功能性的，仅有不到 10%的是器质性的。所以，大多数性功能障碍是可能治愈的。

一、器质性性功能障碍

器质性性功能障碍是指性器官或各种躯体因素、衰老等原因引起的性功能障碍。常见病因及治疗原则如下：

（一）男性器质性性功能障碍的常见原因

1. 糖尿病引起的性功能障碍

随着物质社会越来越发达，人民生活水平越来越高，引发糖尿病的机率也就越来越大。它的并发症很多，那么它会导致性功能障碍吗？答案是肯定的。

有一位事业有成的中年男性，去医院就诊时已经有一年多没有过夫妻生活了，很苦恼。刚开始也就是性生活持续时间很短，当时也没有在意，过了大半年他发现持续的时间更短了，而且对夫妻生活没有一点兴趣，总说累。夫妻生活也由一周一次变成了两周一次，一个月一次，直到后来实在不行了，才想到去医院。当医生查看了他的病历资料，发现他有糖尿病。经过正规的糖尿病治疗，他的情况渐渐好转，慢慢过上了属于他的“性”福生活。

很多人就会问为什么糖尿病患者会伴有性功能障碍呢？这是因为血糖过高，糖分解物沉积在神经纤维上，引起神经纤维的变性，从而阴茎的触觉功能由此受影响，阴茎勃起反应降低。另一点，糖尿病病人动脉上容易发生粥样硬化的斑块而使血管变狭窄，阴茎海绵体中的毛细血管基底膜也会增厚，使血液供应减少而影响勃起。糖尿病还能使性激素水平降低，从而影响性功能。

糖尿病患者出现勃起功能障碍时，打击患者的自信心，使患者出现明显的抑郁、焦虑反应，对家庭、社会常常采取逃避的态度来处理这件事情。这样，妻子的不满情绪会因此增加，久而久之，造成了夫妻感情生疏，甚至夫妻关系破裂，导致离婚等。

那么如何判断和治疗这一疾病引起的性功能障碍呢？首先应该检查患者的代谢内分泌是否正常、神经血管功能如何，确定是否为糖尿病的合并症。最后，还要了解患者对疾病以及自身性问题的心理反应，与配偶的关系以及配偶对于患者性问题的态度，进一步判断性功能障碍可能的原因，以便对症治疗。

根据上述几点，结合患者的具体情况，若的确符合神经血管病变原因导致的性功能障碍时，可及时对症予以干涉。首先应该控制血糖，改善神经系统功能；及早诊断和治疗糖尿病引发的高血压病，避免选用可能引起性功能障碍的降压药物等；应戒除烟酒。同时解除性生活时的焦虑心情，改善与其性伴侣的关系。

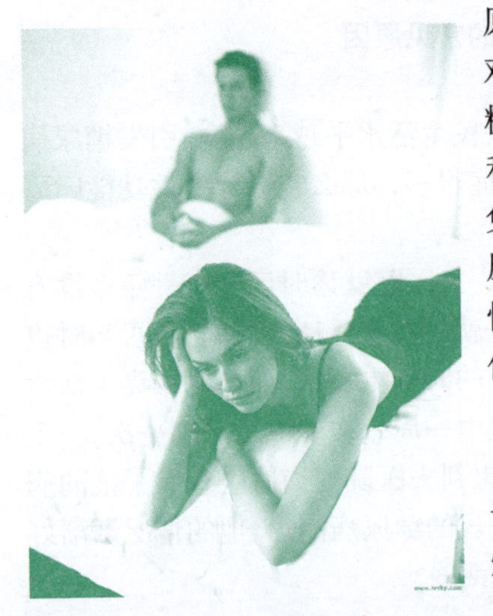

2. 外伤引起的性功能障碍

小王是一家企业的销售员，他长得高大魁梧，肌肉发达。从不吸烟，也很少饮酒。二年前，通过家人介绍他和一位漂亮温柔的女子踏上了红地毯。婚后感觉生活非常甜蜜。但有一次周末吃完晚饭后，小王和妻子在家一起看电视，电视里放出一些热吻的场面，他突然感到十分兴奋，透过那件飘逸的丝质睡裙，他隐隐约约看到了妻子性感而丰满的身躯，过去紧紧抱住妻子，亲吻着妻子的脸颊、胸部、肩膀和背部，并且一把将妻子抱进卧室。但是这时候小王却发现自己阴茎不能勃起。他感到特别难堪，也觉得很奇怪。自己一直坚持锻炼，身体也很好，怎么会出现这样的情况呢。可能这只是一个偶然。可是此后的几个月，他越来越频繁地出现阳痿，自尊心受到极大打击，性格也变得越来越暴躁。妻子以为自己的丈夫在外面有了新欢，很是伤心。两人开始吵架，小王不敢告诉妻子自己“不行了”，认为实在很伤自尊。最后竟然闹到要离婚。最后小王不得已讲出自己的情况。

妻子和他来到医院，在医生的指导下，妻子积极配合治疗，但经过几个周期的治疗后，效果并不明显。通过进一步交谈，医生发现他是一个运动爱好者，喜欢每周去健身房锻炼，几个月前，他在健身房踩动感单车时，由于速度太快，又没有调好阻力，导致大腿内侧被戳了一下，当时就只是有点痛，也没有太注意。通过检查，提示为器质性损伤。医生由推断小王因运动弄伤了大腿根部，所以使生殖器受伤，影响了性功能。

小王很疑惑：受伤明明是腿，怎么会影响性功能呢？其实医学界早就发现，任何上腹部、大腿根部的外伤，都可能殃及生殖器官。因为生殖器官血管内壁的损伤可引起血管腔狭窄，生殖器官的充血也因此受阻，有时，可能是很久以前的一次外伤，使受损的血管腔逐渐变窄，最终导致性功能障碍。像小王这种情况在踩单车中的意外使腹部或腿部受到挤压，是损伤生殖器官血管最常见的原因。其实，不管是外伤或手术，只要是损害支配阴茎的神经和供应阴茎血液的血管都能引起勃起功能障碍。

除了外伤和手术，造成男性器质性性功能障碍的躯体疾病还有很多，如先天性生殖系统缺陷、炎症、血管异常或阻塞、内分泌或血液病、高血压、动脉硬化、神经系统疾患等。许多药物也会影响性功能，造成男性阳痿或女性冷阴。

(二)男性器质性性功能障碍的治疗

男性性功能障碍的治疗原则是，明确引起性功能障碍的躯体原因,有针对性的治疗躯体疾病,去除影响性功能的药物和不良环境因素。同时配合心理咨询与治疗,预防和消除心理因素影响性功能。

有不少患者得了生殖系统方面疾病,害怕有损“名声,丢面子”,不敢到大医院治疗，而是凭着电线杆上的小广告悄悄去一些小诊所求治。这种就医观念在男性中最具代表性,其结果往往延误治疗、劳命伤财,对健康造成更大的危害。正确的求医途径应当去正规的医院诊治,进行相应的专科检查治疗。

1. 专项检测:针对性功能障碍复杂的病因,运用多普勒阴茎动脉血流分析仪、男性性功能动态诊断系统、性激素检测系统、尿动力学分析仪等尖端仪器，对与性功能障碍相关的各个项目进行专项检测,包括性激素水平、前列腺、勃起测定、阴茎血流量、血糖、血压等。这些检查能准确查明导致性功能障碍的病因,以便采取针对性的治疗措施。

2. 心理治疗:由性心理专家与患者进行深层心理沟通,真正明确患者心理问题的根结所在,并有针对性采取相应的心理治疗，就能有效的消除心理障碍,增加患者对性功能康复的信心。

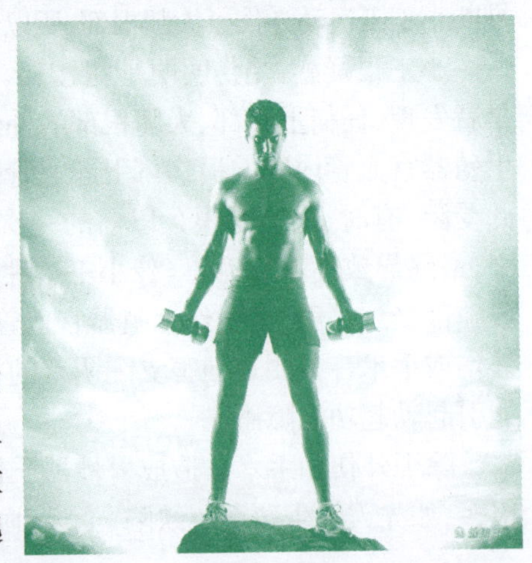

3. 药物渗透:采用中西医结合疗法,有针对的调节性神经及性腺轴,同时调节阴茎动脉血管上皮细胞功能,使得血管适度扩张，增加血流量,激活海绵体动力,明显改善勃起

的硬度和时间,恢复正常的射精阈值。

4. 电子通络:运用尖端的性功能障碍综合康复仪,集现代计算机技术、自动控制技术、电脉冲技术、数字显示技术、磁场辐射技术为一体,具备电脉冲激、负压吸引、气动按摩等多项物理治疗方式,通过专用器具施治于人体阴茎及有关穴位,调节大脑皮质功能,兴奋脊髓性中枢活动,扩张阴茎动静脉血管,激活海绵体动力和体积等整体治疗效果。

5. 磁振巩固:运用磁振康复系统,从阴茎的主动勃起和被动勃起两个方面来巩固疗效。磁振康复系统,是传统中医经络学原理与现代数字化电子技术相结合的高科技仪器,能利用高能电磁场产生的生物磁振效应,明显改善阴茎的主动勃起功能;同时,利用模拟阴道温度,中药液按摩及电脉冲等功能,有效的调节阴茎的被动勃起功能。

6. 康复检查:康复检查是保证患者痊愈的关键一步,本着对患者高度负责的态度,专家在征得患者同意的情况下,通过电话回访来了解患者的性生活状况,及时解决性生活中遇到的各种心理问题,从而巩固和增强患者对性生活的信心。

(三)女性器质性性功能障碍的常见原因

1. 生殖器官先天性异常

女性生殖器官先天性异常以生殖道发育异常为多见,对性生活影响较大。较重的有先天性无阴道、阴道闭锁、阴道狭窄、阴道横隔、无孔处女膜等,大多影响性生活。造成性功能障碍的主要原因是阴茎不能插入阴道,或进入深度不够而影响快感。另外,部分女性虽有性欲,但阴蒂包裹,因此在性生活过程中缺少摩擦,或阴道性敏感点缺失,因而导致性快感很弱,难以获得性高潮。疾病如能及时发现,及时手术治疗,大多都能获得满意的性生活。

2. 泌尿生殖器官炎症

(1)泌尿器官炎症:包括:急慢性尿道炎、膀胱炎、肾盂肾炎。大多因有尿频、尿急、尿痛或腰痛等不适症状,或在膀胱和尿道区域有灼热样不舒适感而影响性功能的正常发挥。

(2)生殖器官炎症:包括非特异性外阴炎、前庭大腺炎和脓肿、真菌性阴道炎、滴虫性阴道炎、老年性阴道炎、子宫颈炎、附件炎及性传播性疾病,如淋病、梅毒、尖锐湿疣等。由于各种疾病带来的外阴、阴道或盆腔深部的疼痛,可使性欲减退,快感消失,如果勉强性交将出现性交痛,使女方对性交产生恐惧感,甚至出现阴道痉挛。此外,炎症造成的肿胀感、难以忍受的瘙痒、腹痛腰酸、疲乏无力、月经失调等,亦可导致无性快感,难以获得性高潮,最后导致女性性欲减退,甚至缺失。

(3)生殖器官其他疾病:①阴蒂疾患。阴蒂有丰富的神经分布,对触摸、按压与温度感觉很敏感,在性唤起中具有重要作用。阴蒂病变可引起性功能改变。较多见的疾患是:a.阴蒂肥大,可能是长期过量雄激素刺激及经常自慰的结果;b.阴蒂粘连和阴蒂包皮过长;c.阴蒂疼痛、感染、局部刺激、糖尿病妇女的神经炎,均可成为引起阴蒂疼痛的原因。②子宫内膜异位症。子宫内膜异位症一方面是由于痛经使性欲淡漠,另一方面性交痛可引起性快感下降和性冷淡。③妇科肿瘤、妇科手术及骨盆外伤。上述因素均可影响生殖系统,可以因机械压迫、组织坏死、继发感染造成性交疼痛和性功能障碍。④下丘脑肿瘤、垂体腺瘤、化疗或放疗及卵巢切除亦是引起女性性功能障碍的内分泌原因。

(4)盆腔支持组织疾病:盆底肌肉,特别是肛提肌和会阴部肌群参与女性性功能和性反应。会阴部肌群的随意收缩能增强性唤起和性高潮,参与高潮时非随意性节律性收缩,肛提肌可调节高潮和阴道感受时的运动反应。子宫脱垂、膀胱或直肠膨出,通常是由于分娩损伤了支持盆腔的肌肉或韧带引起。这些疾病除了造成严重的解剖异常而导致性功能障碍外,还可能因手术治疗这类疾病造成的阴道口和阴道狭窄而导致性交不能。

3. 内分泌疾病

(1)女性内分泌疾病:雌激素和雄激素在调控女性性功能方面具有很重要的作用,任何引起这两种激素浓度降低的因素都可能引起女性性功能障碍。常见的女性内分泌疾病包括:功能失调性子宫出血、闭经、高催乳素血症、多囊卵巢综合征、卵巢早衰等。

(2)糖尿病:女性糖尿病患者的性功能障碍发生率可高达 35.2%,其主要表现为性高潮缺乏。发生的原因与糖尿病导致的自主神经损伤、血管病变及阴道和泌尿道的反复感染有关;糖尿病性内分泌紊乱也是原因之一。

(3)甲状腺疾病:甲状腺参与调节脑、垂体及卵巢功能,包括促进蛋白与甾体激素的合成、转换、代谢所需酶的生成及功能,各种激素作用所必须的各种受体的合成及功能,从而影响卵巢轴的功能及靶器官的反应性。因此,女性甲状腺功能亢进及甲状腺功能低下者,随着病程的进展,多会表现出不同程度的女性性功能障碍。

(4)肾上腺皮质疾病:肾上腺皮质与卵巢功能关系密切,其相关疾病可以影响卵巢功能,出现月经紊乱、闭经等。女性肾上腺皮质功能减退患者,有 30%~40%表现为性高潮能力减弱或性高潮反应消失,有研究表明与肾上腺皮质产生雄激素显著减少有关;肾上腺皮质功能亢进的部分患者有性欲增强或降低。

4. 慢性疾病

(1)心血管系统疾病:性兴奋时女性生殖系统的血管都扩张,血供增加,故需要一套健全的血管床才能完成。若有高血压、高血脂、动脉粥样硬化、心脏病等均可影响髂动脉或其分支血管的血流,减少阴蒂及阴道等的血供,缺血可致胶原沉积,血管壁增厚,平滑肌纤维化,引起女性性功能障碍。

(2)慢性阻塞性肺部疾患:患者常因性活动中缺氧而感到呼吸困难致性活动明显受限。呼吸功能不全和慢性严重低氧血症患者的外周感觉和运动神经受损亦可能是发生女性性功能障碍的重要机制。

(3)肾功能不全:肾功能不全的患者常有明显的性功能障碍,尤其是尿毒症患者，约80%的女患者发生性欲减退。主要表现为难以激起性兴奋，不易达到或完全丧失性高潮。

(4)中枢和外周神经系统疾病或损伤：女性心理性阴道润滑和性高潮要通过神经系统介导或反射来完成，故许多中枢和外周神经系统疾病或损伤均可引起女性性功能障碍，如脊髓损伤、多发性硬化、癫痫、糖尿病性神经病变等。

(5)慢性关节炎：各种原因的慢性关节炎对性生活的影响，最主要的原因是性交姿势受限，尤以髋部疾患引起较多。除关节挛缩、肿胀和疼痛可能引起的机械活动受限外，如类风湿性关节炎患者还会因衰弱、易疲劳等非特异性症状、血管运动障碍、神经系统多种病变和肌肉萎缩等原因，使性神经、性器官收缩功能失调而导致女性性功能障碍。

二、功能性性功能障碍

所谓功能性性功能障碍，指的是身体并没有出现生殖系统、神经系统、内分泌系统等的器质性病理改变的情况下，出现性功能相关系统、环节的功能紊乱。没有器质性病变用简单的比喻就是“电脑”并没有“硬件损坏”，而功能性障碍就好像电脑“死机或运行不畅”是“操作系统”或“某些软件”出现了问题。

性功能障碍通常包括性欲障碍，阴茎勃起障碍，性交障碍，射精障碍等。

(一)性欲障碍(冷淡 、性厌恶、性欲亢进等)。

1. 性冷淡又称性欲抑制。是指性幻想和对性活动的欲望持续或反复的不足或完全缺乏。中医称为“阴冷”及“女子阴萎”等。也是男女共患性疾病。产生性冷淡的常见原因：

(1)往昔甚至童年时曾有过性创伤史(强奸、乱伦、性骚扰等)；

(2)青春发育期身体形态的某些异常害怕被人知晓，并产生自卑感；

(3)恋爱或婚姻失败后自以为被欺骗，甚至形成对男性的报复心理；

(4)担心怀孕、刮宫、性病等可能带来的痛苦,从而避免性接触;

(5)性交痛或不适使之害怕性生活;

(6)女方仅将性生活作为妻子的义务，而非像吃饭一样是自身应有的生理与心理的需求，若再加上性知识缺乏而造成性生活技巧不足、方式单调,甚至性高潮障碍,性生活便无乐趣可言;

(7)对配偶期望过高，婚后发现现实中的丈夫与婚前自己理想中的配偶相差甚远,却又不愿面对现实,适应现实;

(8)丈夫缺乏性吸引力或存在性功能障碍;

(9)夫妻关系紧张或恶劣，妻子将拒绝性交作为一种报复或诱逼手段。(这是世上最愚蠢的手段,因此而导致婚变、外遇及丈夫阳痿早泄等,其最终受害的将是报复者本人);

(10)部分急重病、慢性病及其治疗药物的副作用,可以降低性兴趣,或因担心性生活可能加重疾病、损害身体而抑制性欲。

(11)工作紧张、劳累、嗜酒或因思想压力太大而导致性欲淡漠;

(12)生孩子后体态发生变化而产生自卑,或将注意力过多转移到孩子身上(也有因婴儿吸吮乳头所产生的快感满足了性欲),或因家务繁琐而失去了往日的性爱热情;

(13)某些女性存在自身阴部不洁感,怕污损配偶;

(14)由于自小受传统不正确观念的影响,认为“女人不能主动提出性要求,否则就是淫荡”,“夫妻生活中应是男方主动性交,女方被动配合”,“性交是一种无耻行为”等等，即使有性欲亦不敢明确表达出来,而长期压抑性欲就可能演变成性冷淡。其实,性欲同食欲一样是人类的基本需求,否认和压抑都会对人的健康造成危害。追求幸福与满足的权利夫妻双方是平等的,双方中任一方主动都是合情合理的。

2. 性厌恶

是指对性生活,或性活动意识的一种持续性的憎恶状态。表现为对性的畏惧和焦虑,并产生厌烦情绪。患者心理上厌恶正常性行为,伴有生理和行为异常反应,男女皆可发病,以女性为多。该病常常又是处境性的，在特定的时间地点和环境就有可能出现。这种病态性憎恶反应，表现有周身出汗、恶心、呕吐、腹泻或心悸；而另有些人有可能有厌恶感觉，但无上述的明显生理反应。一般讲，性厌恶常表现为性冷淡和对异性接触的排斥，在性交时不仅没有性高潮，反而无反应或感觉冷淡、恐惧、憎恶，采取不同方式的抵制。导致性厌恶的常见原因：

（1）青春期发育有关：产生性厌恶常与青春期的发育等问题有关，如可能因为青春期体质很差或自信心不足等。另一个原因是童年或青春期有性行为创伤史，形成了“创伤学习”的经验，把性与被凌辱或疼痛相联系起来，促使了性厌恶出现。由于这种身心的创伤铸成了一种成见，从而对正常的性生活产生了抵触情绪。

（2）心理原因所致：①畏惧感。即把性生活看得十分可怕，尤其是新婚女子，甚至带着一种畏惧的心情进行性交。由于这种思想状况，性生活必然是消极被动的，影响性交快感，甚至由此产生恶性的循环。畏惧性交的另一个原因是害怕怀孕。许多新婚夫妻因为各种各样的原因暂时不想怀孕，所以，每次性交都是提心吊胆，因而不得不采取中途中断性交的办法。这不仅影响了性交的快感，而且会带来心理和生理上的不良后果。②罪恶感。即把性生活看成是可耻淫荡的行为。这种观念多见于缺乏文化知识的妇女，也有些男子具有这种观点。由于具有这种想法，所以不敢寻求了解有关性生活方面的知识，甚至出现性功能障碍以及性方面的疾病也不敢求医。③牺牲感。即把性生活看成是牺牲自己以满足对方，这种心理常见于女方。她们多半有一种不正确的但自己并未清楚意识到的贞操观。似乎永久童贞，才是最崇高、最光彩的。因此，把性交丧失童贞看成是为丈夫做出了最大的牺牲。④被动感。即把性生活看成是接受对方的要求，此种心理多见于女性。她们认为性生活应该丈夫主动，妻子只是处于从属被动的地位。如果自己主动了，就是不端庄、不雅淑，甚至把性交看成是一种施舍。其实，性生活只有双方默契的配合才有共同的快感。性生活是双方共同的行为，是互相感染、互相激励的过程，丈夫的主动也要求有妻子的响应，妻子的积极响应反过来又会感染丈夫、影响妻子，这样才能将性高潮不断推进，从而增进夫妻感情。反之，冷漠、被动就会慢慢造成夫妻感情的裂痕。⑤恐惧性心理反应。性厌恶与某种恐惧心理反应有关，例如，有的女性遭到强奸，这种凌辱对其心灵造成很大创伤，便产生了性厌恶。更有甚者，有的女性仅仅只是在报刊杂志上看到了描述强奸案的文章，想象力使其受到激发，于是便产生性厌恶。

3. 性欲亢进

性欲亢进又叫性欲过盛或性欲过旺，中医称阳事易举。它是指性兴奋出现过多、过快、过剧而超过正常状态。青年人正常性生活每周 1～3 次，新婚夫妇或婚后久别重逢性生活，频数稍有增加亦为正常。而性欲亢进者，则天天进行性交，甚至每天多次要求有性生活，还不能满足性欲要求。

性欲亢进与性欲过强不同，后者表现为性生活次数略有增加，每周 3～4 次，新婚夫妇或婚后久别重逢性生活频数稍有增加，这种性欲过强属正常。性欲亢进特别是男性性欲亢进，纵欲日久会影响身体健康，而且会出现后期性功能障碍，如阳痿；男性性欲亢进会引起女性的厌恶，造成夫妻性生活不和谐，甚至影响夫妻感情。除去器质性病变引起者外，多数都是精神心理因素引起，宜进行心理治疗。正确对待性生活，既有利于身体健康又有利于家庭夫妻和睦。

（二）阴茎勃起障碍（阳痿、阴茎异常勃起等）。

1. 阳痿是指在有性交欲欲望，但性交时阴茎不能勃起、勃起不坚，或者虽勃有一定程度的硬度却不能保持性交的足够时间，因而妨碍性交或不能完成性交。引起阳痿的原因很多，一是精神方面的因素，如夫妻间感情冷漠，或因某些原因产生紧张心情，可导致阳痿。如果性交次数过多，使勃起中枢经常处于紧张状态，久而久之，也可出现阳痿。二是生理方面的原因，如阴茎勃起中枢发生异常。一些重要器官如肝、肾、心、肺患严重疾病时，尤其是长期患病，也可能会直接或间接地影响到性生理功能。

阴茎完全不能勃起者称为完全性阳痿，阴茎虽能勃起但不具有性交需要的足够硬度者称为不完全性阳痿。从发育开始后就发生阳痿者称原发性阳痿。引起阳痿的原因很多,除少数生殖系统的器质性病变引起外，大多数是心理性和体质性的,50岁以上的男子出现阳痿,多数是生理性的退行性变化。

2. 阴茎异常勃起是指与性欲无关的阴茎持续勃起状态。阴茎持续勃起超过6小时已属于异常勃起。阴茎异常勃起与性欲无关,排精后阴茎仍持续勃起,若不及时治疗,可引起永久性阳痿。一般认为阴茎异常勃起在12小时内应紧急处理,但一般不会超过24小时。治疗早期一般采用保守疗法,若失败,可行手术治疗,以达到恢复正常海绵体血液循环,使异常勃起消退,恢复正常性功能。

阴茎异常勃起的预防包括：

(1)保持乐观豁达的心境,善于调节控制不良情绪。

(2)节制房事避免强烈的性刺激。

(3)少吃肥甘厚味,少饮酒,多吃粗粮、萝卜、青菜。

(4)不要滥用各种滋肾壮阳的补品或激素类的药物。

(三)性交障碍(性交昏厥、性交失语、性交癔病、性交猝死、性交恐惧症、鸡精症等)。

1. 性交昏厥

性交昏厥是指进行房事时,突然出现昏厥的现象,称为房事昏厥,也叫性交昏厥。性交昏厥如今已经不是一个新鲜的词汇了,那么为什么会出现性交昏厥呢？一般认为有如下原因：

(1)有些新郎比较粗心,又过于紧张,把新娘搂抱得过紧,不慎压迫了对方的颈动脉窦压力感受器，反射性地引起血压突然下降而晕厥。

(2)初次性交过于紧张,交感神经过度兴奋使肾上腺激素分泌过多,体内儿茶酚胺水平急剧升高,导致全身小血管痉挛收缩而引起脑部暂时性缺血缺氧，以致晕厥。这种情况多见于平素体质较弱，或有严重贫血的人。

(3)操持婚礼之际，人来人往，应酬过多，又吸烟又喝酒，事后行房，精神疲惫，对于房事的消耗经受不了而发生晕阙。

(4)初次过性生活，缺乏性方面的常识，精神过于紧张或兴奋过度，呼吸加快等，出现头晕、胸闷、四肢发麻甚至抽搐、晕厥、呼吸性碱中毒。

(5)极少数新娘对丈夫的精子过敏，房事中或房事后，先是皮肤瘙痒，继而头晕昏厥。

出现性交昏厥后该怎么办？治疗不能盲目下手，应该找准原因才能药到病除。首先应该采取急救措施，立即停止性交，然后让患者的头偏向一侧，平卧于床，下肢抬高 15 度，用拇指尖掐按人中、十直穴，也可用氨水让其闻一闻，促使患者苏醒。注意的事项如下：

(1)患者发生昏厥，经急救脱险后，也应及时去医院就诊，以便查明原因，及时治疗。

(2)平时体质虚弱的患者，在同房时心情有高度的紧张，如果出现头晕目眩、面色苍白、身体出虚汗等现象时，最好停止性交，稳定情绪，然后再喝些糖水，吃些点心，稳定情绪。

(3)初次性交，男方要体贴女方，性交需缓慢进行，切勿急躁鲁莽；一次不成，可多尝试几次，避免女方过度紧张。如屡次不成，则应请医生查找原因，减少房事昏厥的发生。

3. 癔症性躯体障碍

癔症发作时可表现为精神症状，或身体症状，与性交有关的癔症性躯体障碍也称之为性交癔症性躯体障碍 。性交时，由于采取某一种姿势，而且维持时间较长，使躯体极度疲劳，或有不良的精神因素，而出现一过性的可以恢复的，所谓躯体障碍。这种躯体症状表现为突然失明、或耳聋、或一只手、或前臂、或以中线为界半身等感觉丧失，或表现为突然肢体瘫痪、单瘫、截瘫、偏瘫，但经神经系统检查、各种生理反射正常，无锥体束症，电刺激反应也正常。癔症性躯体障碍的表现多种多样，可以是同一病人在性交中多次发作的症状基本上相同。这里需要说明的是性交瘴症这类病人在发作时，神志是清楚的，或心理暗示疗法可使患者恢复正常，不经治疗，经过一段时间后亦可自行缓解。

4. 性交猝死

性交时过于亢奋激烈，可致心脏不胜负荷，抑或是脑溢血，而突然昏厥或死亡的现象。性活动会牵涉到心脑血管、神经，或内分泌和精神等多种生理、心理功能，冲动高潮时心跳加速，血压高升，全身发热，肌肉紧绷，精神恍惚..，处于健康水平的人，是安全无事的。若患有高血压，冠心病，糖尿或颅内动脉瘤者，就很易诱发心律失常，脑出血，脑动脉瘤爆烈，而致意外死亡。发生此症之前男女双方都无预兆及精神准备，因此往往缺乏预防措施，使人抢救不及。这种病症来势凶猛不能等闲视之。

性交猝死的常见诱因有：房事前饮酒或喝咖啡；房事前过度疲劳或精神过度紧张；存在有低血镁的因素，如饮食过分精细；节食；吃肉类与脂肪过多；剧烈运动与过度劳动；长期服用洋地黄类强心药与利尿药等。

预防方法：只要掌握性交猝死的发病规律，在心理、生理、饮食、保健与做爱艺术等各个环节上加以注意，性交猝死的发生是可以避免和预防的。注意事项如下：

(1)在酒后、剧烈运动后、过度疲劳等情况下不宜过性生活；

(2)有心血管病或脑血管病的中老年人要经常接受医生的检查及指导，病情稳定后才可适度地过性生活；如出现房事后躯体不适应，应该去医院检查；

(3)学会控制个人情绪，性生活时不要过度紧张，过度兴奋，要注意心理调节；

(4)夫妻做爱时拥抱接吻要得法，双手可搂躯干而不要压迫对方

颈部外侧中段,以免发生意外;

(5)心脏病人平时床头要备有保健盒,或急救药物以防万一;冠心病有心绞痛史的病人性生活前宜服用硝酸甘油或消心痛等预防。性生活过程中如发生心绞痛应立即停止性生活,舌下含服硝酸甘油片;

(6)冠心病人要避免不恰当节食,避免电解质紊乱或营养缺乏;长期服用洋地黄及利尿剂者应多吃含镁丰富的食品,如豆类、玉米面、蘑菇、菠菜、黄瓜、甜椒、山楂、香蕉等,尽量少吃富含脂肪及肉类食物。

5. 性交恐惧症

男性和女性都可能存在性交恐惧,特别是新婚燕尔的新娘,在性行为上抱有一种无形的恐惧心理,甚至丈夫一碰,竟吓得惊叫或昏倒过去,这就是所谓"性恐惧症"。

(1)女性性交恐惧症:据性心理学家研究,导致这种女性性交恐惧症的主要原因是由缺乏性知识所造成的。例如一些热恋中的姑娘诉说,每当她们憧憬着美好的未来时,总有一股莫名的恐惧,担心结婚那天,性交可能会有痛苦,下身会鲜血淋漓……每想到这里,她们便不敢再想下去,随着时间的推移,逐渐形成恐惧情绪。也有一些女性对性交有一些偏见,认为和男人睡觉是低级下流、肮脏的,性交、怀孕是男人享乐,女人受罪等。她们在婚前,焦虑、恐惧已充斥脑际,待婚后性交时,焦虑、恐惧的情感和荒谬想法更会油然而生并随之增强。

还有女性患有慢性疾病,不甚了解性交生活对慢性疾患有何影响及怎样正确处之,因而性交过程中唯恐伤身,这也会产生心理上的恐惧情绪。正如有些学者所说的那样:"愚笨和不安产生恐惧,知识和保障却拒绝恐惧"。所以,夫妻双方都应该阅读有关性知识读物,了解性心理和性反应等有关知识。性交时将自己的注意力从恐惧对象转移到其他方面去,也是消除性恐惧的有效方法。如初次性交时由于女方胆怯和疑惧,男方应特别关怀与体贴,抚爱加耐心,有步骤地激发女方的性欲,逐步完成性结合。

(2)男性性交恐惧症:可造成阴茎不能勃起等障碍。其原因比较复杂,有些人在儿童性心理发育期间未受到正确教育,或者受到某种强烈的刺激,未能形成正常的性角色,成年之后就难以完成相应的性角色行为。形成这种结果有两种情况:一种是缺乏父母之爱,比较孤独,性心理停留在"自恋"阶段,仅仅从手淫行为中就得到了安慰,感到了满足。另一种是受到强烈刺激,如一个男人在他未成年时,负责照料瘫痪在床的异性长辈,要替他处理大小便等,在他心目中,就将女性的生殖器与肮脏联系起来,成年后,虽然能与女性一般交往,但恐惧看到女性生殖器,害怕性交。

还有一些年轻人,在初次性交时不能成功完成性行为,因过度兴奋、害怕、紧张,致使性功能失常。如果恰好这个男子是属于胆怯或过虑性格的人,那么首次失败就会在大脑中造成一种夸大的印象——认为自己是性无能,以至在下次性交时变得更加紧张,害怕房事。

防治男性性交恐惧症首先在心理上要树立这样的坚强信念:人的性行为是一种自然的本能,我是具备这种能力的人,就象无须学习就会出汗,就会消化食物一样。在性交之前,应当专注性交过程,而不去考虑失败,不去顾虑以前曾经发现过什么事。有了这样的思想准备和心理基础,性交就已经成功了一半。其次,征得妻子的同意和体谅,也是十分重要的。在男性性交恐惧的治疗中,妻子是关键。妻子必须给丈夫更多的爱,去融化这种恐惧。除了在平时可以和丈夫经常就这个题目展开讨论外,夫妻共同阅读有关的性知识读物,了解科学知识,懂得人类正常的性反应过程。此外,还要在性生活中鼓励丈夫采取主动,循序渐进,逐步克服恐惧心理。

(四)射精障碍

射精障碍是指性交时男性早泄、遗精、不射精、逆行射精、射精疼痛、血精等。

1. 早泄

男性在阴茎勃起之后,未进入阴道之前,或正当插入、以及刚刚进入而尚未抽动时便已射精，阴茎也自然随之疲软的现象，临床上均称之为早泄。

国外研究发现，性功能正常的女性至少有 50%的人在正常性交中得不到满足，影响性生活的愉快、和谐。2008 年 4 月的最新调查结果显示，异性之间的性交时间一般为 3 到 13 分钟；3~7 分钟为可以接受的时间；理想的时间为 7~13 分钟。正常男性偶尔出现早泄现象不足为怪，但经常早泄，不能完成性交全过程，就是病态，可诊断为医学意义上的早泄。

2. 遗精

遗精是指不因性交而精液自行泄出。遗精可以是一种生理现象，常见于男性青春期。也可能是病理现象。中医将精液自遗现象称遗精或失精。有梦而遗者名为“梦遗”，无梦而遗，甚至清醒时精液自行滑出者为“滑精”。中医认为遗精多由肾虚精关不固，或心肾不交，或湿热下注所致。西医可见于包皮过长、尿道炎、前列腺疾患等引起。排除疾病所致的遗精，大多数情况下是属于正常的。需要指出的是，遗精不是月经，所以没有规律可言的。以前有遗精，现在消失了，也是很正常的事情。尤其是男性进入中年或结婚后，几乎就不再发生了。

3. 不射精

阴茎虽然能正常勃起和性交，但就是达不到性高潮和获得性快感，不能射出精液；或是在其他情况下可射出精液，而在阴道内不射精。两者统称为不射精。常见下列不射精现象：

(1)性生活过频时，射精减慢，甚至延长或不射精；新婚夫妇，一夜性交多次，最后出现不射精，这是正常现象。因为精囊有一定的容量，精液有一定的限量，精囊腺和前列腺的分泌需要一定时间，如果性交过频，不仅排尽贮备的精液，而且使射精中枢由过度兴奋转为抑制，就可以导致不射精。

(2)年龄 50 岁以上的人不是每次性交都能以射精告终。射精能力降低可以使性交持续时间较以前为长，而且，这种射精往往不是射，而是缓缓流出，所以叫射精无力，以上两种情况都不属于不射精讨论的范畴。

（3）性交过程中虽有射精动作，但精液不从尿道口向前射出，却逆向后流入膀胱中。这种现象在医学上称之为逆行射精。本病是男性不育的原因之一。

4. 射精疼痛

男性射精过程是在腰骶部脊髓内射精神经中枢支配下，附睾、输精管、精囊及前列腺等器官的肌肉收缩下完成的，把各器官中的液体排到后尿道，膀胱颈部会自动关闭，同时会阴部肌肉球海绵体肌及坐骨海绵体肌阵发性收缩会连续不断的把精液射出尿道。正常情况下射精不仅不痛，而且使人感到有一种性快感，这也是男性在性交中所追求的感受之一。如果上述器官任何一处发生障碍，都会导致射精疼痛。

引起射精疼痛的原因主要有器质性和功能性二个方面原因：

（1）器质性：最常见的是精道的炎症，如附睾炎、前列腺炎、精囊炎、精阜炎、后尿道炎等，射精时的肌肉收缩会因此而引起疼痛。后尿道结石、尿道狭窄会使排精时受阻也可引起疼痛。

（2）功能性：性交次数过频、纵欲过度，会使阴部或阴囊内产生酸痛感。

对于射精疼痛的治疗主要查明原因，对症治疗。性交过频时，减少性交次数。因炎症引起的射精疼痛，应用抗生素治疗、理疗等对症处理。

5. 血精

血精是男性生殖系统疾病之一，其主要症状是性交时射出红色精液。多见于现代医学的精囊炎，但临床较为少见。本病常与前列腺炎并发，其感染途径多为尿道和前列腺感染直接蔓延；其次是淋巴感染和血行感染。由于细菌的入侵，炎症的刺激，引致精囊充血，当性交时，平滑肌和血管收缩，以致精液中渗混大量的红细胞和脓细胞。

如果只是偶然发生的血精，经检查未发现特异改变，也可能是性交过程中，某些组织因急剧充血和机械性碰撞出现微细小血管破裂出血所致。对这种一过性血精就更不必惊慌了，只要暂停房事 1~2 周就能完全恢复。而炎症所致的出血多半是时好时坏，但持续时间不长。若血精持续存在并不断加剧，则不能排除肿瘤作怪的可能性。个别患者合并全身其他部位的广泛性出血倾向，很可能是全身血液系统出血性疾患所致，如白血病、血小板减少症，而不会是局部病变的后果。

其他病因包括：结核、精囊腺囊肿、精囊腺肿瘤、前列腺癌、肝硬化门脉高压症、外伤、尿路梗阻、前列腺肥大等。

性功能障碍主要包括上述四个方面，可以单独出现，亦可多个同时出现，称为混合性性功能障碍。出现性功能障碍不必惊慌，更不能“乱投医”和不理不睬。只要用科学的态度认真对待，寻找问题的根源，就能能很好的解决。

第 15 讲 夕阳无限好，健康最重要
——谈老年心理健康

我们每个人都不可避免地会步入老年人的行列，当您进入花甲之年，可能已从忙碌的工作岗位退居家中，享受难得的清闲；或者儿孙满堂，承担着照顾孙辈的责任；或者在做些自己喜爱的工作，继续为家庭、为社会发挥余热…。不管您是怎样的生活方式，老年人都应当将心身健康放在生活的首位，将愉悦心情作为人生的根本。

一、老年人的健康标准

关注健康，首先要了解什么才是真正的健康？世界卫生组织制定的老年人健康标准是躯体没有疾病，并符合以下条件：

1. 有充沛的精力，能从容不迫地应付日常生活和工作压力，而不感到过分紧张；

2. 处事乐观，态度积极，乐于承担责任，事无巨细不挑剔；

3. 善于休息，睡眠良好；

4. 应变能力强，能适应外界环境的各种变化；

5. 能够抵抗一般性感冒和传染病；

6. 体重适当，身体匀称，站立时头、肩、臀位置协调；

7. 眼睛明亮，反应敏锐，眼睑不发炎；

8. 牙齿清洁，无空洞，无痛感，齿龈颜色正常，无出血现象；

9. 头发有光泽，无头屑；

10. 肌肉皮肤有弹性。

根据世界卫生组织对老年人健康的定义，社会医学家认为，对老年人的健康评价应还包括以下四大方面：

日常生活能力：即生活能够自理，如洗澡、穿衣、进食等，不需要别人监护；当然也包括老人操持家务能力，如打电话、购物、经济自理、做家务等等。

躯体健康：传统意义上的健康多指躯体健康而言，躯体健康不佳，可表现为多种器质性疾病和症状，如高血压、冠心病、气管炎、糖尿病及肿瘤等。

心理健康：即没有精神障碍，老年人的神经系统不同程度地会发生生物学改变，信息加工速度减慢，认知功能会出现不同程度的下降，容易出现焦虑抑郁、固执、疑心、自私和偏执等心理障碍。

社会健康：是指个体人际关系的数量和质量及社会参与的程度，如家庭居住情况、婚姻状况、与亲属、朋友、邻里关系，与社会组织关系，职业状况等等。一个老年人如果长期独自呆在家里，不与人打交道，不能参与到社会这个大家庭中去，就不能算是一个全面健康的人。

二、老年人的心理健康与特点

一般来说人们从 60 岁开始步入人生的老年阶段，老年人在这个阶段有其独特的生理特点：基础代谢率下降，细胞与各器官的功能均有所下降。只要您稍稍留意就会发现自己身体的变化，如血糖、血压、血脂的升高，对季节的变化会更敏感，稍不留心就会出现伤风、感冒、头痛、脑热；还有常常会感觉体力、记忆力已经大不如从前，活动多点就会腰酸背痛，刚刚做过的事情不多会就忘得一干二净……

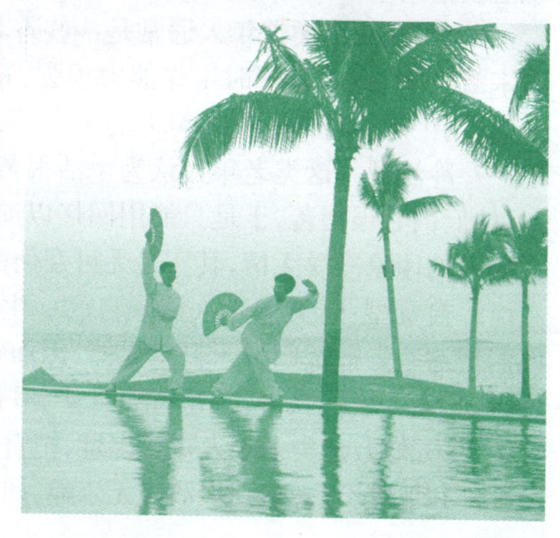

心理健康对保持老年人的身体健康是极其重要的，那么怎样保持身心的健康，是每一个老年人不得不思考、学习的课题。老年人常见的心理活动类型：

1. 愉快积极型：这类老人性格开朗、心情愉快、热爱生活、积极参与各种活动，能做一些力所能及的事。

2. 知足常乐型：这类老人能理智地接纳和适应离退休后的变化，坦然而合理地处理生活中遇到的各种问题，对生活知足常乐，并能主动搞好人际关系。

3. 关注健康型：这类老人特别关注自己的健康，唯恐年老体弱多病，有的人确实有病，但往往夸大病情；有的则是基本无病，却千方百计找出自己的“病”。

4. 清心寡欲型：这类老人性格一贯内向，退离休后更是减少社交，他们对晚年生活要求不高，能平静地应付生活中的各种问题，不轻意开口求人。

5. 依赖型：这类老人依赖性强，需要别人在情感上支持他们，在生活上帮助他们，用别人的同情获得自己情感上的满足。一旦这种需要得不到满足，就认为别人瞧不起自己，或不愿意帮助自己，从而出现沮丧情绪。

6. 工作型：这类老年人通常是一些青壮年时期胸怀大志，但是壮志未酬的人，或者是平时工作能力很强，精力旺盛的人，他们退休不退岗，用忙碌的行为和更加努力的工作，来证明自己能力不减当年。

7. 冷淡型：这类老年人认为生活很苦，而自己对现状又无能为力，他们内心很痛苦，于是只能用回忆以前愉快的经历作为乐趣。他们给人的印象冷漠无情，其实是无可奈何的表现。

8. 自责型：这类老年人回顾自己一生后，发现一些目标没达到，他们把这些失败都归咎于自己无能，因而常常自责，甚至有自我犯罪感，这类老人极其自卑，常常自怨自艾、沮丧和心灰意冷。

9. 不满型：这类老年人往往多疑，把自己看作是环境的牺牲者，似乎谁都和他过不去，感到生活毫无乐趣，回顾往事，把失败原因归咎于客观，把怨恨发泄在别人身上，他们人际关系很差，较孤独、怪僻。

当然对某一个老人来说不能完全用某一种类型来概括，但可能某一种类型的特征会较为明显，老年人了解、认识自己的心理特征对调整自己的心理健康一定会有不小的帮助。一百个老年人就会有一百种不同的心理，那么老年人要具有什么样的心理才算是正常的、健康的呢？被普遍承认的老年人心理健康标准至少要具备以下十个方面：

1. 充分的安全感：安全感需要多层次的环境条件，如社会环境、自然环境、工作环境、家庭环境等，其中家庭环境对安全感的影响最为重要，家是躲避风浪的港湾，有了家才会有安全感，所以老年人及其家人需要努力营造良好、温馨的家庭氛围。

2. 充分地了解自己：就是指能够客观分析自己的能力，并作出恰如其分的判断。能否对自己的能力作出客观正确的判断，对自身的情绪有很大的影响，如过高地估计自己的能力，勉强去做超过自己能力的事情，常常会得不到想象中的预期结果，而使自己的精神遭受失败的打击；过低的估计自己的能力，自我评价过低，缺乏自信心，常常会产生抑郁情绪，所以老年人做事做人一定要量力而行，不要一意孤行。

3. 生活目标切合实际：要根据自己的经济能力、家庭条件及相应的社会环境来制定生活目标。生活目标的制定既要符合实际，还要留有余地，不要超出自己及家庭经济能力的范围。道家的创始人老子曰："乐莫大于无忧，富莫大于知足。"

4. 与外界环境保持接触：这样一方面可以丰富自己的精神生活，另一方面可以及时调整自己的行为，以便更好地适应环境。与外界环境保持接触包括三个方面，即与自然、社会和人的接触。老年人退休在家，有着过多的空闲时间，易产生抑郁或焦虑情绪，而学习和参与老年集体活动、社区活动，对丰富老年人的精神生活大有益处。

5. 保持个性的完整与和谐：个性中的能力、兴趣、性格与气质等各个心理特征必须和谐统一，生活中才能体验出幸福感和满足感。例如一个人的能力很强，但对其所从事的工作无兴趣，也不适合他的性格，所以他未必能够体验成功感和满足感。相反，如果他对自己的工作感兴趣，但能力很差，力不从心，也会感到很烦恼。要学会协调自己的兴趣和能力，做到和谐统一。

6. 具备一定的学习能力：在现代社会中，为了适应新的生活方式，就必须不断学习。比如：不学习电脑就体会不到上网的乐趣；不学健康新观念就会使生活仍停留在吃饱穿暖的水平上。学习可以锻炼老年人的记忆和思维能力，对于预防脑功能减退和老年痴呆有益。

7. 保持良好的人际关系：人际关系的形成包括认知、情感、行为三个方面的心理因素。情感方面的联系是人际关系的主要特征，在人际关系中，有正性积极的关系，也有负性消极的关系，而人际关系的协调与否，对人的心理健康有很大的影响。

8. 能适度地表达与控制自己的情绪：对不愉快的情绪必须给予释放或称为宣泄，但不能发泄过分，否则，既影响自己的生活，又加剧了人际矛盾，另外，客观事物不是决定情绪的主要因素，情绪是通过人们对事物的评价而产生的，不同的评价结果引起不同的情绪反应。

9. 有限度地发挥自己的才能与兴趣爱好：一个人的才能与兴趣爱好应该对自己有利，对家庭有利，对社会有利。否则只顾得发挥自己的才能和兴趣，而损害了他人或团体的利益，就会引起人际纠纷，而增添不必要的烦恼。

10. 个人基本需要得到一定程度的满足：当个人的需求能够得到满足时，就会产生愉快感和幸福感。但人的需求往往是无止境的，在法律与道德的规范下，满足个人适当的需求为最佳的选择。

懂得了心理健康的标准和重要性，并不代表我们就能处理好自己所有的问题，总有一些事情是我们无法掌控的，人的身体和心理往往随着年龄的增长而发生改变，所以我们有必要来了解一些老年人心理变化的特征，以便及时寻求专业人员的帮助。

三、老年人心理变化的特点

1. 健忘、智力减退：有的老人自信心不足，自惭形秽，自认为智力减退，而实际上并非如想象的那么严重。老年人的智力是逐渐下降的，近事记忆减退更明显,远事记忆相对保持完好,思维缺乏创造性,但思维分析和判断能力影响较小,灵活性较差,偏向保守,迷恋往事,重视传统等。

2. 焦虑、抑郁:随着衰老、精神、情感的变化,老年人易表现为内心空虚,缺乏安全感,而出现焦虑抑郁的情绪反应,常伴有自责,往往有杞人忧天之感,时有大难临头的紧张感,或是抑郁苦闷,总想些不愉快的事情,遇到问题时缺乏积极的态度。在经济条件拮据的老年门诊病人中有 48%具有焦虑、抑郁情绪;而身体健康、经济条件较好的老年人具有焦虑、抑郁症状者也有 44%,有不少人每月发作 1 次,持续数小时或数天之久,表现为意志消沉、烦恼、抑郁、焦虑等。

3. 情绪多变:当脑组织老化或伴有某些脑部疾病时,常有明显的情绪变化,往往失去自我控制,容易勃然大怒,难以平静下来,其情绪激动程度和所遭遇不顺心的事情之程度并不相对应, 有时为周围环境及影视中有关人物的命运而悲伤或不平, 迅速出现情绪高涨、低落、激动等,或天真单纯、或愤怒激惹等特征 。

4. 疑病:60 岁以上老年人,有半数的人可出现疑病症状,这是由于老年人的心理特点已从对外界事物的关心转向自己的躯体所致,加上这些关心可因某些主观感觉而加强,并因顽固、执拗的个性,更易出现疑病症状,常出现头部不适、耳鸣、胃肠道功能异常以及失眠等,即使稍有不适,也要向周围人去诉述,有时会过分注意报刊书籍上的一些医学常识而对照自己的不适感,常为此而心神不定、惶惶不安,甚至反复多次求医就诊。

5. 猜疑和嫉妒:一般认为,人进入老年期后,自尊心多有增强,对周围人会有不信任感,常计较别人的言谈举止,严重者认为别人居心叵测,常为之而猜疑重重。由于生理功能减退,性欲下降,易怀疑自己配偶不忠,常因之而争吵。并且由于判断力和理解力减退,常使这些想法变得更为顽固,甚至发展成为妄想,每当目睹年轻人活泼好动等性格时,常因之而嫉妒和自责。

这些变化的出现给自己和家人带来诸多的烦恼和痛苦,严重时可导致精神障碍、行为异常,需精神专科系统治疗。

四、老年期常见的心理、精神障碍

1. 黄昏心理：因为丧偶、子女离家工作、自身年老体弱或罹患疾病,感到生活失去乐趣,对未来丧失信心,甚至对生活前景感到悲观等,对任何人和事都怀有一种消极、否定的灰色心理。

2. 自卑心理:由于退休后经济收入减少,社会地位下降,感到不再受人尊敬和重视,而产生失落感和自卑心理,可表现为发牢骚、埋怨、指责子女或过去的同事和下属,或是自暴自弃。

3. 无价值感:对退休后的无所事事不能适应,认为自己成了家庭和社会的累赘,失去存在的价值,对自己评价过低。

4. 不安全心理:有些老年人对外界社会反感,有偏见,从而封闭自己,很少与人交流。同时,也产生孤独无助的感觉,变得恐惧外面的世界。

5. 神经症:有些老年人,如果缺少规律的生活,又很少参加群体活动,或是家庭中夫妻关系,亲子关系不和,或被慢性躯体疾病所困扰,生活没有愉悦感,就可能诱发各种心身疾病,如睡眠障碍、焦虑症、疑病症、恐惧症、强迫症、癔症等。

6. 各种重性精神病：近年来，老年性精神病发病率也有增加趋势,常见的有:抑郁症、躁狂症等情感性精神病、精神分裂症、偏执性精神病等。

7. 器质性精神障碍:由于各种慢性躯体疾病引起的精神障碍、脑器质性精神障碍、老年痴呆等。

五、常见老年精神疾病的临床特点

1. 老年痴呆

以记忆减退、智能障碍、人格改变为主,如远近记忆的丧失,常常迷路,分不清时间、地点、人物、书写困难、失语、失认、失用等,表情迟钝,二便失禁,早晚睡眠失调,并导致工作、社交及生活能力丧失,如阿尔茨海默病、血管性痴呆等。

2. 脑血管病所致精神障碍

由于脑血管疾病（如脑动脉硬化、脑梗塞、脑出血等）影响脑血管循环所引起的精神障碍，可表现为神经、精神、神经心理疾病的各种症状，除偏瘫外，可出现不同程度的认知和语言功能障碍、抑郁症状等，症状的严重程度与病变发生的部位及性质有关。一般进展缓慢，常因脑卒中引起急性加剧，病情呈波动性，最终发展为痴呆。

3. 躯体疾病所致精神障碍

由于各种躯体疾病（如躯体感染、内脏器官疾病、内分泌疾病、营养代谢疾病、手术等）引起中枢神经系统功能紊乱而导致精神障碍的出现，除各种原发躯体疾病的症状，还伴有抑郁、焦虑、或精神症状的出现。

其他如神经症，心身疾病，心境障碍：如躁狂症、抑郁症、偏执性精神病、（老年期）精神分裂症在相关章节均有介绍，这里不再赘述。

六、做快乐、健康的老人

著名生理学家巴甫洛夫说：快乐是养生的唯一秘诀。他说自己有3个医生：第一是安静，第二是快乐，第三是节食。快乐与健康是相连的，快乐必然促进健康，因为它能给人以心理上的愉悦和舒适。

人在各年龄阶段的快乐是不一样的，老年人的快乐是身体健康，经济有保障，能被社会接受，觉得自己还有用、有信仰、有满足感、不感到寂寞等。

人的情绪和社会相连，一个人参加了有意义的社会活动或为社会、为他人作出了某些贡献，他就会获得满足、荣誉感，感到生活充实，就会有积极、振奋的精神，如果不能满足人类的需要和个人的需要，就会产生消极的情绪。个人的需要是随着年龄的增长而变化的，一般来说，青年人重理想，中年人重事业，老年人重社会的尊重，即社会和家人对他的一生成就的承认。因此，老人要得到真正的快乐，就要参与社会或从事一些力所能及的有益的活动。

老年人要如何做到让自己健康又快乐？首先要学会调整自己的认知能力与生活态度。快乐的老人善于适应困境，对生活充满信心。具备良好的个性，待人温和坦荡；有良好的处世能力，能客观处理事情；有良好的人际关系，待人宽和，助人为乐。

老年人要使自己快乐，必须心胸开阔，以现实的眼光看待一切，不封闭自己，正确评价自己，能自知、自信、知足。顺应自然，自己能力达不到的事不去强求。

对别人、对自己都要宽容一点，在得失方面潇洒一点。

人不可能不生病，老年人更是如此。对待疾病首先要有病早治，无病早防，有条件的应定期到条件好一点的大医院进行健康体检。在身体和条件允许的情况下，老年人要适度做些脑、体力运动，如跑步、打球、爬山、太极拳等体力运动，下棋、打牌等脑力运动等。适当进行脑力运动能延缓大脑功能的衰退，能有效地延缓记忆力、思维能力的减退。

老年人要学会修心养性，应有慈爱之心；心地善良；敢说敢做；能容忍他人善意的不足；为社会为他人多奉献；不要期望别人的回报。

老年人要学习排解不良情绪，人到老年，由于生理、心理和生活环境的变化，会出现消极的心理状态，感到孤独、寂寞、空虚、失落、忧心忡忡、焦虑不安等等，这些都不利于老人的身心健康，可采取以下方法排除：

疏导法

把闷在心里的忧虑或者想不通的心思倾诉给别人。因为一个人自我解脱有一定的局限性，需要他人的帮助，或许别人仅仅几句鼓励的话就够了。要在消极情绪刚萌芽的时候，就主动、及时地寻求帮助，不要等消极情绪几乎要压倒自己的时候才去求助。

自我激励法

找一个自己羡慕的榜样，或者想想自己有过的成功，来鼓励自己。在日常生活中找出自己“成功”的事例，肯定自己的成绩，就可兴奋、振作，不被烦恼所困扰。向心中的模范或榜样人物学习，日子就会过得有意义，愿望也会逐渐实现。

发展才能和培养兴趣

根据个人的特点，老年人可以利用多年积累的经验，创造条件，开辟工作的新天地。有烦恼的人对事情往往没有兴趣，但是，兴趣是可以培养的，做喜欢做的事情，提高技能，使自己胜任社会工作，从而体验快乐。

心理平衡是我们保持良好健康状态的最主要，也是最重要的保障。保持心理平衡，就是掌握了开启健康之门的金钥匙。一个人能否健康长寿，很大程度上取决于其心理是否真正能得到平衡。据调查我国百岁以上健康老人，他们生活习性五花八门，但相同的一面是：心胸开阔，乐观大方，性格随和，心地善良，勤快，爱运动，情绪稳定。一个心理素质差的人，不仅处事为人难于令人满意，更难于想象他能健康长寿。

老年人要学会把握现在，不要懊恼过去，不要担忧未来，只有牢牢把握好现在，才能享受好自己的人生。要学会忘记年龄，忘记疾病，忘记恩怨，为今天而生，过好每个今天，坚持适当锻炼，坚持合理营养，坚持规律生活，坚持开朗乐观。才能使生命更有朝气，更有力量，更有成果，更幸福，更安全，更快乐，更健康。

七、家庭和社会对老年人的关心必不可少

老年人要做到心身健康除内在的因素，很重要的一点是应有相应的外部环境，老年人退出工作岗位后，主要的生活场所在家庭，因此，家庭环境怎样，对老年人心理健康影响极大。当前，家庭养老仍然是养老的主要形式，居家养老的质量直接关系到老年人的生活质量。在家庭养老中最重要的一点是必须要有孝道精神，老年人生病时需要照顾，经济困难时需要救济，老年人再婚时也需要子女的理解和支持。不仅仅是保障老年人的物质生活，更重要的是满足老年人的精神需求，尊重、关心、爱护老人。

家庭的关爱和社会的和谐是老年人心身健康的外部环境，可促进老年人生活质量的提高。从最近公布的第六次人口普查数据来看，我们60岁及以上的人口为1.78亿，占总人口的13.26%，中国已快速步入老龄化社会，老年人对于社会化养老服务的需求必然更加迫切，鉴于这样的一个现实，我们想问题，办事情，做规划，定目标，都应该考虑老龄化社会可能带来的种种问题，把老人问题放在一个重要的基点来考虑，作出有益社会发展的科学决策，使全社会真正做到老有所医，老有所养，才能实现社会的真正和谐。

因此，全社会应提倡关心、尊重、爱护老年人，在关注老年人物质生活保障的同时，更要关注老年人的精神文化生活，提高他们的生活质量，尤其要关注老年人的心理健康，使老年人能充分享受到社会大家庭的温暖，颐养天年。

八、老年人健康秘诀

积极养老，糊涂潇洒，乐观添寿；与世无争，宽恕别人，延年益寿。
蚁食猴行，合理营养，百岁千秋；互相理解，求同存异，开心增寿。
病魔来时，心理健康，能保长寿；步入老年，不要恐老，能延衰老。
老人服老，手持拐杖，不摔不老；遇事想开，遇苦放下，健康长寿。

老人生活12守则

清心寡欲，知足常乐，接近子孙，早睡早起，
食有定量，姿势正确，睡眠充足，谢绝烟酒，
排泄定时，工作适度，环境幽静，恒常运动。

第 16 讲 人生成功与否，情商的影响远大于智商
——谈儿童心理发育与人格培养

我国著名作家柯云路说："情商比智商在更大程度上决定着一个人的爱情、婚姻、学习、工作、人际关系以及整个事业。"事实上，还有许多关于"情商比智商更重要"的说法，如："情商是决定人生成功与否的关键。"，"20%智商 +80%情商 = 成功"等等，这些"口号"早已被我们广泛地接受。人们还常说："性格决定命运。"然而，到底什么是性格？什么是智商？又什么是情商呢？

一、什么是性格、智商和情商？

其实，性格、智商、情商都是心理学上的几个基本"概念"。性格、智商和情商并不对立，它们反映着人的心理品质的各个方面。

我们平时所说的"性格"在心理学上称为"人格"或"个性"，它是先天生物特征与后天环境锻炼的"合金"。

智力(智能)是一种综合性的认知能力，其基本构成要素为观察力、注意力、记忆力、想象力和思维能力，其中思维能力是智力的核心，智商就是对一个人的智力因素的测定。也就是说，它主要表现人的理性的能力。智商的高低部分反映着智力水平的高低。

情商包括以下几个方面的内容：一是认识自身的情绪的能力。因为只有认识自己，才能成为自己生活的主宰。二是能妥善管理自己的情绪的能力。即能调控自己；三是自我激励的能力，它能够使人走出生命中的低潮，重新出发。四是认知他人的情绪的能力。这是与他人正常交往，实现顺利沟通的基础；五是人际关系的管理能力，即领导和管理能力。

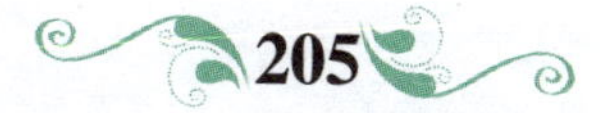

还有些学者则认为，情商是指人们进行各种活动时的智力因素以外的全部因素的总称，主要由兴趣、动机、信念、情感（情绪）、理想、意志、性格等要素组成。非智力因素是人们在实践活动过程中的一种综合性素质，情感（情绪）、意志是其中一些较活跃的因素，起着动力、强化作用。

二、智商和情商的辨证关系怎样？

通过对上述几个心理学概念的阐述，我们可以将“性格决定命运”理解为：一个人的命运与他的各种心理特征有关，这不单指智商，更包括情商、意志等非智力的个人素质。

美国有句流行语：“智商(IQ)决定录用，情商(EQ)决定提升”。一个人如果智商低，而情商高，则情商可以挖掘智商的最大潜力和发挥智商的最大效应，促成人的发展和成功；如智商和情商偏低，那么这个人会很平庸；如智商高，而情商低，这个人在学校成绩优异，但走向社会可能未必有成就；如智商和情商都高的人，势必能创造出色的业绩，获得巨大成功。可见，在预测人的成功时，了解情商比测试智商更有价值。智商高情商低怀才不遇，情商高智商低占尽便宜，情商与智商都高才能春风得意。

美国天才儿童研究工作的先驱、心理学家特曼曾对1528名智力超常的学生进行长达50年的追踪研究，结果也表明智商高的不一定能成为杰出人才。美国著名的洛兹企业集团总裁凯文.米勒年轻时学习成绩很差，智商低，老师和父亲都认为他将来必然平庸无奇，但他凭借自己不折不挠的精神和乐观成为巨富。对于学生而言，面对繁重的课业，有无“抗压能力”决定孩子是努力面对或者厌恶逃避；有无“自信心”决定孩子放弃或者坚定目标；“情绪管理能力”的强弱决定孩子平静心态或者愈加烦躁；“自我控制能力”强弱决定孩子精力集中或者思想分散；“人际交往能力”会让孩子热爱学校或者孤僻独处。

三、怎样培养全面发展的孩子？

一个优秀的孩子首先应该是身心健康的孩子，智商固然重要，情商却为人们开辟了一条事业成功的新途径，它使人们摆脱了过去只讲智商所造成的无可奈何的宿命论的态度。

孩子的智力和各种非智力的素质培养都很重要，但与智商相比，情商更多地由后天决定。情商在于训练，思维在于方法；潜能在于开发，成功源于专注。

情商形成于婴幼儿时期，成熟于儿童和青少年阶段，它主要是在后天的人际交往中培养起来的；而高情商的培养，必须从幼儿教育时期抓起。儿童、学生时期是进行情商教育的最佳时期。

（一）多予爱抚鼓励，培养自信和“爱”的能力

幼儿到四、五岁时，脑量会长至成人的 2/3，其精密的演化是一生中最快的阶段，最重要的学习能力，尤其是情感学习能力，也在这个时期得到最大的发展。孩子时代的情感经验对人的一生具有恒久的影响，一个孩子如果此时无法集中注意力，性格急躁、猜疑、易怒、悲观、具破坏性、孤独、焦虑、有各种恐惧的幻想、对自己不满意等，以后，面对人生的各种挑战将很难把握机会。发挥潜力。可以说，他这时已经输在起跑线上了。

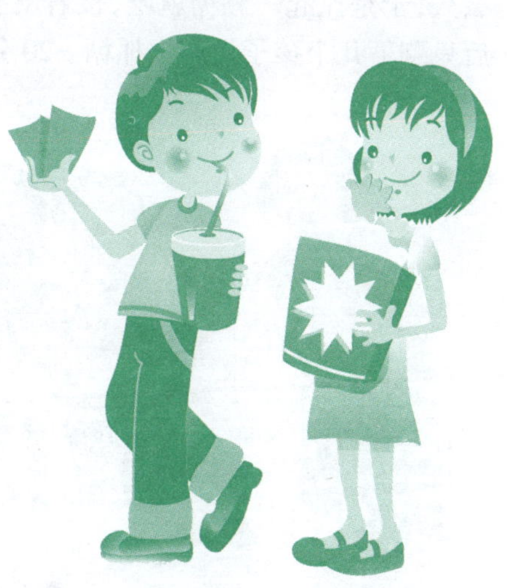

所以，在幼儿阶段进行情商教育十分必要，这是奠定人生成败的基础。

幼儿阶段是形成对周围世界最初认识的关键时期，父母应该尽可能给予孩子爱和鼓励及安全感，孩子只有感受到来自父母的爱和鼓励才会形成最初的自我肯定，感到“我”是“好的”，“可爱的”，“乖的”，研究证明，多给与亲吻、抚爱，可以培养幼儿的自信，对他人的信任，以及给与他人爱的能力。

特别要注意的是，不少父母因为重视孩子的学习，当孩子学习不专心时就失去耐心，对孩子非打即骂，这样做只能造成孩子失去学习的兴趣和自信。应该认识到孩子学习的兴趣需要阳性强化——表扬能够使孩子在学习中得到鼓励，让孩子爱上学习。

(二)适当挫折教育，培养忍性和延时满足的能力

虽然对孩子的教育应该以鼓励为主，但是适当的挫折教育对孩子有利无害。

人们最早了解情商，是从著名的“果汁软糖实验”开始的：有一个教授做了个科学研究，他把 15 个 4 岁的孩子叫到一个房间里，跟他们讲，桌子上有 15 颗糖，平均每人可以吃到一颗，不过呢，要等 20 分钟后才能开始吃糖。孩子们都答应了。一分钟，二分钟……十分钟过去了，渐渐地有人等不急了，开始有一个孩子说，吃颗糖干嘛要等这么久，于是抓起一颗糖就吃，接着就有了两个、三个孩子吃糖……最后只剩下几个孩子没有去抓糖。20 分钟到的时候，门开了，教授走进来，他奖给那几个没有去抓糖的孩子 2 颗糖。追踪这群孩子，那些能克制自己的孩子，14 年后都有大成功。

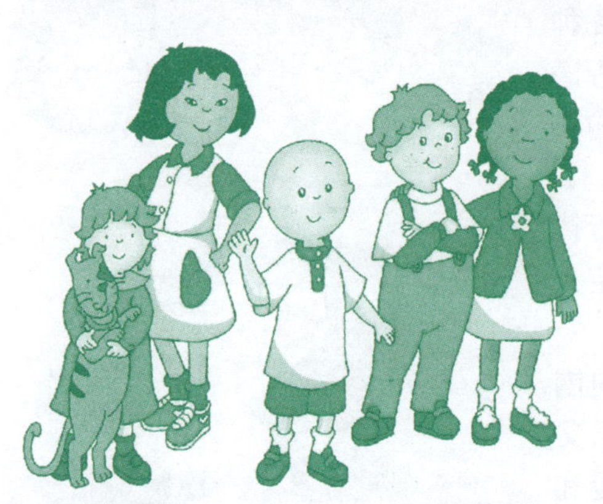

从这个研究可以看出，延时满足的能力是非常重要的。有些父母整天无微不至地照看孩子，有求必应，其实这样做对孩

子的成长极为不利。当提出要求时，父母不要轻易让其满足，让孩子从小尝尝自己的要求无法得到满足的滋味，受些小小的挫折，培养“忍性”，让孩子从小知道要达到愿望就应自己争取，比如，孩子想要一个玩具，父母不要马上买给他，让孩子每天帮着擦桌子一周，再买给他玩具，让孩子从小练就能够延时满足。

（三）减少依赖，学会理智、独立地解决问题。

孩子遇到困难时本能的反应是找父母，父母也乐于任何关于孩子的事都包办代替，殊不知当父母没在身边时，孩子有可能就束手无策，甚至出现恐慌、焦虑情绪。家长可以有意让孩子遇事自己想办法解决，比如，小的孩子让他摔倒了自己爬起来，大一点的孩子遇到困难时学会冷静，找一个适合自己的方法，在感觉快要失去理智时使自己平静下来，从而使血液留在大脑里，做出理智的行动。当遇到事情时，理智的孩子让血液进入大脑，能聪明地思考问题；野蛮的孩子让血液进入四肢，大脑空虚，疯狂冲动。是的，当血液充满大脑时，你头脑清醒，举止得当，反之，当血液都流向你的四肢和舌头的时候，你就会做蠢事，冲动暴躁，口不择言。

事实上，科学实验证明，当我们在压力之下变得过度紧张时，血液的确会离开大脑皮层，于是我们就会举止失常。此时，大脑中动物的本性起了主导作用，使我们像最原始的动物那样行事。要知道，在文明社会中，表现得像个原始动物会带来大麻烦。

控制情绪爆发有很多策略，其中一个方法就是注意你的心率，它是衡量情绪的精确尺子。当你的心跳快至每分钟100次以上时，整顿一下情绪至关重要。在这种速率下，身体分泌出比平时多得多的肾上腺素。我们会失去理智，变成好斗的蟋蟀。

当血液又开始涌向四肢时，你可以教孩子选用以下的方法来平静心情：

1. 深呼吸，直至冷静下来。慢慢地、深深地吸气，让气充满整个肺部。把一只手放在腹部，确保你的呼吸方法正确。

2. 自言自语。比如对自己说:“我正在冷静。”或者说:“一切都会过去的。”

3. 采用水疗法。洗个热水盆浴,可能会让你的怒气和焦虑随浴液的泡沫一起消失。

4. 你也可以尝试美国心理学家唐纳·艾登的方法:想着不愉快的事,同时把你的指尖放在眉毛上方的额头上,大拇指按着太阳穴,深吸气。据艾登说,这样做只要几分钟,血液就会重回大脑皮层,你就能更冷静地思考了。

(四)纠正教育误区,培养心理健康的孩子

心理学研究表明, 父母给予孩子过度宠爱与包容会对孩子心理发育产生较大危害,造成孩子依赖、自恋、自私的个性。但是,对孩子期望过高,苛刻地要求孩子“完美无缺”,对孩子的成长不利更加有害。每个孩子的能力由于遗传、发育、教养,各方面的原因,本来就存在着一定的差异,家长不能无视这种客观存在的智力和能力的差异,一味地要求孩子考试成绩上多少分,或者达到班上前几名。爱玩是孩子的天性,而且,保持健康的心理状况需要学业、感情(亲情与友情)、玩耍三方面平衡。有的家长不知道这些知识,只要看到孩子玩耍就加以训斥,造成孩子自卑与逆反心理。

其实,从心理学的角度来说,情绪和思维速度有着密切的关系,情绪好的时候思维会奔逸,情绪差的时候思维受阻滞。另外,人的行为如果得到奖励就会继续,得到惩罚就会退缩。所以,孩子学习的时候只能鼓励, 不能在旁训斥。训斥孩子至少有二条不利于孩子的学业,其一,使孩子的心情不愉快,脑子就变得笨笨的,学习更加好不了;其二,学习得不到鼓励,只能得到处罚,产生厌倦学习,想逃避学习的心理。

因此,我们应该尊重孩子,平等、民主地对待孩子,多多鼓励孩子,培养孩子的自信心,以及学习的自主性,在愉快的情绪中学习,做一个情商高,心理健康的孩子。

第 17 讲 女性的烦恼
——谈妇女心理卫生

女性在日常生活中肩负着工作、家庭双重压力，再加上生性较敏感，情绪波动较大，很容易因焦虑、抑郁情绪影响内分泌系统，而内分泌失调如果得不到及时的治疗，将进一步加重不良情绪，恶性循环就导致心理疾病的发生。下面我们将谈谈妇女健康的三个危险期的情绪问题。

一、她为什么变得这样暴躁——围经期综合症

小菲，23 岁，公司职员。平素是一个性格活泼开朗的女性，日常生活中无论是和家人还是同事之间，相处的都很好，这点也深得了众人的喜爱。唯一让她困惑的是，每月经期前后的 10 天左右，就心烦燥，就像换了一个人似的，暴躁无理，做出一些莫名其妙的事情，会很冲动地做出决定，很快的又后悔，反复无常。这点把小菲折磨得痛苦不堪……

小菲这样周期性的情绪变化相信许多男士也有所察觉，可能曾经也领教过妻子或女朋友的“围经期综合症”的厉害，烦躁不安、容易发怒、失眠、头痛乏力让她们变成了另外一个人。围经期综合症即妇女在月经来潮前后和 / 或行经中出现的一系列临床症状，表现如腹胀、腹痛、易激动、乳房胀痛、焦虑抑郁、失眠等。围经期综合症的发病机制不明，虽然多认为与内分泌激素有关，但其临床的精神行为的改变提示本病的发生与社会心理因素有一定的联系。其中压力感受是围经期综合症的危险因素，即自觉压力越大，发生围经期综合症的可能性越大。压力过大不但会引起月经紊乱，而且会导致不良情绪。而

不良情绪也会进一步加重月经反常。

围经期综合症的发生率大约为40%，其中症状严重需要医学干预的为8%。因为往往不被重视，所以多数患者选择忍耐几日，等症状自行缓解，并未及时治疗。当部分症状严重的影响了日常工作和生活，或造成家庭矛盾，才到医院就诊。因此，妇女应正确认识自身症状的规律，在围经期间做好以下措施，如有意控制自己的情绪，力求安静，注意休息，避免剧烈的运动，多做自己喜欢的事情，调整心态、改变生活习惯等，从而减轻围经期带来的负面影响。而男士们应对她们的情绪躁动和身体上的不适表示理解和关怀。

二、产后挥之不去的"幽灵"——产后抑郁症

墨墨，女，28岁，公司职员。产后常常因为宝宝的抚养问题与公婆产生矛盾，她的父母在外地工作又无法在产后来照顾她，让她经常感觉到没有人了解她、没有人关爱她、更没有人能帮她。在儿子满月前后，她老觉得心堵堵的，眼酸酸的，喉哽哽的，时时都要流下泪来。心情也时好时差，甚至无缘无故也会冲老公发脾气，简直不像原来温顺的她！诸多的变化让她沮丧到了极点，当时的感觉真的是很无助，甚至是后悔！私下里，抱着儿子偷偷的哭过很多次，感觉那段时间是她生命中最黯淡的日子……

其实墨墨是患了产后抑郁症。事实上，产后心理障碍很常见。但人们普遍对此不重视，直到出现自杀等恶性事件后，才给予关注。产后抑郁的发生率达13%，而仅1/3的患者被发现。产后心理障碍分为三种：一是产后心境恶劣，有研究显示50%~70%的女性产后会感到莫名其妙的委屈，并暗自落泪，过一段时间后会自己恢复。二是产后抑郁症，多在产后几周出现，症状主要是心情不好，悲伤流泪，对任何事情都不感兴趣，甚至连孩子也不愿照顾，缺乏信心，觉得自己没有能力照顾或抚养孩子，疲劳、消瘦、食欲不振，自责，严重者可能自杀。三是产后精神病。

这里重点与大家谈谈产后抑郁症。产后抑郁症是指产妇在分娩后出现抑郁症状，是产褥期精神综合症中最常见的一种类型。多在产后 2 周发病，产后 4~6 周症状明显，临床特征与普通抑郁症无明显区别。按 DSM-IV 的诊断标准，以短暂抑郁发作为主，多数无显著的幻觉和妄想。

主要症状：

1. 心情不好，情感低落；

2. 自我评价较低，自暴自弃，敌对情绪，兴趣减退；

3. 创造性思维受损，反应迟钝；

4. 对生活缺乏信心，厌食、疲倦、睡眠障碍、性欲减退伴明显的躯体症状，重者绝望，出现自杀倾向。少数严重者可出现扩大自杀，即杀害子女、伴侣后自杀。所以及时诊治极为重要。

引起产后抑郁症的原因是多方面的。因为产妇在孕期和产后其内分泌及身体各系统发生了一系列变化，心理上也需要为母亲角色做准备，同时社会功能和夫妻关系也发生微妙的变化，这些转变会对产后妇女有重要影响。早产、难产、产时出血过多等各种不顺利的分娩过程均是产后抑郁的独立危险因素。因此，产后抑郁症的发生是生物、心理和社会等多方面因素相互作用而致。

1. 生物因素 包括神经内分泌因素和躯体因素。

神经内分泌因素有：①雌激素：妇女妊娠后体内雌激素水平逐渐升高，妊娠晚期达最高值。分娩后，雌激素水平急剧下降至基础水平。由于雌激素水平过快下降，引起相应的抑郁情绪和行为改变。②孕激素：妊娠后，妊妇体内妊激素水平逐渐升高，哺乳则可降至低于正常值。孕激素的改变，影响了许多神经递质系统的调节，如去甲肾上腺素能神经元、多巴胺能神经元及 Y- 氨基丁酸（GABA）能神经元，同时还影响其他高级大脑功能，从而影响情绪变化。③促甲状腺素：甲状腺激素在调节情绪方面有重要的作用。妊娠期甲状腺正常水平受到许多影响。有研究表明，促甲状腺素浓度低可能导致产后抑郁。

躯体因素包括：产科因素，如难产、滞产、阴道助产；产妇身体状况较差；产科合并症及并发症等。

2. 心理因素 妊娠和分娩虽说是生理现象，但对于产妇来说是一种持久而强烈的应激源。由于对妊娠和分娩知识了解很少，分娩带来的疼痛与不适使产妇感到紧张恐惧。当出现滞产或难产时，产妇由于心理准备不充分，紧张和恐惧的程度就会不断增加，导致躯体和心理的应激增加，从而诱发产后抑郁的发生。

3. 社会因素 包括社会支持、生活压力事件、经济状况、居住环境等因素。社会支持因素如产妇家庭亲密度、家庭关系、夫妻关系、家庭对婴儿性别的敏感、分娩时医护人员态度等。孕期发生不良事件越多，产后抑郁症的可能性越大。产后遭到家庭和社会的冷淡，缺乏帮助和支持，是产后抑郁症发生的危险因素。

4. 遗传因素 遗传因素是精神障碍的潜在因素。有精神病家族史，特别是有情绪障碍家族史的妇女，患产后抑郁症的风险较高。

产后抑郁对产妇自身健康、婚姻家庭、工作均有不良影响，而且还影响哺乳及母婴关系，对婴儿的情绪、行为产生不良影响，更甚者还会引起杀婴和自杀的行为。因此早期识别具有高危因素的孕产妇，并早期筛查、诊断、及时地实施干预措施，是至关重要的。目前大多数意见认为，严重的抑郁症需要以药物治疗为主，而轻、中度的抑郁则选择心理干预。

干预措施包括加强保健预防、心理治疗和药物治疗。

1. 保健预防的目的在于增强社会支持，帮助产妇渡过难关

(1)产前咨询和教育：加强围产期保健。高度重视高危产妇，帮助她们学会处理情绪问题，经常保持乐观稳定的良好情绪，广泛宣传有关妊娠、胎儿宫内生长发育等知识，使孕妇了解妊娠过程中的正常生理现象。对有内科并发症者应把握妊娠指征，使孕妇树立信心，及时调整孕妇妊娠期的不良心态，同时帮助孕妇克服早孕反应造成的不适，指导孕妇的饮食和营养搭配，帮助孕期妇女了解分娩过程，减少

其紧张和恐惧心理。

(2)产时教育和管理:条件允许下,可要求丈夫陪产,同时,医护工作者应全程持续给予产妇心理和情感上的支持,使产妇处于良好的身心适应状态,减少分娩方式及产时并发症给产妇带来的心理负担,积极处理孕期异常情况,尽量消除不良的躯体和精神刺激。

(3)产后教育和管理:产后需创造良好的环境和保证产妇的休养,传授育婴知识,使产妇适应角色的转换。指导产妇及家属正确护理新生儿。孕妇可以得到充分的休息并加强与婴儿的亲密接触。同时产妇应尽早加强锻炼,恢复自信。

(4)发展强大的社会支持网络:社会支持包括情感、物质、评价和信息支持四方面。情感、物质支持主要指丈夫、父母的积极参与,如照顾产妇、婴儿及提供物质帮助。信息支持包括教育产妇学会照顾自己和婴儿,进行角色转换,改善母婴关系等。评价支持包括对产妇的表现给予肯定、表扬和鼓励,提高产妇的自信心。对高危孕产妇除充分发挥家庭支持系统作用,对其丈夫进行教育和指导、改善家庭成员之间关系外,还应强化其他社会支持系统,如医护工作者应大力进行宣传和教育,提供多方信息指导,帮助产妇正确认识和处理生活难题,树立信心,保持良好的心态。

2. 心理治疗

采用集体心理干预结合个体干预的方式,如认知疗法、行为疗法、精神动力分析疗法、人际关系心理治疗、家庭治疗等,心理治疗对胎儿和婴儿的危害小,单独使用适合于轻、中度抑郁症患者和产前及产后拒绝用药的患者,也可作为重度抑郁症的辅助治疗。

3. 药物治疗

如果产妇的抑郁症状严重,最好转诊精神科或心理医生,在医生的指导下进行药物治疗。目前常用的抗抑郁药物包括:①非三环类抗抑郁药—选择性 5- 羟色胺再摄取剂(SSRI):可作为较安全的第一线治疗药物,如氟西汀、帕罗西汀、舍曲林、西酞普兰等;②5-HT/NE 再摄取抑制剂(SNRIs):如文拉法辛、度洛西汀;③NE/特异性5-HT受体拮抗药(NaSSAs):米氮平;④三环类抗抑郁药(TASs):如多虑平、阿米替林;⑤5-HT平衡抗抑郁药(SMA):曲唑酮。

此外,也可采用雌激素进行治疗,中草药和针灸也可作为联合药物治疗的选择之一。

三、女性难熬的时光——更年期

王女士,48岁,小学教师。平时脾气随和,工作认真,常被评为单位的先进工作者。半年前,月经开始变得无规律,有时两个月来一次,有时一个月来两次。体质也开始下降,不分白天黑夜的出汗,汗退后怕冷、头晕、四肢无力,走几分钟就觉得很累,常感胸部、颈部一阵阵发热。无缘无故发脾气,弄得老公、儿子都烦,一家人都不安宁,自己也常常生自己的闷气,晚上,整晚整晚的睡不着觉……

相信现在许多人都能脱口而出 "她患了更年期综合症"。早在1816年,更年期综合征开始被人们认识。在1976年第一届国际绝经学术会议上,提出了"更年期综合征"的定义。由于"更年期"的定义不够确切,世界卫生组织在1994年于日内瓦召开的有关"90年代绝经研究进展"工作会议上,建议停用"更年期"这一术语,而将女性40~60岁的20年间,分为绝经前期、绝经期和绝经后期3个阶段。现在描述此综合症比较常用的词是"围绝经期综合征"。

女性更年期综合征出现在妇女从生育期向老年期过渡的阶段,主要的原因有生理和心理因素。

1. 生理因素:

(1)卵泡功能衰退:引起卵巢功能衰退,卵巢分泌的雌激素减少,而雌激素对于女性的很多组织器官就像是营养素一样,缺少了就会引起退化性变化。

(2)正常的下丘脑-垂体-卵巢轴之间平衡关系改变:由于雌激素与孕激素在血中含量锐减,使正常的下丘脑-垂体-卵巢轴之间平衡关系发生变化。雌激素对垂体的反馈抑制作用减弱,垂体和下丘脑功能亢进,使促性腺激素[卵泡刺激素(FSH)、黄体生成素(LH)]分泌增多。这种内分泌变化影响了自主神经中枢释放神经介质,干扰大脑皮质及影响其支配下的各脏器功能,从而出现一系列自主神经功能失调症状。

2. 心理因素

虽然围绝经期妇女在各方面趋于成熟稳定,但与此同时职业妇女还面临着升迁、退休、下岗等问题,如不适应角色转化,缺乏周围人的帮助和社会支持,心理压力大,会有严重的失落感。在家庭中,子女成家立业而相继离开身边,丈夫工作繁忙,无暇顾及家庭,缺少关心而易发生"空巢",同时还面临年迈父母需要照顾或要承受失去亲人的痛苦,从而易诱发更年期综合症。

3. 其他因素

围绝经期综合征的发病及症状严重程度与个体人格特征有关,另外与职业、文化水平也有密切的关系。大量临床实践证明,患围绝经期综合征患者多数神经类型不稳定,且有精神压抑或精神上受过较强烈刺激的病史;而性格开朗、神经类型稳定,经常从事体力劳动的人发生绝经综合征者相对较少,或病情发生症状较轻,消退较快。

妇女进入更年期后,雌激素分泌减少。雌激素受体分布于全身各重要组织器官,当雌激素水平下降后,这些组织和器官就会发生退行性变及代谢变化,出现一系列精神神经内分泌失调的症状。具体表现:

1. 精神神经症状

主要精神症状是忧郁、焦虑、多疑等,常见有两种类型:

(1)神经症性症状:表现为烦躁不安、易激动、失眠、注意力不集中、疲劳、心情不好、兴趣减退、多疑、不能自我控制、与家人或周围的人不协调、尤其是遇事不如意时表现更为突出。

(2)情感障碍:以抑郁症为常见,表现为失眠、心情不好、对任何事情都不感兴趣,认为自己能力下降,思维变迟钝,惶恐不可终日,有大祸临头之感，反复回想以往不愉快的事，进而出现自责自罪，觉得对不起亲人，或悔恨自己成了废人，悲观厌世，严重者有自杀行为。而躁狂症较少见，表现为兴奋话多、精力旺盛、夸大、做事无计划等。

2. 血管舒缩症状

潮红、潮热为最常见的典型症状，患者时感自胸部向颈及面部扩散的阵阵上涌的热浪，同时上述部位皮肤有弥散性或片状发红，伴有出汗，汗后又有畏寒。82%患者此症状可持续1年以上，甚至可维持到绝经后5年左右。此症状发作多于下午、黄昏或夜间，往往在活动进食、穿衣、盖被过多等热量增加的情况下容易发作，有时偶然发作、时间短促；有时每天数次、持续数秒至数分；严重者频繁发作，每天发作30~50次，持续10~15分钟。影响情绪、工作、睡眠。症状在绝经前及绝经早期较严重，随绝经时间进展，发作频度及强度亦渐渐减退，最后自然消失。潮热发作与雌激素减少有关。潮红发作数年后能自然消失。

3. 心血管症状

28.9%患者有假性心绞痛，有时伴心悸、胸闷等。症状发生常受精神因素影响，且易变多样；症状多、体征少，心功能良好，心电图及运动试验大都正常，24小时动态心电图监测属正常生理范围，症状发作时用扩血管药物不能改善。有些妇女除出现上述心血管症状外，心电图亦可有改变，但冠脉造影结果呈阴性。一些病例用雌激素治疗后可好转。

4. 泌尿生殖系统症状

绝经后，由于雌激素的缺乏，泌尿生殖道逐渐发生萎缩性改变，使局部组织的抵抗力降低而引起炎症性改变。常见症状与疾病有：

(1)萎缩性尿道炎、尿道口肉阜、膀胱炎：症状为小便困难，尿道口疼痛，尿频、尿急、尿失禁，但无脓尿。

(2)老年性阴道炎：绝经后妇女约有30%会发生老年性阴道炎，主要症状为白带增多，外阴瘙痒、阴道灼热感，检查发现阴道黏膜充血，有黏膜下出血点，阴道pH增高。

(3)子宫脱垂,阴道前后壁(膀胱、直肠)膨出:由于雌激素水平下降,盆底肌肉失去张力,韧带及结缔组织弹性及坚韧度降低,盆底变松弛。膀胱底、主韧带、提肛肌及肛门括约肌往往受到影响,可发生子宫脱垂、膀胱膨出、直肠膨出,伴尿潴留、尿失禁、排便困难。

(4)性功能:可能减退,主要由于雌激素缺乏,阴道萎缩,分泌减少,造成性生活疼痛,而惧怕同房。以上症状遵医嘱用雌激素治疗后均可得到改善。

5. 其他

(1)骨骼系统:伴随绝经后骨量丢失,可出现全身及腰背部疼痛、骨质疏松症等。

(2)皮肤:由于雌激素低落导致胶原丢失变薄,出现色素斑,皮肤瘙痒等。头发易于脱落,阴毛、腋毛稀少。绝经后初期卵巢间质分泌雄激素多时可出现汗毛增多,躯体脂肪向心性分布,体型发生改变。乳房下垂,失去弹性。

干预措施:首先要认识到更年期不是疾病和身体衰弱的代名词,只是每个女性必经的生命阶段。更年期综合症虽然是由于生理变化所致,但发病率高低还是与个人经历和心理负担有直接关系。对心理比较敏感的更年期妇女来说,生理上的不适更易引起心理的变化,而心理的影响反过来又会加重生理上的不适,因此,注意心理调整十分重要。

(1)首先要学习更年期各种生理和心理变化的有关知识,提高更年期妇女对这一生理过程的正确理解,使自己接受这一过程的各种生理和心理变化,保持情绪稳定、心理愉快,并在思想上消除顾虑和恐惧。

(2)有自我调节的能力:健康心理的神经内分泌有自我调节的能力,并不是所有的妇女在绝经期都发生此类综合征。根据北京地区围绝经期抑郁症状调查结果表明,只有 3.65%的更年期妇女发生较严重的精神症状,有 36.5%的更年期妇女只是出现轻微的心理情绪波动。所以必须提高心理素质和修养,学会对情绪的自控能力,树立自身价值观,面对生理变化和工作压力使自己的情绪坚强饱满,保持健康的心理和愉悦的心情,以促进神经内分泌的自我调节,提高心理承受能力,减缓更年期的生理变化过程,平衡过渡到健康、充满活力的生活当中去。

(3)做到饮食、起居有规律,保证充足的睡眠,注意劳逸结合,多参加些有益身体健康的锻炼,培养广泛兴趣,对预防更年期综合症的发生,减轻症状会有好处。

(4)对更年期所出现的一些变化,特别是精神变化所引起的易激动、烦躁等,希望能得到社会上人们的理解,尤其家庭成员,特别是丈夫和子女,应尽力学会聆听和理解,帮助亲人化解忧郁,减轻痛苦。

(5)更年期综合症是因卵巢功能衰退所引起的生理变化,因此,严重者须采取一些必要的措施来恢复体内的平衡,可适当选用雌激素替代疗法(应在医生的指导下应用)、心理咨询及中医疗法等,以减轻生理变化所引起的一系列症状。抑郁焦虑情绪严重者,只用雌激素治疗时不够的,应在精神科医生的指导下用抗抑郁药物治疗并结合心理治疗。

希望妇女能更多的了解女性生理的发展过程,及时意识到自身的问题,并尽早选择正确的解决问题的方法,帮助自己渡过倦怠期。

第18讲 令人头痛的头痛
——谈慢性头痛的诊断与治疗

一、头痛是病，有些头痛痛起来要人命

什么是头痛？头痛指眉毛以上至枕部为止这一范围内的疼痛，以区别于面部疼痛和颈部疼痛。在当今各类常见病症中，头痛的发生率仅次于感冒，被称为“第一疼痛”，90%的男性和95%的女性都曾经有过头痛的经历。很多人经常头痛、反复发作让其感到苦不堪言或心存恐惧。

那么头痛是怎么引起的呢?一般说来，颅内外血管的扩张、痉挛，血管或颅内外的疼痛敏感组织受到刺激，头或颈部的肌肉持久性收缩，颅内压力的改变及对含有痛觉神经纤维的压迫等因素，都会引起头痛。头痛有轻有重，有长有短，有持续有间断，很让人心烦。于是有些老年人就准备一大堆止痛药，只要一头痛就服一片。头痛止痛固然不错，但乱服止痛片有时会误了大事，特别是老年人因年事已高，反应较迟缓，若有剧烈、持久的头痛，恐怕就不是小事，而应及早就医，力求弄清头痛的原因，有针对性的治疗。

“头痛是病，痛起来更会要人命!”，以医师的观点而言，头痛不但是病，而且有些头痛，真的会要人命！

在门诊个案中有一位教授夫人，在放声大笑的一瞬间，突然发生剧烈的头痛，刚开始只是自己吃吃药，之后到小诊所打点滴，但却更加的不舒服；在情况愈趋严重后，决定再次求诊，经过医师进一步检查，考虑头痛是因血管瘤某种程度破裂所引起的，打点滴反而使脑压升高，加剧疼痛程度，紧急开刀将血管瘤切除后，才幸运的避免血管瘤爆裂及可能引起的致命危机。

另有一位30多岁的王女士，习惯一边打电脑，一边电话聊天，老是觉得头晕、头重，思绪不清楚、记忆力不佳，有时头痛起来，会从后枕部痛到太阳穴，甚至延伸至眼睛周围，而且眼睛会蒙蒙的，刚睡醒时会好一点，到了下午以后，事情一忙，情绪紧绷又严重起来，作事也容易分心。后来在朋友的建议下就诊，经由医师详细的问诊，并作了系统的神经病科检查、眼底、脑电图等筛检，配合医师的治疗，一周内疼痛明显疏缓，不但心情轻松，注意力也集中多了。

从这些个案中，可看出头痛的原因很多，通常外表看不出来，生活压力、不当的工作姿势及血管疾病都可能造成头痛，不仅影响生活品质，严重者更会要人命。千万不可轻视头痛，有头痛的毛病就要尽速就医，找出病因才能根本解决，自行乱服药多半只能即时疏缓头痛，时间一久反而会延误最佳的治疗时机。

不少头痛患者都把头痛当成小毛病，不采取药物治疗，而是常常睡觉休息，或做些物理疗法，如头部按摩等，这样轻微的头痛可能因此被缓解，但一有诱发因素，头痛又回来了。头痛并非都是小毛病!头痛不但严重影响患者的工作和生活，更关键的是引发头痛的原因有多样，像颅内出血、感染、占位性病变等严重疾病得不到及时诊治，贻误病情，会导致非常严重的后果。如脑胶质瘤是最为常见的一种大脑中枢神经系统的恶性肿瘤；其早期症状不明显，通常表现为头痛、头晕，经常被误以为是睡眠不足或神经衰弱。病情发展到中晚期时，患者出现癫痫、瘫痪、失语或其它意识障碍；最终，患者因脑组织遭到严重破坏而死亡。如果患者发现病情较早，且胶质瘤的恶性程度也较低，是可以经手术切除的，患者最长可存活十年。

总之，头痛是临床上常见的症状之一，慢性头痛也是一种疾病，原因繁多，其中有些是严重的致命疾患，但病因诊断常引起困难。解决头痛诊断的关键在于：①对头痛的发病机理有所了解；②对常见的头痛原因及其症状特点有一个系统的概括的认识；③重视有目的、有重点的检查。

二、头痛的分类及发病机制

头痛的种类有几十种，我们在这里只谈慢性头痛。常见的慢性头痛有偏头痛、紧张型头痛、颈源性头痛等。

头痛一般分为原发性头痛和继发性头痛两种。原发性头痛又分为偏头痛、紧张型头痛、丛集性头痛、其他 4 种。血管性头痛、神经性头痛及神经血管性头痛等诊断，早在 1988 年的头痛国际分类中就被剔除，但迄今不少医生仍在临床上使用，并给予患者活血化瘀的不适当治疗。更多的患者是滥用止痛药，如头痛宁、去通片、安乃近等，使头痛慢性化并逐渐加重，此外原发性头痛患者做头颅 CT 或磁共振检查的阳性率极低，但门诊仍在反复检查。紧张型头痛是颈部肌肉紧张所致，其发病可能与精神紧张有关。

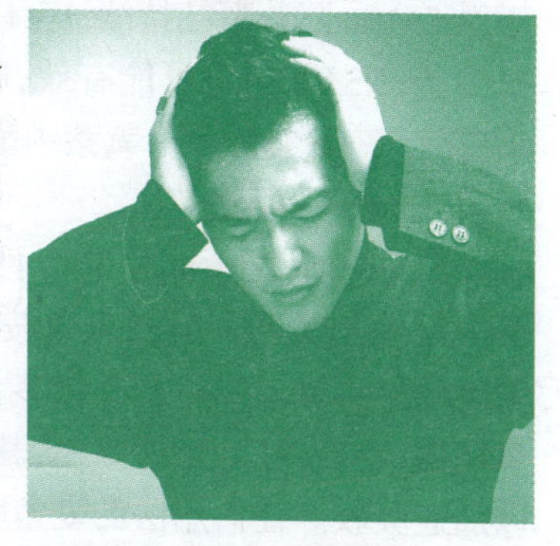

头痛的发生机制目前尚未完全清楚，但已基本形成共识的是头痛的发生与多种因素有关，这些因素主要包括：血管的收缩与扩张，和由此而引起的脑血流的变化；大脑功能的障碍，脑膜受到炎症、出血和水肿的刺激和牵张；脑神经痛觉纤维的活化；以及神经组织中致痛物质的增加，上颈椎神经的受压刺激、水肿，颅脑及颈项部肌肉异常收缩等。

三、常见头痛的诊断及治疗

(一)偏头痛

普通的偏头痛(无先兆偏头痛)的典型特点是反复发作性头痛，常是单侧的、搏动性头痛，没有先兆和神经系统紊乱，但常伴随恶心、呕吐和(或)畏光。

典型偏头痛(有先兆偏头痛)与普通的偏头痛相似，但有预兆，常有视觉受损，并伴随着神经系统和情绪的紊乱。在某些病人中，预兆是主要症状，而头痛较为温和、短暂。已知道的有预兆的偏头痛包括偏瘫性偏头痛、基底部偏头痛；无头痛的预兆症状，如视网膜偏头痛。眼肌麻痹性偏头痛需要仔细的检查以排除颅内病变。

1.急性偏头痛发作的治疗

建议病人在安静的暗房间休息，避免运动和任何活动如读书和看电视。开始可服用下列药物治疗：

口服600~900mg阿司匹林，在需要时4小时用1次（儿童禁用）或口服1~1.5mg扑热息痛，每4小时一次，直至每日20mg。若阿司匹林或扑热息痛不能减轻头痛，可加入口服胃复安10mg或吗丁琳20mg。如需要，其后6小时内再口服5mg或静脉注射或肌肉注射吗丁琳5~10mg，若呕吐持续，应住院治疗并经静脉补水。其它非甾体类抗炎药（NSAIDs）也可能有效，临床试验显示有3种NSAIDs对偏头痛有效；口服750mg甲氧萘丙酸钠或口服800~1200mg布洛芬或直肠灌注100mg酮洛芬。

若这些治疗不能控制急性发作，可使用麦角胺或triptan。与triptan（曲坦类药）相比，麦角胺口服生物利用度较小（可能在推荐剂量时效果不好），发生恶心较多，较为便宜。由于胃潴留，麦角胺应在急性偏头痛发作开始即服用，其常与咖啡因合用，也可与胃复安合用以加速吸收。任何用法的麦角胺的最大推荐剂量是每天6mg和每周10mg。频繁使用会导致头痛反跳。

若上述方法不能减轻发作，可使用triptan（曲坦类药）。口服50~100mg的舒马普坦，直至24小时到300mg或10~20mg的舒马普坦滴鼻，直至24小时达40mg或口服2.5mg的那拉普坦，直至24小时达5mg或口服2.5~5mg的佐米普坦，直至24小时达10mg。

若在前面的偏头痛发作时triptan无效时，可使用皮下或肌注0.5~1mg的二氢麦角胺或直肠灌注麦角胺+咖啡因1mg/50mg（栓剂半量）或皮下注射舒马普坦6mg，直至24小时达到12mg。由于大剂量可产生严重的恶心，直肠灌注麦角胺应以 1mg 开始，在后来的发作中，若 1mg 已耐受而无效时可给予 2mg。

2. 持续性偏头痛（偏头痛状态）

在几天的偏头痛发作无好转时需要住院治疗，需经静脉补水及给予海特洛辛治疗。静脉使用 0.25~1mg 二氢麦角胺，24~48h 内每 8h 一次，在头痛缓解后逐渐减量至停止（每周最大剂量 6mg），在最初使用前静脉给予 5~10mg 或 静脉使用 0.1mg/kg 氯丙嗪，若需要可每 15 分钟使用一次，直至 3 次剂量。

3. 偏头痛发作的预防

（1）非药物治疗

若偏头痛发作过于频繁而严重影响了工作和日常的生活，应建议病人记录发作的日记。这可有助于找到诱发因素如日常饮食、激素的改变、生活事件如应激、工作劳累等而加以预防或避免诱发因素可减少发作的频率。即使找不到明确的诱发因素，松弛治疗也有好处。治疗并存的疾病如焦虑或高血压对偏头痛的预防也有好处。若在一个月中出现 2 或 3 次急性发作，需要进行规范化的预防治疗。

（2）药物治疗

药物的最初选择依赖于其副作用的大小。用 口服 600mg 阿司匹林，一天两次（儿童禁用）或 口服普奈洛尔 10~20mg/ 次，每天 2~3 次，也可使用其它的 β－受体阻滞剂如美托洛尔和阿替洛尔，β－受体阻滞剂在哮喘病人应避免使用。若这些方法并不能阻止发作，可晚上口服 25mg 阿米替林，直至每日 100mg。口服丙戊酸镁缓释片 0.25，每日两次即可，疗效相当好。

（3）月经性偏头痛

对月经性偏头痛的治疗与偏头痛治疗一样。稳定的雌二醇浓度如怀孕、绝经后期常能避免发生偏头痛，而在雌二醇浓度不稳定时可发生偏头痛，在月经前期雌二醇浓度迅速下降，可诱发偏头痛发作。在妇女中可短期预防，因为月经周期可预计。在发作的预期时间之前或当中可采取预防性的治疗。口服 550mg 奈普生，一天两次，在偏头痛发作预期开始之前 48 小时，持续到发作的预期时间（治疗期是 4~10 天）或局部 1.5mg 雌二醇凝胶 / 每日，在预期偏头痛发作开始前 48 小时，持续 7 天。

(4)妊娠期偏头痛

在妊娠期的第二个和第三个月偏头痛发作经常会减少或消失，然而，小部分女性在怀孕时会出现偏头痛，由于可能会对胎儿有影响，因此药物治疗的选择受到限制。在怀孕期间，麦角胺和 triptans 应被禁用。对于急性治疗，扑热息痛较为安全但常不足以治疗严重的发作。许多妇女在怀孕的早期使用阿司匹林和布洛芬，但其不一定安全。这些药物在怀孕的早期不应使用，因为其可能导致胎儿的动脉导管不闭合，阿司匹林可能也会影响血小板的功能。吗啡可能是安全的，但其应被用于严重的发作。反复服用哌替啶会导致有毒代谢产物的累积，导致意识错乱和癫痫发作，母亲和胎儿会产生依赖和撤药反应。

普奈洛尔和美托洛尔也被用于预防，但使用时不能保证其安全性。在怀孕晚期使用 β—阻滞剂可能会导致胎儿心动过缓、低血糖和呼吸抑制。

(5)儿童偏头痛

在儿童和青少年中许多预防性治疗还未被评估。认知—行为治疗(放松、催眠疗法)有效，也可选择其治疗经常性偏头痛。临床试验显示普奈洛尔中度有效，但哮喘病人应避免使用。儿童发作偏头痛时间较短，2~3 个小时的睡眠后可缓解。给予扑热息痛或布洛芬已足够，应避免使用阿司匹林，因为理论上其会引起雷耶氏综合症。

4.无头痛的预兆症状

在偏头痛中，可能出现预兆而无头痛。预兆通常持续 10~30 分钟且可能复发。最常见的预兆症状是视觉受损(闪光、曲折线、盲点、偏盲、短暂的视觉丧失)或眩晕。无头痛的预兆发作可能与短暂的缺血很难区别，神经科医师可帮助诊断。预兆症状可能会使病人很不安但其通常是无害处的，很难被抑制。急性治疗通常无效，因为随着药物的吸收预兆可消退。

（二）紧张型头痛的诊断与防治

紧张型头痛发作时间可长可短，通常是双侧性，发作时头重、并有紧缩感就像有绷带绑在头上，在下午和晚上时头痛最为剧烈。若疼痛不剧烈且时间较短，可不需治疗。许多病人还存在着严重的偏头痛，可以偏头痛治疗。经常头痛的病人多有服药过量而出现头痛的反跳。

1. 非药物治疗

按摩（涂或不涂药膏）、拉伸受损的颈部和头部肌肉和 / 或上部颈关节、热敷及纠正姿势都可减轻疼痛。改变生活方式如减少咖啡因的摄入、有规律的锻炼以降低紧张状态都可使病人更好的控制疼痛。

放松式练习可教会病人如何克服在紧张型头痛时习惯性肌肉收缩。一些病人在放松练习时并未减轻头痛，他们可能已出现了焦虑和 / 或抑郁，需要特殊治疗。

2. 药物治疗

经常使用单一的镇痛药来治疗紧张型头痛。口服可溶性阿司匹林 600~900mg，在需要时 4 小时重复一次（儿童禁用）；口服可溶性扑热息痛 1~1.5mg，每 4 小时一次，直至每日 4g。在上述情况中镇痛药和抗焦虑药易产生依赖性，许多病人试图寻找更强的镇痛药，最后导致了阿片类药物的滥用。经常发生或持续的紧张型头痛或偏头痛都存在时，可晚上口服阿米替林 25mg，直至每日 100mg；治疗应持续 3~6 个月，然后逐渐减量阿米替。

紧张型头痛和焦虑症状的病人，首先应进行劝导，抗焦虑药如艾司唑仑可能有帮助。

（三）丛集性头痛

真正的丛集性头痛很少，主要发生在男性患者。丛集性头痛发作时间较偏头痛短，其并不是双侧交叉性头痛。典型的发作持续时间从 15 分钟至 3 个小时。头痛以眼眶为中心，常在夜间、几周或几个月内每天发作 1 到 8 次，通常伴随着单侧的鼻溢、流泪或结膜充血。

预防性治疗应立即开始用，每日口服 160mg 维拉帕米缓释剂，直至每日 320mg 或每日口服 1mg 马来酸二甲麦角新碱，直至每日 2~3 次总量达 8mg。口服碳酸锂 250mg，每日两次，边观察血浆浓度和反应边调节剂量，碳酸锂可与许多药物反应，即使在治疗剂量范围之内毒副作用也会发生。皮质醇已被用于快速抑制头痛发作。口服 50mg 泼尼松龙或泼尼松，每日早晨，持续 10 天，然后在一周内逐渐减量当皮质醇减量时丛集性头痛会复发，应使用另一预防性药物替代。预防性治疗应持续直到发作停止一个或多个星期。若发作反复，使用同一预防药物通常有效。如预防药物不是立即起效，可向疼痛科医师咨询以确定下一步的治疗。某些病人需联合使用多种预防性药物。

在预防性治疗开始时常需要急性治疗。大部分病人使用 100% 氧气可有效减轻头痛。低浓度的氧气无效，而要达到 100% 氧气需用一紧闭的面罩，氧流量达到 10L/min，这种治疗可在家庭中进行，但需要笨重的、麻烦的氧气桶和装置。吸入 100% 氧气，持续 15 分钟如在 15 分钟内症状有改善，需停止此治疗，因为长期的治疗不一定有效，并可导致氧中毒。6mg 舒马普坦皮下注射对急性治疗头痛有效。其它可能有效的治疗是：1mg 二氢麦角胺肌肉注射、20mg 舒马普坦滴鼻、在疼痛侧以 4% 利多卡因滴鼻。鼻子充血可能使滴鼻治疗无效。在发作开始时服用口服药物，因其起作用太慢而无用，除非发作在每日同一时间，在此种情况下，可提前服用麦角胺或 triptans 以阻止头痛发作。

（四）枕部神经痛

真正的枕部神经痛很少。疼痛在枕部神经分布区都可感觉到（第二颈神经根、从枕部至颅顶区域），辐射到眼眶前部和面部。此疼痛是典型的周期性发作的刺痛，也有深压痛。在枕部神经跨过的上颈部区域病人会有触痛，在受影响的部位感觉消失或减退。枕部神经痛是一种未被定义的综合症，其可由许多原因中的一种引起，但有些病人并未找到原因。

用口服 50mg 卡马西平(年长的病人)或 100mg(年轻,多数病人),最初一天两次;每三天随着耐受和根据反应增加,直至每日最大剂量 400mg。缓释剂型可减少与峰值相关的毒性。若疼痛较为难治,可以 1%利多卡因和 / 或皮质醇阻滞局部的枕部神经,可长期甚至永久的减轻疼痛。

(五)三叉神经痛

此种疾病的典型症状是突然发作、时间较短、非常严重的反复发作的疼痛,包括三叉神经的一个或多个分支的分布区域。某些形式的感觉刺激如说话、咀嚼或触摸都可诱发疼痛。在电击样疼痛消退后可能还有残余的疼痛。但若疼痛以一很大的强度持续数分钟或数小时,应考虑其它的诊断如丛集性头痛、非典型性面部疼痛。年轻人中(<40 岁)的三叉神经痛可能由于多发性硬化。

口服卡马西平 50mg(年长的病人)或 100mg(年轻、大多数病人),开始每日两次;随耐受和根据反应每三天增加直至最大量一天两次 200mg。偶尔需要更大的剂量。过量的卡马西平可导致可逆的视觉障碍、嗜睡、眩晕或共济失调。在疼痛减轻被维持数星期后,剂量可被逐渐的减少至达到最小剂量能最好的控制疼痛。若卡马西平无效,可选择神经外科手术或单独用其它类的药物或将其它类药物与卡马西平合用。外科技术包括三叉神经的微血管减压术或三叉神经射频热凝术。其它可能有效的药物包括苯妥因钠、巴氯芬、拉莫三嗪和加巴喷丁。

(六)颅内压变化引起的头痛

1.高颅压性头痛:脑膜结构受累,持续性胀痛①头痛、呕吐、视乳头水肿,夜间加重,增加腹压的动作加重②腰穿压力 > 180cmH_2O③鉴别:明确颅内压增高的原因:占位病变、脑积水、脑水肿、静脉血栓形成。

2.低颅压头痛综合征

①原因:腰穿后头痛、外伤脑脊液漏、气脑造影后、原发性(原因

不明）

②机理：CSF压力过低引起颅底血管和颅内静脉窦受牵引

③直立或坐位头痛，卧位时头痛减轻或缓解，颅内压低于 $50cmH_2O$，摄入大量水分、补充液体可逐渐缓解

（七）颈源性头痛

其实，绝大多数头痛是颈椎问题造成的。1995年，有学者指出颈椎的退行性变和颈部的肌肉痉挛是引起颈源性头痛的直接原因，因此颈源性头痛又被称为颈椎病性头痛。目前，随着人们工作环境和生活习惯的改变，颈源性头痛的发病率越来越高。因此，有人预测在将来的50年内，颈源性头痛将成为与电脑的普及使用相伴随的现代社会疾病。

1. 颈源性头痛的发病机制

颈源性头痛可根据神经根的不同受累部分，分为神经源性疼痛和肌源性疼痛。神经根的感觉根纤维受到刺激引起神经源性疼痛，而其腹侧运动神经根受刺激时则以肌源性疼痛。

（1）颈椎及椎间盘退行性变引起椎间孔狭窄

颈椎间盘退行性变或突出后经“纤维化”而变“硬”，以后随着组织修复钙化可形成骨质增生。发生骨质增生的椎体相互靠近，其外侧的钩椎关节也相互靠近，失去关节面的正常关系，使椎间孔变形。椎间孔受到侵犯，椎间孔的空隙受侵占，可造成疼痛和神经功能障碍。椎间孔的大小和形状，在很大程度上取决于椎间盘的完整。

脊柱处于正常静止状态时，正常的椎间盘能够维持椎体及后部关节相互分离，使椎间孔保持完整。颈部活动时，当一个椎体在另一个椎体上滑动时使椎间盘变形。正常的椎间盘容许在生理限度内变形并能复原。当椎间盘突出时，无论在静态或动态下，都能影响相邻椎骨各部分之间的相互关系，并改变椎间孔的大小和形状。此时，椎间孔内通过的神经和血管，都可因压迫、牵拉、成角和炎症而受到刺激。

（2）颈椎间盘退行性变、突出引起的非菌性炎症

颈椎间盘退行性变、突出，椎间盘内物质释放可直接引起非菌性炎症、水肿；由于正常情况下成人椎间盘无血管是免疫豁免区，免疫系统视椎间盘物质为异物而产生免疫排斥反应性炎症，引起颈椎间盘源性神经根炎。除了直接产生根性疼痛外，末梢释放炎性介质，引起分布区域内软组织炎症也可产生疼痛，这是部分患者发生顽固性颈源性头痛的机制。

（3）肌肉痉挛

颈源性头痛也可产生于颈部肌肉组织，一方面神经根，特别是其腹侧的运动神经根（前根）受到压迫或炎症侵袭时可引起反射性颈部肌肉痉挛；另一方面，持续性肌肉慢性痉挛引起组织缺血，代谢产物聚集于肌肉组织，代谢的终未产物引起肌筋膜炎，产生疼痛，并可直接刺激在软组织内穿行的神经干及神经末梢产生疼痛。

长时间低头伏案工作，肌肉持续收缩以维持姿式，使肌肉供血减少，继发肌痉挛，并使韧带、肌筋膜易发生损伤；冗长而乏味的精神活动或体力劳动，在全身各部位中最容易引起颈部神经 - 肌肉的紧张，这些是青少年颈源性头痛的常见原因。

2. 颈源性头痛的临床表现

颈源性头痛患者的年龄多在 20 ~ 60 岁，但年幼者也不少见，笔者在工作中遇到许多少年患者，最小的仅 7 岁。本病以女性多见。早期多为枕部、耳后部、耳下部不适感，以后转为闷胀或酸痛感，逐渐出现疼痛。疼痛部位可扩展到前额、颞部、顶部、颈部。有的可同时出现同侧肩背上肢疼痛。疼痛可有缓解期。随病程进展，疼痛逐渐加重，持续性存在，缓解期缩短，发作性加重。寒冷、劳累、饮酒、情绪激动可诱发疼痛加重。

颈源性头痛常常不表现在它的病理改变部位，其疼痛部位常模糊不清，分布弥散并向远方牵涉，可出现牵涉性疼痛类似鼻窦或眼部疾病的表现。部分患者疼痛时伴有耳鸣、耳胀、眼部闷胀、颈部僵硬感。多数患者在疼痛发作时喜欢用手持压疼痛处以求缓解。口服非甾体抗炎药可减轻头痛。颈源性头痛在伏案工作者中发病率较高。病程较长者工作效益下降、注意力和记忆力降低，情绪低落、烦躁、易怒，易疲劳，生活和工作质量明显降低。

检查可发现在耳下方颈椎旁及乳突下后方有明显压痛。病程较长者可有颈后部、颞部、顶部、枕部压痛点。有的患者局部触觉、针刺觉减弱，部分患者患侧嗅觉、味觉和舌颊部感觉减退。部分患者压顶试验和托头试验可阳性。但也有患者无明显体征。有的患侧白发明显多于对侧。X 光检查可见不同程度的颈椎退行性改变，有的可见颈椎间孔狭窄，椎体前后缘增生，或棘突增宽变厚，棘上韧带钙化。CT 或 MRI 检查多可见颈椎间盘突出，但与疼痛部位及程度不一定密切相关。

3. 诊断

根据疼痛部位、性质、体征，除外其它可致头痛的器质性疾病，多能迅速确定颈源性头痛的诊断。上部颈椎旁、乳突下后部、及头部压痛点是诊断颈源性头痛的重要依据。但得注意的事，有相当多的患者有典型的颈源性头痛症状，但缺乏神经根性刺激的体征，影像学检查也无阳性发现。对于症状、体征不典型的患者可进行诊断性颈神经局麻药阻滞，或在第二颈椎横突注射消炎镇痛药物试验性治疗。若注射后疼痛迅速减轻或消失，有助于确立诊断。

4. 颈源性头痛的治疗

(1)一般性治疗

对于病程较短，疼痛较轻的患者，可采取休息、头颈部针灸、理疗同时配合口服非甾体抗炎药。一部分病人的病情可好转。但对按摩要慎重，许多病人经按摩后病情加重，有的还发生严重损伤。

(2) 颈椎旁病灶注射

在第 2 颈横突穿刺注射消炎镇痛药物，对多数颈源性头痛患者具有良好治疗效果。药液在横突间沟扩散可流到第 1、3 颈神经及周围软组织内，发挥消炎、镇痛、促进神经功能恢复。由于药液直接注入病灶区域,疗效较好。

操作方法:患者可取坐位或仰卧位,第 2 颈椎横突位于胸锁乳突肌后缘,距乳突下端 1 ~ 2 cm,坐位时相当于下颌角水平。先确认穿刺点作好标记,皮肤常规消毒,在穿刺点垂直进针,对于椎旁压痛明显者,每进针 0.5 ~ 1 cm 注射 2 ml 药液,针尖触及横突后回吸无血液及脑脊液流出,分次注射药液,并注意观察患者呼吸、意识改变。注药时患者常有向头部放散感,数分钟内疼痛减轻或消失,并觉患侧头部“轻松”。有枕部及头部压痛者,应同时进行压痛点注射治疗。

药物:笔者使用的药物为,2%利多卡因 2.5ml+强地松龙 15 ~ 25mg+来比林 450mg+生理盐水至 20 ml。对有头颈部麻木感者,可加胞二磷胆碱 250 ~ 500 mg。每 6 ~ 7 天治疗一次。有效者应在 4 ~ 6 次治愈。如果不缓解,需查原因,行其它治疗。

注意事项:第 2 颈椎横突的定位有较大的个体差异,且邻近有许多重要神经、血管,应由有经验的医生进行治疗。椎动脉在第 2 颈椎向外侧转折后上行,椎动脉孔向处侧开口,进针时易刺入。在进针时要分段多次回吸,严防药物误入椎动脉,注药时应先注入少量试验量,观察无不良反应后再分次缓慢注射。注射过程中要反复询问患者的感受,以及时发现不良反应。有时药物向前流至颈上交感神经节出现一过性 Horner's 综合征,可增强疗效。操作中应严防药物误入蛛网膜下腔。

(3)颈部硬膜外腔注射

经颈椎旁及头部压痛点注射治疗效果不佳者,多系病变位于椎管内,以椎间盘源性神经根炎多见,椎旁注射的药液无法到达病变部位。可选用颈部硬膜外腔注药法。对于单侧疼痛者,可在第 2、3 颈椎棘突间隙穿刺,将针口斜面转向患侧置管,也可在第 5、6 颈椎棘突间隙穿刺,向头侧置管注药治疗。

4. 颈神经毁损治疗及手术治疗

经各种非手术治亦无效者,多有椎管内骨性异常改变卡压神经根,应考虑外科手术活疗。对有手术禁忌症,或手术危险性较大的患者,经患者同意,可采用颈神经乙醇阻滞,治疗应在 X 光透视引导下进行。还可采用射频热凝术毁损颈神经后支治疗,如系椎间盘突出所致,可采用射频、低温等离子等微创介入方法,可以得到很好的疗效。

四、头痛的防治

(一)合理用药,防止药物滥用性头痛

人的一生中从未发生过头痛的不到 1%,但能及时就医并接受正确治疗的都为数不多。原因是许多患者甚至医生对头痛的认识存在诸多误区,在头痛的诊治、宣传等方面亦存在一些混乱局面。使许多头痛患者至今仍在错误用药,包括滥用止痛药及盲目活血化淤,导致头痛迁延不愈,出现了药物滥用性头痛,甚至并发了抑郁症或增加了心脑血管疾病发作的风险。

需要引起注意的是各种止痛药对中枢神经系统都有不同程度的影响,如果长期(过量)服用,则可减弱中枢神经系统自身的抗痛机制,反而是痛觉过敏,头痛加重,发作频繁,甚至形成对药物的依赖。一旦停用止痛药,不仅头痛会加重,还可能出现全身不适、焦虑失眠、烦躁不安、恶心呕吐等戒断症状。由于止痛药的镇痛作用逐渐减弱,要达到止痛效果,就必须增加药量或增加服药次数。这在医学上称为药物滥用性头痛。发生这种头痛后,应当立即或逐步停用止痛药,而改用其他治疗方法,如星状神经节阻滞治疗、高压氧治疗等。

总之慢性头痛或原发性头痛的治疗必须建立在正确的诊断基础上,选择合理的治疗药物,避免盲目的使用止痛药和活血化淤等药物。药物治疗效果欠佳时,应及时选用星状神经节阻滞或高压氧等标本兼治的治疗方法,同时重视和规范预防用药。

(二)头痛的误诊与误治

据统计,头痛的发病率仅次于感冒。但能及时、正确就医的却为数不多。原因主要是病因复杂(头痛病因 300 多种),很容易掩盖疾病;

其次是许多患者甚至医生对头痛的认识存在误区以及在诊治和宣教等方面的混乱,使许多慢性头痛患者在错误用药,反复头部 CT 和磁共振检查,而导致头痛迁延不愈。

病例一:患者女性,48 岁,反复左侧头痛 15 年。患者 15 年前开始出现左侧头痛间歇性发作,常在疲劳,失眠后出现颈部僵硬,约半天后出现左侧太阳穴或前额部胀痛或牵扯痛,有时为跳痛,头痛范围可扩大至整个左侧头部,疼痛程度中度以上,影响工作和休息。同时出现恶心、呕吐、头晕、耳鸣。如不服用头痛粉,头痛一般持续 2–3 天。间歇期无明显不适。近 3 年来,头痛发作频繁,几乎每日头痛,需每天服用头痛粉(5~6 包 / 日)且效果远不如前。平日睡眠欠佳。近 10 年来,不断求医看病。曾在多家医院治疗过。

辅助检查:4 次颅脑 CT,3 次颅脑磁共振均未见异常;5 次脑血流图检查,3 次血流速度加速,2 次减慢。本例曾诊断为:①血管性头痛;②神经性头痛;③血管神经性头痛。曾行治疗:①长期服用头痛粉 ②间断服用镇天丸、天麻丸、芬必得等。③间断静脉给予银杏达莫、苦碟子等活血化瘀的药物。

来我院就诊,行颈椎磁共振检查:发现颈 3~4、颈 5~6 椎间盘突出。我们的诊断:1.颈源性头痛 2.药物过量性头痛

我们的治疗:1.停用头痛粉 2.颈椎间盘低温等离子加臭氧微创消融术。结果:出院后随访 3 个月,仅发作一次轻微头痛。

病例二:患者男性,38 岁,反复右侧头痛 3 年,再发 7 天。每年都是 9、10 月份出现,发作期几乎每天都有头痛,有时一天发作两次。主要表现为右眼眶及额颞部疼痛,呈爆裂样痛,疼痛程度为重度,痛时伴右眼充血、流泪、坐立不安、烦躁,常觉恶心。无呕吐、畏光、怕声等现象。每次疼痛持续时间约 2 小时左右,间歇期无异常。

外院多次头颅 CT 和磁共振无阳性发现,曾诊断为:①偏头痛;②三叉神经痛;③眼源性头痛。曾给予活血化瘀治疗,无效,发作期给予杜冷丁等止痛药治疗亦效果不显。

我院诊断:丛集性头痛。

给予综合性治疗:①发作期给予面罩给氧;②利多卡因滴鼻;③间歇期:病侧星状神经节阻滞,每天一次,10天一疗程。结果:来年9、10月份未出现过类似头痛发作。

(三)老年人头痛

老年人除了明确的感冒发烧,邻近器官发病波及大脑引起的头痛外,若突然出现较剧烈的头痛,则应考虑是否有下列疾患。

1. 高血压急症

此症包括急进性高血压、高血压危象和高血压脑病。三者不尽相同,但有内在联系。高血压平时头痛是比较少见的,有也只是昏痛夹杂、钝痛而已。但出现上述三种急症突变时,则有明显的头痛,常伴有眩晕、耳鸣、恶心呕吐、心悸、眼花,甚至肢体乏力麻木、精神异常等。此时头痛难忍,有爆裂沉重感、全头痛、血压骤升,甚至可成为中风的先兆。

2. 脑瘤

当老年人患脑瘤时,由于早期瘤体细胞小,颅内腔隙较大,占位效应不明显,多不引起头痛。但肿瘤由量变到质变时,便可压迫大脑、堵塞脑脊液通路而致脑水肿、颅内压增高甚至损害颅神经,此时便会突然头痛加剧或骤然全头胀痛,兼有视物模糊、走路不稳、癫痫、呕吐、偏瘫、精神紊乱等。此时头痛是第一位的,且以胀痛逐渐加重、全头性痛为其特点。

3. 慢性颅内血肿

指慢性硬脑膜下巨大血肿。此症虽多是头部轻微外伤所致,但老年人却常常遗忘了这一瞬而过的外伤史,等到1~2个月或更长时间出现头痛、头胀、对侧肢体逐渐不灵、抽搐等症状时,还不清楚到底是怎么一回事。

4. 脑动脉瘤

此瘤多为先天性的,平时可隐匿在大脑 深处的颅底,若不破裂出血,则不发生头痛,也不损伤神经。如果破裂出血,病情便急转直下,首先出现的是突然剧烈头痛、恶心呕吐、头胀如天崩地裂,接着是昏迷、抽搐。1~2 日后若能清醒,头痛依然,此时多可见一眼睑下垂,眼球活动不灵、视力下降或失明等。

(四)防治头痛十项注意

1. 饮水:一个人的身体每日起码需要饮十杯水,令其体能的发挥达到顶峰,而脱水是造成头痛的一个普遍原因。

2. 食物:吃正餐与小食之间相隔的时间不应超过五个小时,在每次进食之间,一个人的血糖会下降,导致血管扩张。

3. 注意饮咖啡及饮茶的数量:太多或太少咖啡因都会引致头痛。

4. 记下你所吃的东西:巧克力、醋、冻肉及其他很多食物都含有酪胺和硝酸盐等物质,这些化学物质可导致容易过敏的人士感到头痛,因此,如果你出现头痛的毛病,应留意一下你吃了些什么东西。

5. 减少饮酒:饮酒可导致脱水,红酒和白兰地像巧克力一样,含有可导致头痛的酪胺。

6. 不要吃过多止痛丸:过量使用药物会导致"止痛反弹"式头痛。如果你怀疑这正是你头痛的起因,可停服止痛丸一段时间,看看头痛有没有停止。

7. 不要长时间坐着:看电视或看书都会令你长时间固定在某个位置,以致你的头部及颈部肌肉感到疼痛及紧张,故每隔 40 分钟你便应休息 5 分钟。

8. 摒弃负面的情绪:愤怒或失望的情绪不断积聚,可引致头痛,若这是你头痛的原因,你应找方法宣泄一下或走出屋外开怀散步,解开心结。

9. 小心护理你的眼睛:在微弱的灯光下阅读太长时间,会令你脆弱的眼睛受压,引起头痛,因此你应确保你阅读的环境灯光充足,并每隔一段时间便休息一会儿,如果你是戴眼镜或隐形眼镜,便要经常验眼以确保度数正确。

10. 作息定时：睡眠时间太少或太多都会引致头痛，每日上床和起床的时间应一样。

（五）哪些头痛应立即就医：

1. 头痛伴高热、呕吐或视力障碍者；
2. 50 岁以上新发生头痛者；
3. 头痛伴走路不稳者；
4. 头部外伤后，再出现头痛者；
5. 肿瘤患者出现经常性头痛者；
6. 其他不明原因出现的头痛者。

第19讲 过于活泼是病态
——儿童多动症知识

儿童多动症又称注意力缺陷多动症(ADHD),或脑功能轻微失调综合征,是一种常见的儿童行为异常疾病。这类患儿的智力正常或基本正常,但学习、行为及情绪方面有缺陷,主要表现为注意力不集中,注意短暂,活动过多,情绪易冲动,学习成绩普遍较差,在家庭及学校均难与人相处,日常生活中常常使家长和教师感到没有办法。望子成龙,望女成凤,可怜天下父母心,每个家长都希望自己的孩子至少能够健康成长,但是却经常见到一些家长为孩子的某些表现而苦恼。这些孩子多表现为:活动过多、注意力不集中、书写潦草;还有的孩子任性、不合群,缺乏自我克制能力;或行为幼稚、怪僻,肢体抽动;或行为无目的、贪玩、逃学、打架、甚至说谎、偷窃等,教育也无济于事。这其实是多动症在作祟。多动症的发病原因很多,目前已是儿童时期常见病。少数孩子即使成年后,还留有性格和行为缺陷。由于人们对多动症认识存在很大的不足,往往会误诊、漏诊,但如果多动症不及时治疗,将会给家庭和学校以及社会都造成不良影响。

一、那么多动症有哪些表现

(一)注意障碍

(又称注意缺陷障碍):注意障碍为本症最主要的表现之一。患儿主动注意减退,被动注意增强,表现为注意力不集中,上课不能专心听讲,易受环境的干扰而分心。注意对象频繁地从一种活动转移到另一种活动。做作业时不能全神贯注,做做玩玩,粗心草率。做事有始无终,常半途而废或频繁地转换。做作业拖拉,不断地以喝水、吃东西、小便等理由中断，做作业时间明显延长。有些患儿表现为凝视一处、走神、发呆、眼望着老师，但脑子里不知想些什么。老师提问时常不知道提问的内容。注意障碍是本症必须具备的症状。

（二）活动过度

活动过度为另一常见的主要症状。表现为明显的活动增多，过分地不安静，来回奔跑或小动作不断，在教室里不能静坐，常在座位上扭动，或站起，严重时离开座位走动，或擅自离开教室。话多，喧闹，插嘴，惹事生非，影响课堂纪律，以引起别人注意。喜观玩危险的游戏，常常丢失东西。多动有两种类型：一是持续性多动。患儿的多动性行为见于学校、家中等任何场合，常较严重。二是境遇性多动。多动行为仅在某种场合(多数在学校)，而在另外场合(家中)不出现，各种功能受损较轻。

（三）冲动性

情绪不稳，易激惹冲动，任性，自我控制能力差。易受外界刺激而过度兴奋，易受挫折。行为不考虑后果，出现危险或破坏性行为，事后不会吸取教训。

（四）学习困难

主要表现为学习成绩低下。多动症患儿智力是正常或基本正常的，学习困难的原因与注意力不集中、多动有关。出现学习困难的时间，决定于智力水平及多动症的轻重程度。智力水平中下的严重多动症患儿在学龄早期就可出现学习困难。智力水平较高、多动症状较轻的，可在初中阶段才出现学习困难。

（五）神经系统发育障碍

有半数左右患儿可见有神经系统软体征，表现为快速轮替动作笨拙，共济活动不协调，如扣纽扣、系鞋带、用剪刀等动作不灵活，闭目难立，指鼻试验阳性，精细运动不灵活，容易将相近的字读错或写错，走路不成直线。部分患儿可有视觉－运动障碍，左右不分、上下不分、空间位置觉障碍等。

二、儿童多动症病因的研究探讨

多动症的病因和发病机理尚未完全清楚。但是,普遍认为与如下因素有关:

1.轻微脑组织损害,由于脑神经递质数量不足,引起神经递质传递信息失调所致。如妊娠时病毒感染、服药、围产期缺氧、母孕期的影响、新生儿窒息、产伤、脑缺氧、脑损伤、剖腹产、早产、过期产、钳产、生后感染以及外伤等。

2.遗传因素与各不良因素共同作用,分子遗传学研究提示多动症与多巴胺－受体之间有一定相关性, 额叶和基底神经节在调控运动活动方面具有重要作用, 脑部这些区域的机能障碍可使其抑制机能降低,从而可导致多动症。

3.脑神经递质数量不足。如去甲肾上腺素、多巴胺等脑内神经递质浓度降低,削弱了中枢神经系统的抑制活动,使孩子动作增多。因此,多动症儿童首先必须考虑药物治疗。非母乳喂养的儿童,父母尤其应该注意这一原因。

4.维生素缺乏、食物过敏、糖代谢障碍。

5.心理因素:因为儿童心理发育不成熟,如在此期间,家庭关系不和睦, 动辄打骂或在学校受不当体罚及歧视等都将使孩子受到重大精神创伤,导致抽动或多动等行为异常;管教不当,过度溺爱、百依百顺,会使孩子十分任性、骄横,不愿或不能自控;对孩子过分苛刻、粗暴,则会造成长期过分心理紧张,情感压抑,出现行为紊乱。家长望子成龙心切,早期智力开发过量,使外界环境的压力远远超过孩子的承受力,也是造成患儿抽动症、多动症发病的原因之一。

6.微量元素的缺乏,环境污染或中毒(铅、汞、镉)有关。

7.对食物产生变态反应(尤其食物中所含添加剂,人造色素,调味品,防腐剂)。

三、当孩子出现下列情况时，就要想到孩子是否患有多动症。

1.在学习、工作或其他活动中，往往不能仔细注意到细节，或者常发生粗心所致的错误。

2.在学习、工作或游戏活动时，注意往往难以持久。

3.与之对话时，往往心不在焉，似听非听。

4.往往不能听从教导以完成功课作业、日常家务或工作(并非因为对立行为或不理解教导)。

5.往往难以完成作业或活动。

6.往往逃避、不喜欢或不愿意参加那些需要精力持久的作业或工作，如做功课或家务。

7.往往遗失作业或活动所必需的东西，如玩具、课本、家庭作业、铅笔或其他学习工具。

8.往往易因外界刺激而分心。

9.往往遗忘日常活动。

10.手或足往往有很多小动作，或在座位上扭动。

11.往往在教室里，或其他要求坐好的场合，擅自离开坐位。

12.往往在不合适场合过多地奔来奔去或爬上爬下(青少年或成年人，可能只是坐立不安的主观感受)。

13.往往不能安静地参加游戏或课余活动。

14.往往一刻不停地活动，似乎有个机器在驱动他。

15.往往讲话过多。

16.往往在他人(老师)问题尚未问完时便急于回答。

17.往往难以安静等轮换。

18.往往在他人讲话或游戏时予以打断或插嘴。

至少 6 项以上：出现于 7 岁以前；病程持续 6 个月以上：症状存

在于两个以上场合，如在学校、在工作室（或诊室）、在家。排除了广泛发育障碍、精神分裂症或其他精神障碍的可能，不能用其他精神障碍进行解释，如心境障碍、焦虑障碍、分离性障碍、或人格障碍等。

四、多动症应该如何治疗?

1.认知行为治疗：

对控制多动行为、冲动控制和侵略行为有效。

2.药物治疗：

中枢神经兴奋药——利它林、右旋苯丙胺、甲基苯丙胺、匹莫林等可选择使用。另一类有效的药物——三环抗抑郁剂(丙米嗪，氯丙咪嗪和阿米替林)，可以小剂开始，逐渐增量达有效剂量后改为维持治疗。

治疗此病的药物可分为中枢神经兴奋剂、抗抑郁剂、抗精神病药等，但一般以中枢神经兴奋剂哌醋甲酯或右旋苯丙胺为常用药品。现分别介绍如下。①哌醋甲酯(Methylphenidate)：即利地林(Ritalin)，目前是常用药物。多数患儿每日剂量为 20mg 以内。由于精神振奋剂可影响身体发育，故主张患儿在学习期间服用，周末及假日停服。6 岁以下一般不用。此药有不易产生耐药的特点。②右旋苯丙胺(Dextromaphetanine,Dexedrine)：也是常用药物，剂量为每次 2.5 ~ 5mg，每日 2 次，早、午服用。多数患儿每日用量在 10mg 以内。应注意观察脉搏及血压的变化。副作用为失眠、头晕、食欲不振和体重减轻。也仅在星期日及假日停服，以减少其抑制生长的副作用。3 岁以下一般不用。长期应用此药对生长发育的影响较哌醋甲酯明显，但它的作用较易估计，对同时有惊厥的患者更为适合。③另一种精神振奋剂苯异妥英(Penoline，Cy1ert)：对多动症认为有明显效果，其药物作用时间长，早晨上学之前服 1 次即可。副作用少，较右旋苯丙胺和哌醋甲酯更少引起厌食和失眠。6 岁以下儿童最好不用。开始剂量为 10mg，如疗效不满意可增加 20~40mg。此药显效较慢。曾有肝脏迟发性过敏反应的报告，故用药期间应定期检查肝功能。④咖啡因：对儿童的多动症也有效，每次服用100-150mg，每日2次，但疗效不如哌醋与右旋苯丙胺。⑤丙米嗪(1mipranine，Tofranil)：属于抗抑郁性药物，对本症也有较好疗效。常用剂量为每日25～50mg，亦可视儿童年龄、体重而定。此药使白细胞减少常为暂时性，停药后可恢复正常。在开始服药4周后，应检查白细胞计数1次，以后每半月验血1次。此外，还可致食欲减退、尿潴留或过敏反应。12岁以下小儿不宜应用。⑥抗精神药物：如氯丙嗪、甲硫达嗪(Thioridazine)，适用于有破坏性行为的患儿。⑦抗癫痫药：如苯妥英钠、扑痫酮，适用于伴发惊厥的患者。忌用巴比妥类的镇静剂，因有时反可使症状加重。

疗程依病情轻重而定，轻者服药6月~1年，重者要治疗3~5年，过早停药易重现症状。

3.精神治疗：

药物治疗是对症的。动作过多往往经药物治疗而得到控制。同时，不可忽视家庭和学校方面的适当教育和管理。对患儿的态度要以耐心、关怀和爱护的态度加以处理。对患儿的不良行为及违法举动要正面地给以纪律教育，多予启发和鼓励，遇到行为治疗有成绩时给予奖励，不应在精神上施加压力更不能骂或体罚。对有不良习惯和学习困难的患儿，应多给具体指导，执行有规律的生活制度，培养良好习惯，帮助他们克服学习的困难，不断增强信心。文献资料指出药物有效，但药物与教育、行为上的指导相结合更为有效。

4.中医核心治疗：

临床治疗以“盛则泻之，虚则补之”、“治病求本、辨证论治、三因制宜”为原则，以培元补肾、调补阴阳、滋养肝肾、清心宁神、益气健脾、健脾开胃、消食导滞、安神益智、益智健脑、开窍智力、开窍、祛痰化瘀、宁心安神等为具体治法，符合五千年中医传统理论，权威有效。

每一个患儿都是一个复杂的、独立的个体，他们的遗传素质不一样，后天调护不同，体内的脏腑、气血、阴阳失衡的偏颇、程度都不同，所以发病时间、症状、程度都不完全一致，因此，不仅遵循“盛则泻之，虚则补之”的原则，还坚持“三因制宜”，因人、因时、因地制宜，辨证论治，采用不同的治法，个体化治疗，做到一人一方，一病一案，以确保疗效。

临床采用国药准字号纯中药制剂，确保疗效，同时遵循“中病即止”的原则。小儿脏腑柔弱，药物反应灵敏，稍拨则应，稍过则伤，千万不可矫枉过正，须中病即止。首先，药物剂量要严格把握，须随患儿年龄、体格、病情区别药物剂量；其次，不能用大苦大寒、大辛大热等攻伐太过之品，以免中伤阴阳，使患儿体内本就不平衡的阴阳更加失衡。

五、其他治疗方法

1.饮食疗法

研究表明，营养不平衡是造成儿童多动症的一个重要因素。调查显示，患多动症儿童，一般动物蛋白的摄入量过多。蛋白质对儿童生长发育固然非常重要，但摄入过多，当超过正常需要量 2~3 克 / 千克体重时，其分解代谢的产物——含氨的化合物，更会引起儿童烦躁不安和好动。此外，钙摄入不足，吃糖过多以及铅的摄入，对儿童多动症的发生均有一定关系。

2.教育引导

仅靠药物是远远不够的，因为这种病症原本就存在着生理及心理的多重病因，所以在使用药物疗法时还需要结合一系列的心理治疗。

第 20 讲 我是疯子，我怕谁？
——精神病人发生暴力行为要负法律责任吗？

一、精神疾病患者辨认能力受损的主要症状表现

在现实生活中，人们普遍有一种印象，“精神病人打人不犯法，杀人不偿命”。这是因为人们总是觉得精神病人“糊涂”，不能正常的思考，不能控制自己的行为。

我们常常听到这样的话语：“我是疯子，我怕谁？”或者说“别惹他，他是疯了！”。这弦外之音就是精神病人随时有可能出现暴力行为，对他人及社会造成危害，同时也隐含精神病人实施危害行为后可以不负法律责任。

果真如此吗？事实上，精神病人发生暴力行为时要不要负法律责任是个极为复杂的问题。

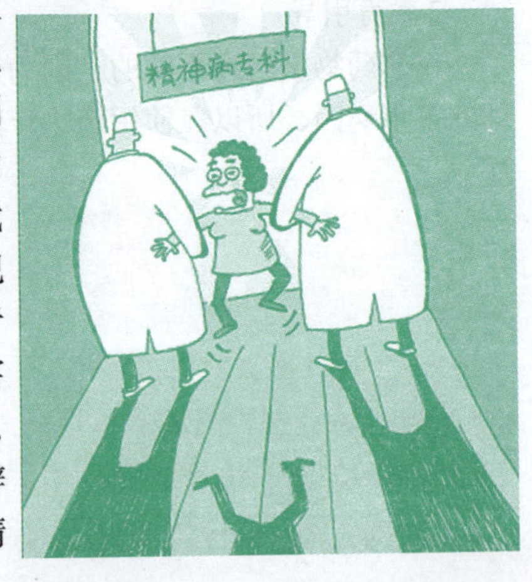

法律的基本出发点是人人都拥有自由意志，如果某人犯错，是他咎由自取，则应当受到指责和惩罚。精神病人发生暴力行为后要不要负法律责任呢？我国《刑法》(1997 年)第 18 条的规定：“精神病人在不能辨认或者控制自己行为的时候造成危害结果，经法定程序鉴定确认的，不负刑事责任。尚未完全丧失辨认或者控制自己行为能力的精

神病人犯罪的，应负刑事责任。”

根据这个规定，是否精神病的诊断是评定责任能力的医学标准，是否有辨认或控制自己行为的能力是评定的法学标准。我国精神病人刑事责任能力的评定是按照医学标准与法学标准相结合的原则进行的，两者缺一不可。在确定精神疾病的诊断后，辩认和控制能力就是评定责任能力的两大关键。辨认能力是指行为人具备对自己的行为在刑法上的意义、性质、作用、后果的认识能力。具体而言，就是行为人是否意识到其行为的动机、目的、为达目的所准备或采取的手段、该行为的法律意义、是否预见到行为的后果、是否理解其行为的犯罪性质等。

精神疾病患者辩认能力受损的主要症状表现：

1. 病态的行为动机。如在妄想或幻觉的支配下实施危害行为，缺乏现实的动机和目的。

2. 曲解其行为的违法性质。如认为长期遭受邻居“投毒迫害”而“自卫还击”，并认为自己是正当防卫。

3. 不理解行为的后果。精神疾病患者对其危害行为的后果常抱着无所谓的态度，即使杀了人也能泰然处之，不采取任何自我保护措施，有违常理。

需要注意的是，辨认能力并非指一般事物和现象的是非曲直的抽象认识和判断，而是指对其特定行为的实质性辨认能力。正常人的违法行为都具有明确的动机和目的，能判断其行为的性质（合法或非法），知道其行为对社会、他人和自身的危害结果，因此能理解其行为本身的现实意义和可能造成的后果。精神疾病患者可以具备生活自理、照顾家庭、胜任工作的一般能力，如实施杀人行为也可能事先准备、选择合适的刀具等，但这些并不表明该患者就具备完整的辨认能力，关键在于究竟是出于何种目的、何种动机去实施作案，对于其特定行为是否能做出正常的、合乎常理的判别。

控制能力是指行为人具备按照自己的意志选择实施或不实施为

刑法所禁止的行为的能力。控制能力是以辨认能力为前提的，不具备辨认能力的行为人就不具备法律意义上的控制能力，只有在辨认能力存在的前提下，才需要确认是否具备控制能力。

所以说并非只要是精神病人违法犯罪就一定不负法律责任，患有精神病仅仅具备了医学标准，必须同时考虑其实施危害行为当时其能不能辨认和控制自己的行为。有一部分精神病人实施了刑法禁止的危害社会行为，但危害行为是基于精神病理症状，如精神分裂症患者在被害妄想的支配下将一陌生人杀害，颠痫患者在意识障碍状态下实施的危害行为，他们在实施危害行为当时完全丧失了辨认和控制能力，应评定为无责任能力。

而对于一些“间隙性精神病”，通常包括心境障碍、各种原因导致的意识障碍、癔症性精神病、精神分裂症的完全缓解状态等，一般认为此类精神病人在间歇期缓解较为彻底，与正常人没有明显差别，存在完整的辨认和控制能力。因此其实施危害社会行为时应评为有责任能力。

公、检、法机关按法律程序委托指定的鉴定机构对被鉴定人进行精神医学司法鉴定，其目的有两个：其一被鉴定人作案时是否有精神病；其次，被鉴定人是否有刑事责任能力。

二、精神分裂症的相关法律问题

为了便于读者对常见的精神疾病患者触犯刑法时的相关问题有更多的了解，下面我们一起来探讨精神分裂症的相关法律问题。

在各种精神疾病中，精神分裂症是涉及各种法律问题最多的一组疾病。其中因发生违法犯罪行为、成为刑事案件的犯罪嫌疑人或被告人、从而涉及刑事责任能力问题。

(一)精神分裂症患者作案行为的特点

精神分裂症患者在实施危害行为时，由于是受病态心里的驱使作案，其作案动机、行凶的方式和行凶后的行为变化，都与正常人的犯罪行为不同。精神分裂症患者的作案行为有以下的特点：

1. 作案动机不明或离奇：精神分裂症患者的危害行为往往动机荒谬，难以理解或根本没有动机。有的虽有一定的动机，但与后果极不相称。如有一患者将素不相识的人莫名杀死，鉴定时却说不清楚为什么这样做。另一患者把自己的亲生孩子杀死，目的是看看他的心是不是红的。还有一患者，平时与妻子关系尚好，因为一次口角便将妻子打死。也有一部分患者解释自己的行为似有一定的道理，好像有明确的作案动机，但经过仔细调查分析会发现，实际上是出于病理性妄想所驱使，而缺乏犯罪主观的故意。因此，对于那些动机不明、离奇、动机与后果不相称或不合常情有严重危害行为的犯罪嫌疑人，必须想到是否是精神病患者，并委托进行司法精神病学鉴定，以免造成错误判断。

2. 作案的突然性、冲动性：精神分裂症患者常常受幻觉、妄想或病态思维等影响支配，甚至无原因的突然冲动而作案，让受害人感到莫名其妙，猝不及防。而且凶器往往是身边之物或随手所捡的刀、斧、锄头、扁担、棍棒、绳索之类。

3. 危害行为往往极端残忍，方式怪异，不可理解：精神分裂症患者作案多为暴力攻击，手段残忍，方式怪异，后果严重。受害对象往往是患者共同生活的家族成员，如配偶、子女、双亲等。其次是亲友、同事和邻居，受害者往往与他们并无深仇大恨。如一男性患者突然用菜刀将自己母亲杀死，把头砍下，放入一大锅开水中煮、洗、刮毛，称"这是打年猪"，并将头颅敲开喝其中的"脑髓"。这种行为的残酷性往往与他的作案动机、目的不相称，也与他过去的为人处世、文化程序与社会身份不相称。

4. 缺乏自我保护性：患者作案往往不选择作案时间、场合，也不顾及可能产生的不利后果。如在大庭广众之下公开作案，毫无顾忌，在现场往往留下尤其是痕迹物证。有的作案后公然宣称："某某已被我杀了！"甚至主动投案，令人难以置信；有的虽有预谋、毁尸、灭迹、潜逃等，但很肤浅，往往漏洞百出。

5. 作案后常保持无所谓的冷漠态度：患者在行凶后仍可保持镇静，表现漠然处之。无动于衷，或毫无后悔表现。半数以上的患者作案后不离开现场。多数患者在审讯中对作案供认不讳，表现出无所谓的态度。

（二）刑事责任能力

针对精神分裂症而言，在判定责任能力发展史的早期阶段，强调和坚持的是纯生物学观点，即以诊断定责任。只要是精神分裂症诊断明确，即使很轻的病例，也应无条件地、毫无例外地判定为无责任能力。因而导致"精神病人打人不犯法、杀人不偿命"的印象。随着法律的演变和精神医学的进步，上述单纯医学标准的观点已不能客观地反映精神分裂症患者责任能力的实际情况，因此，目前我国司法精神病学鉴定实践中，逐渐普遍地采用了"无责任能力，限定责任能力，完全责任能力"的"三分法"方式。

根据我国《刑法》第十八条的规定，对精神分裂症患者作案的刑事责任能力的评定，应当将医学标准和法学标准两者结合起来进行分析判定。首先应确立医学诊断，明确是否患者精神分裂症，作案时是处于发病期、缓解期还是已痊愈。然后分析当事人的精神状态与作案时辨认、控制能力的因果关系进行评定。

刑事责任能力分为3级：

1. 无责任能力：精神分裂症患者在疾病发作期，由于受幻觉、妄想、思维逻辑障碍等精神症状的支配，做出危害社会的行为，其作案行为与精神症状直接相关，此时丧失了对自己行为的辨认或控制能力，应当评定为无责任能力。例如具有强烈的被害妄想的精神分裂症患者，认为自己及家人正在被人追杀，生命受到严重威胁，于是产生极度的恐惧情绪，为了阻止被人伤害，患者可能会向假想中的追杀者进行攻击，因而伤及无辜。这样的案例，行为人应当被评定为无刑事责任能力。处于衰退期患者，如果精神活动已全面衰退，往往难以彻底治愈，由于情绪不稳或受残余病态观念的诱使，患者可能作出严重危害社会的行为，这种情况一般评定无责任有力。

2. 限定责任能力：精神分裂症病情缓解不完全或处于疾病的残留期，在发生危害行为时，由于行为人有明显的精神障碍，使其实质性辨认或控制行为的能力明显削弱，但尚未达到丧失或不能的程度。这种情况一般评定为限定责任能力。有的专家认为，处于发病期的患者，如果作案行为与精神病状态无关，但因疾病的原因，使其实质性辨认或控制自己行为的能力削弱，亦应评定为限定责任能力。例如一男性患者，患精神分裂症 11 年，曾住院治疗，达临床明显好转，自知力部分恢复，但仍残留有幻听，常听到有人让他做这、做那。有一天，患者因琐事与妻子发生口角，患者母亲帮着妻子说了他几句，患者突然大怒，将其母杀死。在医师给其作精神检查时，发现患者在杀害母亲时并无幻听存在，同时患者也知道自己的危害行为是错误的、违法的，并对自己的行为表示很后悔。本案例虽未发现幻觉症状与其行凶存在直接关系，患者本人对自己的危害行为也存在辨认能力，但由于其病情并未完全缓解，仍有明显的精神症状。患者在实施危害行为时显然存在明显的易激惹症状，是在暴怒性激情发作的冲动下行凶的，其实质性辨认和控制能力明显削弱，故应评定为限制责任能力。

3. 完全责任能力：如果精神分裂症已经痊愈或者处于稳定缓解状态，不存在任何精神症状，对自己的行为有辨认、控制能力，在这种情况下作案，应当评定为有完全责任能力。如一位 30 岁男性，一年前曾患精神分裂症，经住院治疗已经痊愈，自知力完整，能够正常工作、生活。因宅基地问题与邻居发生争吵，继而动手打架，眼看自己家要吃亏，该男拿铁锹朝邻居家男子头部打去，因出手太重致邻居家男子重伤而成为被告。在法院审理过程中，该男家人以其曾患精神病为由，要求做司法精神病学鉴定。鉴定认为，该男虽然既往曾患精神分裂症，但在实施危害行为前已经处于完全缓解状态，在实施危害行为时不存在任何精神症状，危害行为不是受病理性精神症状的支配，而是有其现实动机。该男对自己的行为应该具有辨认和控制能力，因此评定为完全责任能力。

另外，作案动机是评定刑事责任能力的重要参考因素，在幻觉妄想等"病理动机"支配下作案或不明动机的作案，实际上是丧失了辨认、控制能力，应评定为无刑事责任能力。现实动机支配下作案应评定为完全刑事责任能力。既有现实动机又有病理成分，一般评定为部分刑事责任能力。

精神病人除涉及刑事责任能力问题外，还因患者随便与人签订合同、立遗嘱、将财产赠与无关的人等而涉及民事行为能力问题，女性患者被人侮辱、奸淫等而涉及的性自我防卫能力问题，以及涉及受审能力、服刑能力、作证能力等问题。

精神病人触犯刑法是否要负法律责任，不能一概而论，应作整体、全面的评估。首先，要看病种。只有重性精神病(如精神分裂症、心境障碍等)才有可能不负法律责任，而一些轻性的精神障碍(如人格障碍、神经症等)患者，一般是要完全承担法律责任的。其次，要看病期。患者如果在病情较轻，或者在恢复期里触犯了法律，就要像正常人一样伏法认罪。只有在患者确实不能辩认周围环境，完全不能客观评价周围事物的情况下，患者才可以不接受法律的约束。用专业的术语来说，就是患者是否具有责任能力和行为能力。精神病人只要涉及到法律问题，一般就需要鉴定其责任能力或行为能力，从而确认其是否要承担相应的法律责任。

第21讲 精神病人婚恋生子要注意些什么？
——谈精神疾病患者的遗传和生育

一、纠结的“准妈妈”引出的问题

“唉”，这几天笑寒总是唉声叹气，高兴不起来，她一直在为自己还未出世的孩子纠结着。她轻柔地抚摸着微突的腹部喃喃自语地说：“我的孩子，妈妈该怎么做呢，要怎么做对你来说才是最好的呢？”

上周末和几个闺密一起去吃平时爱吃的生鱼片，菜才端上来，笑寒一闻到鱼的腥味便马上感到胃一阵翻滚，就想要呕了。她急忙用手压住胸口，拍了拍，长长地舒了口气，才觉得舒服了些。

尝了一小口，胃又是一阵翻滚，笑寒慌忙冲进洗手间，在洗手间一阵干呕。呕了一阵，笑寒觉得似乎舒服了一些，用凉水冲了冲脸，望着镜子中的自己脑海中突然闪现一个念头，难道自己真的怀孕了？算算时间，这个月的例假也推后了，难道是自己真有喜了？回到餐桌上，她再也没有心思吃下去了。急急地央求着好友陪自己去医院确认是否真的怀孕了。她迫不及待地想把这个消息告诉丈夫寄凡，但是她强忍着，她想等确认了之后再告诉寄凡，确确实实地给他一个惊喜。

从检查室出来，老医生亲切地对她说：“恭喜你，要做妈妈了。”此时，笑寒脸上露出了幸福的笑容。

在场的好友们听说笑寒怀孕了更是替她感到高兴，想起当初她们这群死党是极力反对笑寒与寄凡结合的，不看其他条件，单看寄凡他们家有精神病史就应该把他PASS掉。寄凡的爷爷是个慢性精神病患者，已经患病20多年了，现在仍经常发病，一发病就什么事都不管，乱发脾气，疑神疑鬼，有时还打人，甚至还会打寄凡的奶奶。笑寒的父母担心寄凡家的精神病会遗传，如果那样的话，他们的女儿以后该怎么生活呀，那时候笑寒的爸爸甚至以断绝父女关系来阻止笑寒，但最终没能拗过这牛脾气的女儿，只能答应了他们两人的婚事。所幸的是，寄凡确实很疼爱笑寒。作为好友，看到他俩现在幸福的生活，真的是很替他们感到高兴。

笑寒希望马上回到寄凡身边，马上告诉他这个好消息。她拨通寄凡的电话，电话里响起的是那首他两人最喜欢的歌——《最浪漫的事》“我能想到最浪漫的事，就是和你一起慢慢变老，一路上收藏点点滴滴的欢笑，留到以后坐着摇椅慢慢聊……”，歌声一遍一遍的传出，最后只听到电话里传出：“对不起，您拨打的电话暂时无人接听，请稍后再拨。”

虽然心里有些小小的失落，但她马上振作起来，决定等到晚上再把这个好消息告诉寄凡。

她打开家门，发现寄凡闷头坐在沙发上，笑寒努力装作若无其事的样子。

“怎么今天提前下班了？”笑寒笑着说。

坐在沙发上的寄凡一动不动，像是没有听见她的讲话，笑寒只是当他睡着了，转身就去厨房准备做饭了。

做好饭，笑寒对着还一直坐在沙发上的寄凡说：“亲爱的，吃饭啦！”

见寄凡没动，就过去推他，“寄凡，怎么了？我还以为你睡了呢。寄凡，我今天要告诉你一个很好很好的消息，我们有自己的孩子了，我们的孩子啊，高兴吗？你要当爸爸啦！我今天特意做了你最喜欢吃的菜，我们好好庆祝一下好不好！”

寄凡却没有表现得如笑寒那么高兴，甚至让人感觉不出一丝高兴，也没有像往常一样笑着对笑寒说：“是，遵命。我亲爱的老婆大人！”

“寄凡！我们有自己的孩子了，你不高兴吗，这不是我们一直都很期盼的吗？你今天怎么了？”笑寒面带微愠地说。

寄凡对笑寒的话丝毫没有反应。

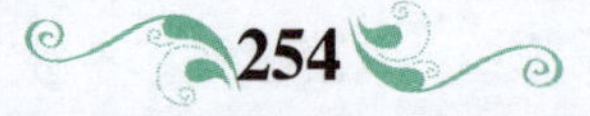

笑寒生气了,“寄凡,你难道不想要我们的孩子,难道你以前对我说的话都是假的,原来你是这样的人!!”说完这话,笑寒马上觉得自己说得过分了,寄凡绝对不会是这种人的。

寄凡可能是工作累吧,但是工作会让人这么累吗?她把寄凡拖到餐桌前,给他盛好饭,给他夹了他最喜欢吃的糖醋排骨,寄凡拿起筷子吃了几口,笑寒刚想跟他说点什么,寄凡就已经离开了餐桌。

“你不吃了吗,很累了吗?那你就早点休息吧。”看着他毫无生气的背影,笑寒想,寄凡可能真的是最近上班太辛苦了……

笑寒吃完饭,看完她喜欢的韩剧,进房睡觉。打开灯,发现寄凡还不停的在床上翻身,显得不安的样子。

她觉得寄凡今天一定有事,平常他不是这样的。她躺到寄凡身边,温柔地摸着寄凡的脸说:“寄凡,对不起,我晚饭时候说的话过分了。你今天看起来很不开心,遇到什么不顺心的事了吗?愿意和我说吗?”

寄凡望着笑寒,又小心的望了望四周,然后很谨慎地凑到笑寒的耳边小声说:“笑笑,我觉得我上班的同事总用一种很奇怪的眼神看我,他们不怀好意地朝我笑,好像在说我的坏话。周围的气氛显得很可怕,他们一伙人都在排挤我,所以我提早回来了。我现在睡在这里也睡不着,我觉得不安全,他们好像就在周围,让我没办法睡!”

笑寒握着寄凡的手说:“是这样啊,那你是不是做了什么事情让同事不高兴了?”

“我没做什么啊,我就跟平常一样。但是他们就对我不一样了。今天我看到小丁和小王两个人很神秘地在说话,并时不时地瞟我一眼,当我走过去的时候,他们又不说了。还有那个经理总是指挥我做这做那,还说我没做好!你说他们是不是看不惯我,想把我排挤出去?”

“不会的,是你想得太多了,真的。相信我,今天早点休息,睡一觉起来就都好了。”

第二天早上,笑寒很满足地翻了个身,手落下的地方是空的,寄凡已经起床了。这么早,是在帮她做早餐吗?想到这些,笑寒顿时觉得自己是世界上最幸福的人了。她从客厅一直走到厨房都没看到寄凡，难道上班去了。这个死寄凡，上班去了也不等等她，一个人先跑了，笑寒愤愤地想着。笑寒拿了两块面包、一瓶牛奶就匆忙出门上班去了。她并没有注意到鞋柜里寄凡每天都在穿的那双皮鞋还摆在那里。

笑寒老觉得今天有些心神不宁，像是有什么事情要发生似的。上午工作忙了一阵后，抽个空，笑寒就给寄凡拨了个电话，电话响了很久却一直没人接。下午临近下班的时候，笑寒又给寄凡拨了个电话，依然没人接；于是就直接拨打了寄凡办公室的电话。

“您好，请帮我找一下寄凡，谢谢！”

“寄凡啊，他今天一天都没来上班，打他电话也不接！”

这是怎么回事呢？寄凡从来不会这样的，他一直都是工作很踏实认真的，当初就是因为他对人对事的态度，自己才会义无反顾地，顶着父母、好友的压力，放弃了其他的追求者而选择了他。一种不祥感觉笼罩着她……

好不容易挨到下班，笑寒便匆匆往家赶。推开门并没有看到寄凡，只闻到一股很浓的烟味，门窗紧闭，厨房也很乱，冰箱的门还敞开着。

“寄凡，你在家吗？”笑寒赶紧走到窗边把窗户都打开，她记得她出门时并没关窗户啊，这是怎么回事。

家里没人回答。笑寒顺着烟味走到书房，笑寒被迎鼻而来的一股烟味呛到了，一阵猛咳。

书房内烟雾缭绕。

“寄凡，你在吗？”

笑寒走到窗前将窗帘拉开，打开窗户，外面的光照进来，笑寒发现寄凡靠着墙边坐着，因为突然进来的光线，寄凡用手捂着眼睛，他的周围散落一地的烟蒂。

笑寒冲到寄凡身边，关切地问：“寄凡，你怎么了？出什么事了吗？你今天怎么没去上班？你病了吗，要不要去看医生？”

“没事，我没病，我就是不想去上班了。”寄凡说得满不在乎。

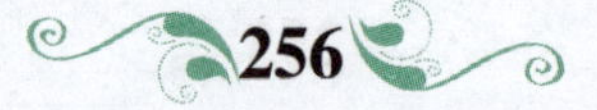

“笑寒，你现在做饭去！我饿了！快一点!”

笑寒觉得寄凡今天说话的语气十分生硬，目光也很呆滞。但她还是没说什么，就去准备给寄凡做饭去了。

“好，我先去做饭了，待会你把书房卫生打扫一下。”

做好饭后，笑寒去叫寄凡吃饭，发现书房里面还是一片狼藉，寄凡依然坐在那里发呆。

……

笑寒收拾好一切准备睡觉了，寄凡却一直在房间走来走去，焦躁不安。

“寄凡，准备睡觉了，明天还要上班。”

“没事，你先睡吧，我还不困，你不要管我！”

笑寒困了就先睡了。迷迷糊糊中笑寒醒过来，发现寄凡仍在房间走动，笑寒看了看时间，已经是凌晨两点了。

“赶快睡觉吧，现在两点钟了，明天还要早起！”

寄凡这才躺下来，但是他一直都没睡，笑寒能感觉到寄凡一直在翻身。这样过了一夜，笑寒醒来时，寄凡已经起床了，洗漱时发现寄凡的牙刷、毛巾都还是干的。走到客厅发现寄凡呆坐着，嘴里念念有词。

“寄凡，赶紧洗脸刷牙，上班要迟到了。”

“嗯，嗯，你先走！”

上午，笑寒接到寄凡公司打来的电话，说他上午又没去上班，打他电话没人接。笑寒赶紧给寄凡打了个电话，过了很久，电话接通了，“什么事？”

“寄凡，你今天怎么又没去上班？”

“哦，我不能去上班，他们排挤我、孤立我，他们会害我的。”

“怎么会！今天你们公司还给我打电话了，问你怎么没去上班，他们很关心你！”

“那是假的，那是他们要故意做给你看的。”然后就听到电话被切断的声音。

连续几天，寄凡都没去上班，对什么事情都爱理不理，晚上也不睡觉。

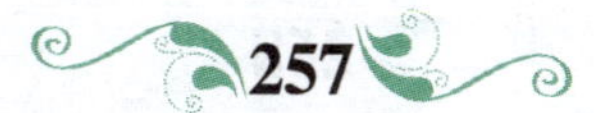

笑寒只是觉得这几天的寄凡有些不同了，想他也许只是厌倦了现在的工作，过一段时间就好了。

笑寒跟好友聊天的时候无意中说起了寄凡最近的情况，好友开玩笑地说："你们家寄凡是发神经了吧。"

说者无心，听着有意。好友的话让笑寒想到了寄凡的爷爷……

结婚前寄凡跟她说过他爷爷的事，寄凡的爷爷患有精神分裂症多年。他爷爷在发病期也是疑神疑鬼，几天几夜不睡觉，生活懒散，不讲卫生，不修边幅，时常发呆发愣，遇事稍不顺心就对家人发脾气。到近几年连说话都颠三倒四，东拉西扯了，生活无规律，完全需要家人督促照料，吃饭洗澡也是靠他奶奶照顾着，还经常乱发火、乱打人。但是爷爷一直对寄凡很疼爱，从来没有打过寄凡。寄凡一直对爷爷也很好，在爷爷发病时对爷爷照顾得更好。寄凡的这种孝顺深深的打动了笑寒。笑寒总是在父母面前夸寄凡很孝顺，很有责任心，很有上进心等等，这让父母很是欣慰，觉得这小伙子不错，也把寄凡当成准女婿看待，但自从了解到寄凡的爷爷患有精神病后，他们的态度就发生了180度转变。极力阻止他们继续交往，她爸爸还单独找寄凡谈过话，希望寄凡为了笑寒将来的幸福，自己主动离开笑寒。

……

笑寒离开朋友后就直接去了医院，在精神科诊室门口徘徊许久之后，终于鼓起勇气走了进去。她跟医生详细反映了寄凡最近一段时间来的表现。医生告诉她这是典型的精神分裂症的症状，建议住院治疗。如果不及时来就诊，将会耽误治疗，可能会加重病情。

带着沉重的心情回家后，笑寒告诉寄凡，说他可能生病了，要带他去医院做个全面的检查。但是被寄凡一口拒绝了，并恶狠狠地说"你是不是也想害我，出去！"说着就将笑寒推出了门外，并将门重重地关上，里面传来了寄凡谩骂、喊叫、摔打东西的声音……

寄凡真的"疯"了。

最后笑寒在亲朋好友的帮助下强制性地将寄凡住进了精神科病房。

寄凡住院的事没能瞒住爸妈。爸爸妈妈十分关心寄凡的治疗情况,还跟笑寒说了些你知道你当初的选择有多错,你以后的生活有多难过,你肚子里的孩子最好不要生下来,生下来会是第二个寄凡,自己要想清楚,不管你以后还是不是跟寄凡生活在一起,对你来说都只有好处没坏处等等之类的话。听得笑寒十分生气,她讨厌爸妈这么看寄凡,她不能接受爸妈的这种态度,她硬把爸妈推出了门外。

爸妈才走不久,公公婆婆也来了,还提了许多专给孕妇吃的营养品,笑呵呵的说:"好媳妇啊,我们今天去看了寄凡了,听说你怀孕了,我们就特意过来看看你。"婆婆握着她的手说:"不要太担心了,医生说他很快就能出院了。你看你最近都瘦了,要好好补补,现在怀孕了,不比从前,要格外小心啊! 你好好休息,我跟你公公就先回去了。"

送走了公公婆婆,笑寒觉得很累很累了,这是一种身心的疲惫。她感觉自己的身体像已经分成了两个人,这两个人在争吵着,在撕打着,让她不得安宁。

难道寄凡爷爷的精神病真的能遗传?为什么他的父母又没有精神病呢?望着自己微微隆起的腹部,想着里面她与寄凡的孩子,她真的不敢再往下想了。

望着窗外漆黑的夜空,她泪流满面……

二、精神病会遗传吗?

在从事精神科临床工作中, 我们常常会遇到一些这样的家属或患者,他们常会问一些像笑寒一样的问题,如精神病会遗传吗?我家祖宗三代都正常,为什么他(她)会得精神病?等等诸如此类的问题。为此,我们来谈谈精神疾病的遗传问题。

其实人类对精神疾病病因的探讨,已有几千年的历程,从最原始朴素的解说,到现代对染色体基因的研究,引发精神疾病的各种因素在不断地被发现,如遗传因素、素质因素、理化生物性因素、社会心理因素和机体的功能状态,等等。根据现有的研究结果,可以肯定的是遗传因素在精神疾病的发病中起很重要的“内因”作用。

首先,遗传因素在精神疾病中起重要作用的一个线索是精神疾病的家族聚集现象。所谓家族聚集现象就是同一家族人群中有多人患同一种疾病。如上面这个故事中寄凡的爷爷和寄凡,爷孙俩都患有精神病。著名精神病学专家夏镇夷曾报道过一个女性躁狂症患者的家系,调查了其亲属 73 名,精神病患者有 25 例,占 34.2%。更引人注意的是,该名患者生育了 14 个子女中,竟有 9 个患情感性精神病,1 个患精神分裂症。这就是家族聚集现象。家族聚集性是遗传病的一个重要特征。有资料表明:几种常见的精神病如精神分裂症,情感性精神病等均与遗传有关;而且与病人血缘关系愈近,患病率也愈高。精神分裂症病人的亲属患病率较一般人群的患病率要高 6 倍之多,而一级亲属(指父母、同胞、子女)患病率比一般人群要高 10 ~ 15 倍,当父母双方都患有精神分裂症时,其子女的预期发病率比一般人群高 80 ~ 100 倍。

其次,孪生子的研究发现单卵孪生子的同病率是 61% ~ 70%,而双卵孪生子的同病率只有 10% ~ 13%。

另外,寄养子的研究把精神分裂症病人生下的子女立即与患病的父母分开,寄养到健康人的家庭或托儿所中去,结果发现,精神分裂症病人所生的子女即使寄养在脱离患病父母那样的家庭环境,将来患精神病的机会仍高于正常的对照组。

以上种种研究都提示遗传因素在精神疾病中确确实实地起着很重要作用。从上面讲的病例中,我们可以看出寄凡的发病与遗传因素还是有较密切的关系的。

这么说来,精神病就是遗传性疾病吗?至少从目前的研究来说,这种认识是不正确的,尽管遗传因素在精神疾病中起重要的作用,但也不能因此认为精神病就属于遗传性疾病,理由如下:

1. 遗传病是指遗传物质发生改变而引起或者是由致病基因所控制的疾病,国内外学者在有关精神疾病遗传物质染色体的研究方面已做了大量工作,结果表明染色体数目或结构的畸变常致智力障碍、行为异常等，但在精神分裂症、情感性精神病等常见的精神病中则并没有发现特异的遗传物质的改变或特异的遗传基因。

2. 目前公认精神疾病是一种有遗传倾向的多基因遗传性疾病，多基因相互作用只仅仅构成精神疾病“危险因素”数量的改变，这只是一个量变而非质变(致病)的过程，或者说多基因只是增加了发病的可能性。值得注意的是以精神分裂症为例，即使是同卵双生其同病率也不到 50%，其发病前有精神刺激因素者可高达 40%~80%；有研究表明低层及受教育低的人群中精神分裂症患者较多；另外，家庭关系的和睦与稳定，对子女人格的发展有重要影响……所有这些都显示出多基因病除与遗传有关外，环境因素也起着相当大的作用。

3. 精神疾病的遗传方式至今还不清楚，而且也不能完全解释为什么有精神病家族史的人群中有的人发病而有人的健康，同样也不能完全解释为什么现实中有相当比例的患者确实没有精神病家族史可查。

由上我们可以得出如下结论：精神疾病不是传统意义上的遗传病，它是一种有遗传倾向(易感素质)多基因的疾病，其遗传方式至今不明，具有这种易感素质的人较一般人容易患病，但不等于肯定会得病，故事中笑寒的种种担心虽有其道理，但其腹中胎儿不一定会患精神病，不必太过担心。

三、精神病患者的婚恋是大事，处理需谨慎！

既然精神疾病具有遗传倾向，那么患有该病的患者能结婚、生孩子吗？要说清这个问题，需从两方面着手：

一方面精神病人也是人，他们也有追求幸福、家庭生活的权利，我国的婚姻法只规定了精神病人在发病期内不能婚育，对于其他状态下的婚育问题 没有硬性规定，因此，没有理由禁止他们结婚。故事中笑寒的父母、好友仅仅因为寄凡的爷爷患有精神病而极力反对他们的婚姻是不妥的。

另一方面，必须明确这个病人到底患的是那种精神病。不同的精神病其遗传度是不一样的;有的病种遗传因素对发病的影响明显,有的病种环境因素对发病的影响明显。比方说,在遭受重大天灾人祸时出现的精神错乱,即使不经治疗,随着时间的流逝病人几乎都可以得到康复,当时出现的精神异常只是短暂的,一过性的。这一类纯粹由于外界因素刺激致病的患者,遗传因素影响是不大的,当然可以结婚和生育后代。而对于那些患有与遗传因素关系密切的精神病如精神分裂症、情感性精神病的患者来说,这一类精神病人在决定婚姻大事之前,要注意以下几点:

1. 应在婚前将病情如实告诉对方,不应隐瞒。其实,这种病是瞒不住的,因为多数病人需长期服药。如果婚前隐瞒病情,会给婚后的生活埋下巨大的祸根。

2. 病人能否承担家庭的责任,如赚钱养家糊口,教育培养小孩等。病人与他人长期交往的能力如何,如与家庭成员、周围邻居、单位同事能否和睦相处交往等。

3. 婚姻毕竟是两个人的事,精神病人特别是精神分裂症病人的配偶付出的要比普通人多得多,对方愿不愿意能不能承担这份责任?

4. 对正在发病的患者,如精神分裂症病人,还是先治病要紧,暂时不要谈婚论嫁为好。民间某些人用“冲喜”的办法来治疗精神病,纯粹是无稽之谈;“冲喜”不但不能帮助患者缓解病情,反而会加重病人的精神负担,使病情恶化。一定要在病情稳定 2~3 年之后,再决定婚姻事宜。发作过于频繁的精神病患者还是不宜结婚为好。

总之,婚姻大事,非同儿戏,一定要慎之又慎,处理得好,病人和家庭都受益;处理不好,则会加重病情,全家不安。

四、生还是不生?

至于生育问题,尽管法律没有明确规定禁止精神病人生育小孩,但是对有精神病家族聚集现象的家庭,我们还是认为最好不要生育。这是因为:

1. 前面我们讲了精神病是一种有遗传倾向的疾病，病人后代再患此病的危险性较正常人群高许多，另外，生活在精神病人的家庭中，这种不正常的气氛和环境也会影响子女心身发育，造成其子女性格上的偏离。从优生优育讲，不宜生育。

2. 抚养、教育子女是一项很繁重的家务劳动，精神疾病患者常常难以胜任，在病情发作期他们还常攻击伤害家人，还需人照顾，更谈不上抚养、教育子女，从安全角度讲不宜生育。

3. 女精神病人在怀孕期间，分娩过程及产后，病情常常波动复发，并且怀孕、哺乳期内不宜服用任何抗精神病药，但一旦停用抗精神病药，病情又可能复发。若怀孕期间服药物对胎儿发育可能会产生不良影响。

但是，“不孝有三，无后为大”的传宗接代思想在我国根深蒂固，在我们现实生活中确实也有部分精神病患者的后代是健康的，甚至还很优秀；因此，对于精神病患者坚持要生育，作为医务工作者我们应将上述风险告知患者及家属，最终由患者及家属来决定。

对于精神障碍的遗传生育保健咨询工作，目前尚不能进行产前诊断和基因诊断，我们主要还是依据本病属多基因遗传的假设，按遗传咨询表估计子女的同病再显率，从而对未来孩子提供有益的建议。患者及家属也可根据该遗传咨询表来判断“生还是不生”的利弊，并作出“生还是不生”的决定。现附表于下并说明精神分裂症和情感障碍的咨询表的使用方法(见表 1~4)。表中父母中患者数:0、1 和 2 分别表示父母双方正常、其中 1 人患病和双方均患此症；患病同胞数和正常同胞数：0、1 和 2 分别表示被咨询者的同胞中患病和正常人数；(外) 祖父母一项中正常人数和患者数表示 4 名成员中患者和正常者的分布。

五、妊娠期、哺乳期的药物治疗对胎儿与婴儿发育的影响如何？

前面从优生优育的角度，我们谈了精神病患者最好不要生育，这在某种程度上对女性患者来说是很残酷的，不公平的。有言道“没做过母亲的女人不是真正的女人”，因此，许多女性精神病患者在生育问题上都“冒险”选择了生育。十月怀胎，一朝分娩，胎儿在母亲的怀中要呆十个月之久，其发育生长如何与母亲的身体状况有密切关系。尽管抗精神病药（情绪稳定剂量除外）对胎儿婴儿无肯定的致畸作用，我们还是要对那些想做妈妈的女性精神病患者给出以下忠告：

1. 首先要对自己的病情做全面的评估，最好是在停服所有药物之后，且病情稳定的情况下怀孕。

2. 如病情未得到有效控制，精神症状明显，和或在服用高剂量抗精神病药时不宜怀孕。

3. 在服用抗精神病药维持剂量的患者如想怀孕，应逐渐减少药物剂量，因妊娠期前三个月是胎儿器官组织发育成形的关键时期，因此至少这个时期应停止使用抗精神病药。

4. 妊娠中期若病情稳定可以不用抗精神病药，若此期精神症状波动，可用一些小剂量的抗精神病药。

现以本故事说明该咨询表具体使用：

①故事中儿子寄凡患精神分裂症，妻子笑寒正常，笑寒父母均正常，寄凡父母正常，但寄凡的爷爷有精神病，那么寄凡与笑寒的第一个孩子可能患精神分裂症的机会是多少呢？

答：未来孩子的父母患病数为1；(外)祖父母的患病数为1；正常者人数为3；未来孩子的正常同胞和患病同胞数均为0；查咨询表1可见他们生育第一个孩子患同病的风险为4.54%。

②若经进一步调查发现寄凡的大伯有精神分裂症，那么在此情况下未来孩子的风险如何？

答：查表2追加数表，获得追加概率是1.46%，则未来孩子患病风险率为1.46 + 4.54=6.0(%)。一般建议的判断标准为再显风险率超过5%，以不生育为好，超过10%劝其不再生育，如果已出生者，加强精神卫生指导，以预防发病。

表 1 精神分裂症的遗传咨询表(%)

(外)祖父母 正常人数	(外)祖父母 患病人数	正常同胞数	父母中患者数 0 患病同胞数 0	父母中患者数 0 患病同胞数 1	父母中患者数 0 患病同胞数 2	父母中患者数 1 患病同胞数 0	父母中患者数 1 患病同胞数 1	父母中患者数 1 患病同胞数 2	父母中患者数 2 患病同胞数 0	父母中患者数 2 患病同胞数 1	父母中患者数 2 患病同胞数 2
4	0	0	0.32	2.92	7.78	3.24	8.58	15.34	18.83	25.14	30.86
3	1	0	1.08	5.19	11.05	4.54	10.89	17.65	23.66	29.86	35.27
2	2	0	3.20	9.15	15.80	11.07	18.56	25.32	29.13	35.08	40.10
4	0	1	0.31	2.77	7.30	3.05	8.22	14.21	17.37	23.21	28.61
3	1	1	1.04	4.87	10.29	4.23	10.06	16.31	21.74	27.56	32.75
2	2	1	3.00	8.48	14.62	10.14	17.02	23.35	26.68	32.37	37.28
4	0	2	0.30	2.64	6.88	2.88	7.68	13.24	16.14	21.58	26.68
3	1	2	1.00	4.60	9.64	3.98	9.36	15.17	20.12	25.09	30.54
2	2	2	2.83	7.91	13.62	9.37	15.72	21.66	24.61	30.01	34.78

如叔、伯、姑、舅、姨亲属中有患者,应将表1有关概率加表2的追加概率

表 2 追加数表(%)

(外)祖父母 正常人数	(外)祖父母 患病人数	父母中患者数 0 叔伯姑舅亲属中患者数 1	父母中患者数 0 叔伯姑舅亲属中患者数 2	父母中患者数 1 叔伯姑舅亲属中患者数 1	父母中患者数 1 叔伯姑舅亲属中患者数 2	父母中患者数 2 叔伯姑舅亲属中患者数 1	父母中患者数 2 叔伯姑舅亲属中患者数 2
4	0	0.62	1.75	1.30	2.80	1.47	2.82
3	1	0.96	2.32	1.46	3.03	1.46	2.75
2	2	1.38	2.92	1.73	3.31	1.42	2.64

如叔、伯、姑、舅、姨亲属中有患者,应将表2有关概率加表3的追加概率。

表 3 与叔、伯、姑、舅、姨有关概率的追加概率(%)

正常人数	患者数	1	2	1	2	1	2
4	0	0.66	2.09	1.76	3.71	1.08	2.05
3	1	1.15	2.84	1.91	3.92	1.02	1.91
2	2	1.81	3.64	2.14	3.92	0.94	1.76

表 4 情感性精神病的遗传咨询表(%)

(外)祖父母		正常同胞数	父母中患者数								
			0			1			2		
			患病同胞数								
正常人数	患病人数		0	1	2	0	1	2	0	1	2
4	0	0	0.093	2.91	9.09	3.36	11.16	19.69	38.63	43.14	47.10
3	1		0.64	5.62	12.97	4.24	12.71	21.50	43.34	47.48	51.06
2	2		3.43	11.35	19.27	16.17	25.47	32.92	48.15	51.91	51.11
4	0	1	0.091	2.73	8.40	3.09	10.09	17.86	35.79	40.13	44.02
3	1		0.61	5.18	11.90	3.86	11.43	19.44	40.17	44.25	47.84
2	2		3.15	10.33	17.66	14.38	22.93	30.05	44.66	48.45	51.76
4	0	2	0.083	2.57	7.82	2.87	9.21	16.33	33.38	37.33	41.30
3	1		0.58	4.81	11.01	3.56	10.40	17.73	37.43	41.39	44.94
2	2		2.91	9.49	16.27	12.94	20.81	27.58	41.59	45.35	48.68

情感性精神病咨询表使用方法与精神分裂症类同。

5. 妊娠后期(9~10 月)孕妇面临着即将分娩,为排除药物对生产产程的影响,增加生产过程产妇和胎儿的安全性,因此这一时期不宜使用抗精神病药物。

6. 一朝分娩,婴儿来到了世上,需要母亲乳汁的喂养,哺乳期母亲乳汁对婴儿来说是多么的重要, 但对在服抗精神病药的产妇来说不宜哺乳。这是因为一方面抗精神病药一般都有些镇静安神,锥体外系反应等副作用,它们能通过乳汁分泌;另一方面,婴儿稚嫩弱小,对药物反应敏感,婴儿吸乳后,常会出现一些不良反应,甚至难以预料的后果,严重影响婴儿健康成长。

7. 研究表明卡马西平、丙戊酸盐、锂盐等情绪稳定剂对胎儿婴儿影响较大,因此在妊娠期和哺乳期都不宜使用。

第22讲 深陷网络成瘾的孩子，我拿什么来拯救你

——谈网络成瘾的预防与矫治

21世纪是网络的世界，在这个不会上网便是文盲的时代，网络的深入普及正在越来越改变着人们的生活方式。而网络成瘾是一种心理障碍，不仅不利于个体的健康发展，还成为一种日益严重的社会问题。

本文中的阳阳（化名）绝不仅是个个例，在他的成长史中，我们能看到很多周围人的影子。他本应该和大多数青少年一样，一边经历着青春的烦恼、困惑，一边茁壮的成长，但是面对困难，他并没有选择去面对，而是选择了用网络麻痹自己，逃避现实，并最终在网瘾的道路上渐行渐远。比如在他与父母产生矛盾时，他选择了沉默，不能适应新的学习环境，他选择上网玩游戏解决自己的"烦恼"，并通过游戏在网上交到"好朋友、好兄弟"，从在家上网到逃课外出上网，从偶尔上网到通宵达旦的在网吧鏖战，从高中学校的高材生到被大学学校的退学，网络游戏仿佛一场噩梦，他被困其中，痛苦的挣扎，却不愿醒来。当他终于开始意识到玩网游已经影响到自己的学习、生活，甚至已经影响到父母的生活时，他却无法再回头了，因为他

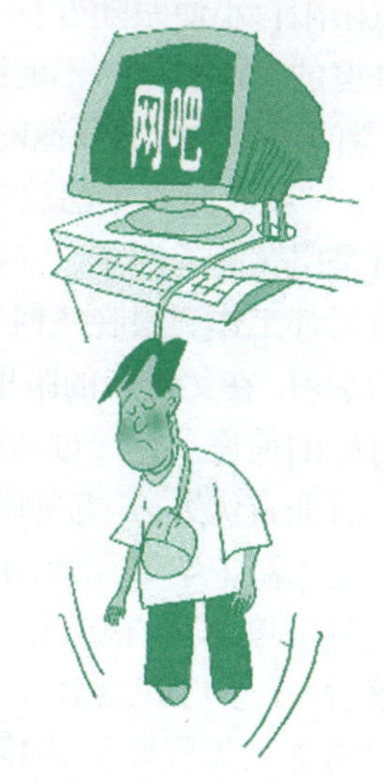

已经分不清楚哪一种才是真实存在的生活。

面对同样的社会环境，为什么有的人能上网也能下网？为什么有的人能上网却下不了网？这其中的奥妙究竟是什么？带着这些疑问，让我们通过本文主人翁阳阳的心路历程，来认识网络成瘾，分析成瘾的原因，消除网络成瘾的干预误区，最后探讨如何防治青少年网络成瘾。

一、网络成瘾病例介绍

第一眼见到踏进诊室的阳阳，一股青春气息扑面而来，他面容俊朗，身材修长，气质儒雅。但是，小伙英俊的脸上却有着掩饰不住的疲惫和无助，眼神里有着与其年龄和外貌极其不协调的落寞和呆滞。23岁的年龄，在校大学生，优越的家庭背景，本该有神采飞扬的精彩人生，是什么让他如此无助和落寞呢？面对医生不解的眼神，陪同阳阳就诊的母亲开始流着眼泪讲述了发生在阳阳身上的故事。

阳阳的父亲是省城一家大医院的医生，母亲是一家国有大企业的会计，家庭条件虽然不错，但由于父母工作都很忙碌，不能照顾他，所以阳阳自小便跟随着乡下的外公外婆一起生活。阳阳读小学时由于外婆的身体欠佳，不能继续照顾阳阳，爸爸妈妈就把他接回了城里，专门请了保姆照顾他的日常生活。刚从外婆家回来时，阳阳很不适应。“我有时真不愿放学回家，在学校里还有那么多同学，回家之后就是空荡荡的房子，当时真是觉得他们不要我了。”阳阳如是说，父母每天都工作到很晚才回来，偶尔家里人在一起，父母也只会关心阳阳的学习。在父母亲的眼里学业永远是最重要的，只有读好书以后才会有好的前途。让父母亲感到欣慰的是，阳阳从小学到初中毕业，学业一直非常优秀，是老师眼中的好学生，是同学学习上的榜样。

进入高中学习开始，阳阳来到了新的学校。新学校是省重点，学习气氛浓厚，竞争很激烈，大家都在埋头学习，生性要强的阳阳也不甘落后。为了更好地学习，阳阳选择了住校，1个月才回一次家。辛勤的付出加上天资聪颖，阳阳很快脱颖而出，成为了年级中的佼佼者。

阳阳的出色让父母亲觉得很有面子，经常有同事向阳阳父母请教培养孩子的经验。这时大家都认为，凭借阳阳的聪明和努力，以后一定有大出息的。

但学业优秀的阳阳并不快乐！由于性格内向害羞，阳阳害怕在公众场合讲话；由于担心别人拒绝自己，阳阳从来不愿意主动与别的同学交往；可以说，除了学习，阳阳没有其它的兴趣爱好，更没有其他的娱乐活动。当看到其他同学们兴高采烈地在太阳底下挥汗如雨的打篮球、跳街舞，大家肆无忌惮的玩乐，阳阳觉得很自卑，他感觉自己是同龄人中的异类，自己除了会读书外，简直一无所长，他甚至不明白快乐是什么？

高中期间的阳阳也曾经试图交过几个朋友，但由于这些朋友的成绩都不如阳阳。阳阳母亲知晓后就警告阳阳不能再和成绩差的同学交往，他们会带坏阳阳的。更让阳阳无法接受的是，妈妈竟然查到这些同学父母的电话号码，打电话去指责他们要管教好自己的孩子，不能影响阳阳，阳阳以后是要读重点大学的等等。这样，这些要好的朋友不得不开始疏远阳阳。为此阳阳心里郁闷极了，对父母的如此举动非常反感，父母只注重学业，一点也不顾及他的感受，一点也不理解他。

不知道什么时候开始，当他心情不好时，就偷偷的去学校附近的网吧上网玩游戏，开始时一周只玩 1~2 次，成绩并没有明显的改变。但很快玩的次数多了，学习也受到了影响。阳阳父母得知后非常生气，不问缘由地批评他，说他这样的行为是在给父母丢脸！阳阳做为一个 16、17 岁的少年，他没有选择沟通和解释，他更没有能力反抗父母，他选择了沉默。渐渐地，阳阳父母发现儿子开始有了变化，性格变得沉默寡言，在家几乎不和父母打招呼，在学校也是独来独往，很少说话。父母以为他只是青春期的叛逆，过段时间自然会好转，并没有把他的改变当一回事。2008 年时阳阳考上了一所省内重点大学。阳阳父母虽然觉得孩子有些不对劲，但看到孩子实现了自己的梦想，总算没有让自己在外人面前丢人,也算是松了一口气。

进入大学校园后，原本以为可以获得自由的阳阳就像进了迷宫森林,他周围的同学都是很厉害的人,不仅学习拔尖,而且是德智体美劳样样优秀,而阳阳从以前的佼佼者滑落到普通生地位。没有了老师的额外关照,没有了同学的羡慕的目光,阳阳心里觉得非常失落,更加觉得自己真是个失败者！看到别的同学在各种场合游刃有余的表现自己的才能，他觉得非常失落，自己从主角跌落到了看客的位置,他算什么呢?没有人会注意他吧,一种前所未有的孤独感笼罩着他,学习上的优越感已经荡然无存。从此,阳阳更加沉默了,由于不善于交际,他几乎没有朋友,他在和周围人交往时总有种格格不入的感觉,同学们给他取了一个外号——"影子",因为他不懂如何去关心别人,不懂如何与周围人和睦相处,他的存在经常是可有可无的。在困惑和迷茫的时候,他也想到求助于父母,但父母只会和他谈要怎么样学习,怎么样出人头地,将来要考研、出国等等,久而久之,阳阳对接到父母的电话都觉得反感。正当他痛苦挣扎、百无聊赖之际,一位重要的"朋友"出现了,它给他带来了新的体验,带来了轻松,带来了自由,也带来了人生中的乐趣,它就是"网络游戏"!

"不断有新任务出现,是不会玩腻的。"阳阳说。网络游戏本身的诱惑是难以抗拒的,有的游戏同时在线的人数可以高达几十万,这这里我们彼此都不认识,但我们彼此仿佛又都很熟悉。在游戏中每次历经艰辛打死妖魔而获得的成功和升级让阳阳重新找回了以往的力量感和成就感。对于一个男孩子而言,网络游戏这个虚拟场更是满足了他所有的幻想。他机智灵活,英俊潇洒,总能得到最先进的武器和设备,很多"BOSS"都在最后一秒被他秒杀,身边总有很多"小弟"跟随;他变得能言善辩,伶牙俐齿,走在哪里都备受爱慕,还有很多"美女"争先恐后地向他献殷勤,表示要"嫁"给他。

不久以后,阳阳便是网吧的常客,网吧的机子的确很不错,网速特别快,而且那里可以和周围人一起打,特别来劲儿。唯一不适应的是那里的烟味太大，刚开始阳阳感觉很不舒服，后来慢慢也就习惯了，再后来干脆和网友一起边吸烟边打游戏。渐渐的沉溺于虚拟的网络世界里，阳阳开始逃课去网吧，而后发展到每晚假睡在床上，等到管理员查完房后，偷偷逃到网吧通宵达旦地玩游戏。从此，他经常上课打盹，注意力不集中，脑子里总是浮现游戏里刺激的场景，课也听不进去，考试自然经常挂红灯。为了赚足上网的费用，阳阳除了每天吃很少的伙食外，还经常说谎向父母要钱。

成绩背叛了阳阳的网络狂欢。大二结束时，由于数门功课都不及格，学校就发了一张留级通知给阳阳父母。阳阳父母震惊了！他们眼中那个曾经给了他们无限荣尚的优秀儿子，竟然成为留级生了！这简直是奇耻大辱！震惊之后，阳阳母亲跑到学校当着同学的面狠狠地扇了阳阳两个耳光，痛骂了阳阳一番。阳阳既羞愧又恼怒，他虽然恨自己不争气居然要重修大二，但更对母亲当众羞辱自己的行为感到无比的愤怒，以后自己还怎么在同学们面前抬起头啊？自卑而又骄傲的阳阳感觉到前所未有的孤独和寂寞，没用多久的时间，他又开始逃避上课，重新回到了网络的怀抱。

面对儿子的自甘堕落，阳阳父母伤心极了。父亲干脆不再管他，每次看到阳阳都视而不见。阳阳母亲则经常以泪洗面，软硬兼施威胁儿子。在阳阳由于屡次考试不及格被迫连续再次重读大二时，母亲终于下定决心做最后的努力去挽救儿子，她将工作停薪留职，在阳阳读书的高校附近租了一套房子，陪着儿子读书。

面对家人的痛苦和无奈，阳阳也想过不再上网玩游戏，好好读书。但没有坚持多久后便感到坐立不安，心烦意乱，失眠，饮食无味，“心里总是感到空落落的，特别孤独，觉得活得都没有意思”，最终还是再次想方设法，或骗或哄或逃的跑去网吧。阳阳觉得“手一触及鼠标，一看到令人兴奋的画面，所有的不快都一扫而光，网络游戏也成为了我生命中最最重要的部分”，但一出网吧，想想母亲那悲伤的眼神，阳阳就悔恨不已，甚至有砍断自己手指的冲动。

阳阳呆在网吧的时间越来越长，从开始的偷偷摸摸偶尔上网，发展到后来的彻夜不归的放肆上网，阳阳母亲开始花大量的时间在学校附近的各大网吧寻找儿子的身影。争吵、流泪、懊恼、悔过……这一切构成了阳阳大学生活最常见的画面。逐渐地，那个性格温和、知书达理的孩子开始变得暴躁易怒、满口谎言，甚至对母亲也动起手来，声称如若母亲再阻拦他上网，便杀了她！

终于，这一切再次因一张大学的退学通知而宣告结束，也就是说阳阳已经没有可能拿到大学毕业证书！阳阳父母欲哭无泪，阳阳本人也懊悔不已，但悲伤之余仍无法控制自己的上网欲望，在来就诊前阳阳已经在网吧鏖战了两天两夜，最后被母亲强制下见医生。

二、网络成瘾的心理分析

（一）网络成瘾的诊断标准

首先我们来看阳阳是否达到网络成瘾的诊断标准。根据美国心理学家杨格提出诊断网络成瘾的 10 条标准有：

1. 上网时全神贯注，下网后念念不忘“网事”；
2. 需要不断增加上网时间才能获得满足；
3. 无法控制自己的上网行为；
4. 当试图切断或中断连线时会变得烦躁而易怒；
5. 通过网络来逃避问题或是释放无助感、罪恶感、焦虑或忧郁等情绪；
6. 向家人或朋友撒谎，隐瞒自己上网的频率和时长；
7. 因使用网络而导致重要的人际关系、工作、学习或职业机会受到损害；
8. 即便已经知道自己花费了太多的费用在网络上，仍然无法退出；
9. 下线后会产生戒断症状，例如沮丧、忧郁、易怒；
10. 上线时间总是超过预先计划的时间。

杨格认为上述 10 种情况，在 1 年间只要有过 4 种以上，便可诊断为网络成瘾综合症。而目前中国国内并没有出台网络成瘾的国家诊断标准，国内研究者则对症状标准、严重程度标准、病程标准以及排除标准进行了进一步的细化。如北京军区总医院标准是将病程标准规定为：平均每日非工作及学习目的连续使用网络时间达到或超过 6 小时，且符合症状标准已达到或超过 3 个月；排除标准定义为：排除网络过度使用、神经症、心境障碍、精神分裂症、品行障碍、人格障碍及注意力缺陷或多动障碍等。

参照杨格的 10 条网络成瘾诊断标准，在本病例中的阳阳几乎条条都符合，这是一个典型的网络成瘾病例。

（二）网络成瘾的成因分析

到底是什么原因使青少年如此迷恋网络以至于成瘾呢？青少年网络成瘾的形成原因是多种多样的，但归纳起来就是外因和内因。外因主要有家庭因素、学校因素、社会环境因素与网络的特点。内因主要是青少年自身的需要、兴趣、信念、理想、价值观、性格等个性因素。本文将从家庭因素、学校因素和个性因素等方面讨论阳阳网络成瘾的成因。

1. 家庭因素和网络成瘾

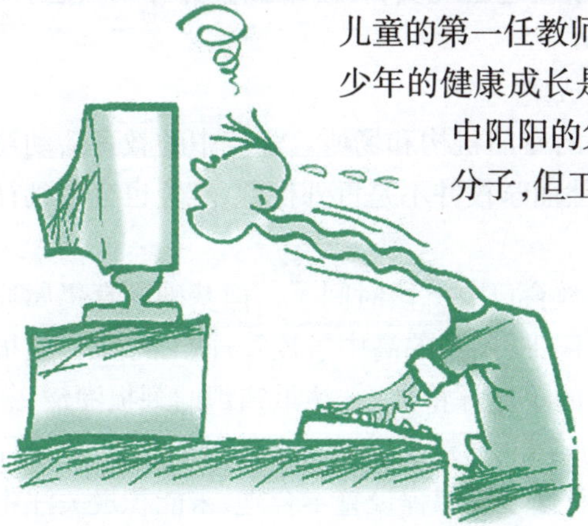

"家庭是儿童的第一所学校，父母是儿童的第一任教师"。家庭因素对儿童青少年的健康成长是至关重要的。本病例中阳阳的父母虽然都是高级知识分子，但工作都很忙，平时和孩子在一起的时间短，在养育过程中阳阳父母均忽视了孩子情感需要和家庭支持，爱与交流表达欠缺；注重结果，忽视过程，不看重孩子所付出的努力及策略。尤其父亲功能严重缺失，以母亲教养为主，而阳阳母亲一方面对孩子过分溺爱，同时在孩子出现问题时母亲并没有与阳阳进行有效沟通，而是采用简单的否认过激的态度，惩罚过于严厉。因此从小时候开始阳阳就无法得到适当的关怀和引导，感觉不到父母的爱，甚至认为“父母他们不要我了”，所以在内心很容易滋生孤独感和不安全感。

进一步分析，阳阳父母由于各自奋斗经历都与学业关系密切，都因为学业上的成功而改变了命运。因此阳阳父母亲对孩子的学业非常苛刻，用阳阳的话来说，在他父母亲眼里学业永远是最重要的，只有读好书以后才会有好的前途。过度重视学业，生活则放任自流，忽视对孩子情感的体验和表达，社交上采用“过度保护”，限制孩子与外界正常接触，不鼓励孩子参与社会活动，不注重人际交往的训练，这些都很容易让阳阳养成内向寡言的个性，情感体验和表达更趋于消极，缺乏对应激事件的应对能力，本身易陷于焦虑抑郁的负性情绪中。

因此阳阳进入大学后在面临从优等生降至普通生的巨大落差时，不能及时调整自己的心态，坚持“如果我成绩不能保持优异，那么我就完了”的消极歪曲的认知信念，加上缺乏相应的社会支持，很容易产生了厌学情绪，并消极逃避现实，转向虚拟世界寻求安慰，因为在网络中没有“失败”。

2. 学校因素和网络成瘾

学校是教育培养人的专门机构和场所。学校中的教育活动对一个人的成长至关重要。然而学校并不是世外桃源，难免也会受到社会各种因素的影响。

虽然中国推广素质教育已有一段时间了，但基础教育仍属典型的应试教育。在这个病例中，阳阳的高中学校管理非常严格，是很典型的以分数为唯一标志的单一评价体系，注重知识的刻板灌输，忽视了对青少年各种兴趣的培养，学校活动单一，缺乏时尚感，这会促使青少年去寻找替代品。而且学校课程设置不合理，未能积极关注中学生的思想、情感以及需求，在课程安排上缺乏心理健康以及网络教育，缺乏对学生健康上网的积极引导。

而当阳阳进入大学后，由于社会上的网吧都主要集中在校园周围，而不少大学的学生宿舍本身就安装了网络信息接口，学生只要买台电脑就可以在寝室里无限上网。同时较之学习任务繁重的中学，大学生的课余时间是非常充足的，这些外部因素使得大学生有更多的机会接触到网络。

在国内的学校中最沉重的压力来源于学业竞争。然而学业竞争中必然有失败者外，家长和老师对孩子的期望过于单一，把学习的好坏作为评判孩子优劣的唯一标准也是一个非常重要的原因。研究发现，学校中有两种青少年最容易网络成瘾。一种是学习失败的青少年，另一种是以前学习特别好，但随着升入高一级学校难以在竞争中保持原来位置的青少年。很明显，阳阳属于后一种类型，他认为在学习领域不能做到最好，那么学习就毫无意义，而在游戏中的成绩是他的最佳表现，只有游戏才能让他回归到过去的成功体验。

同学关系是学校中非常重要的人际关系。青少年随着年龄增长，独立意识不断增强，为了显示他们已经长大，他们故意减弱与父母、老师的情感依恋，而积极发展同伴关系，这时同伴的影响已成为青少年发展的一个重要因素。从阳阳的经历中我们可以发现无论读高中还是大学生活中阳阳的社交面很窄，而且缺乏社交技巧，加上个性内向寡言，没能建立良好的同学关系，这样在阳阳碰到困难时，遭遇挫折时，无法获得现实生活中朋友的安慰和支持，转而通过网络找到归依的群体。

3. 个体因素和网络成瘾

人的发展是一个持续、累积的过程，其所有的人生经历都会对他的人格形成、心理品质产生极大的影响。研究表明网络成瘾者都具备如下几个个体特点：

（1）幻想及寻求即刻满足

网络成瘾者富于幻想，追求新奇，期望自己与众不同；追求即刻满足，缺乏忍耐性。因此他们往往觉得生活没劲，缺少变化。他们尝试各种经历，希望体验想象中的生活，在网络中变成精灵、法师，流连超越生活的游戏模式。

（2）抑郁悲观及单一评价

网络成瘾者多具有内向气质，对他人的情绪过度敏感；看待事物悲观消极；低自尊、自我评价低且单一。在1000例样本中，94.6%的网络成瘾者具有内向、敏感、自卑的个性特质。一旦成绩下降，就觉得无法把握自己，产生无助感。

（3）强迫与焦虑

网络成瘾者经常表现出强迫意念和行为；刻板，追求完美；遇事容易焦虑。他们往往念念不忘网上的游戏和活动，不断重复明知没有意义的沉迷活动，追求网络最高境界。

（4）认知及行为扭曲

网络成瘾者存在着严重的认知歪曲，通常有灾难化、绝对化、以偏盖全等思维习惯；逆反心重，行为极端。他们通常固执己见，正如他们所说，今天等于永远被网瘾困扰，就没有希望了，干脆破罐子破摔。

（5）依赖与独立两极化

网络成瘾者在心理和行为上有时过度依赖，有时我行我素，常常陷入两个极端，并对自己的行为后果缺乏预见性。他们的情绪风格具有"场"依存型特点，对网络生活不弃不舍似的依赖性获得空前的膨胀。

（6）自我觉察及自控力弱

网络成瘾者缺乏自己情绪和行为的自我察觉，情绪表达方式单一，情绪落差大；情绪及行为调控能力弱。由于他们缺乏对情绪和行为的自我调控能力，往往会因为一件小事，大动干戈，造成人际关系紧张。

分析阳阳的个体特点为：抑郁悲观及单一评价、强迫与焦虑、认知及行为扭曲以及自我觉察及自控力弱等。这些内在特点促成了阳阳网络成瘾的易感因素。

三、网络成瘾的干预误区

面对着网络成瘾这一新生事物，人们众说纷纭，存在着种种误区。这些曲解和偏差，对于网络成瘾的干预产生了误导，带来了种种困难。

（一）误区一：认为网瘾是单纯的思想问题，运用单一的说教

部分家长没有意识到网瘾是一种身心疾病，而认为网瘾是思想品德问题，只需单一的思想教育即可。有的家长只靠大骂、限制活动来实施干预。特别是当青少年没有充分意识到其危害的时候，这反而导致家庭冲突更为严重，促使青少年更加依赖网络。

网瘾更多地牵涉到潜意识中的情形压抑和神经系统的变化。故澄清这一错误的认识，除了关注外显行为外，需要更多地深入到心理结构，采取针对性的方式实施良性的互动，在家庭中，家长应多与孩子沟通，留心孩子的情绪变化以及学习情况，并对孩子的上网时间和上网内容有所控制。从容面对，理性思考。

（二）误区二：认为网瘾是单一的心理症状，拒绝医学干预

有人认为网瘾只是习惯问题或单一心理症状，不是疾病。从理论上讲，网瘾作为一种身心障碍，必然有其病理机制，不单纯是一个心理问题，同时伴有许多躯体症状和精神症状，包含有一组身心症候群。

网络成瘾不只是表现一种心理症状，而上网成瘾的形成原因更为复杂。既有社会大环境的因素，也有学校、家庭方面的原因，更有青少年本人的因素在内；既有素质方面的弱点，是人性弱点的过度张扬，也存在人类大脑的生物学基础，医学影像学研究也显示网络成瘾者大脑中某些结构的功能过度兴奋。山东省精神卫生中心和北京军区总医院成功戒除网瘾的事实，也充分证明了网瘾需要采用以医学干预为主要措施的综合防治策略的正确性。

（三）误区三：认为网瘾的治疗应该立竿见影，缺乏耐心

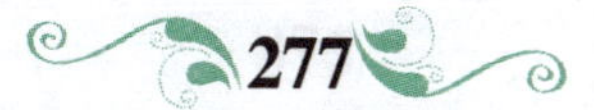

网瘾作为一种新的疾病，尚处于初探阶段。家长因为对其没有一个完整而科学的认识，往往期望过高，不能以发展的眼光看待点滴进步及可能会出现的症状反复。网瘾的治疗需根据疾病本身症状及个体特征来决定。网瘾患者其潜在的心理问题往往比成瘾行为更为严重得多。而只有原来的心理问题得到解决，网瘾问题才能进一步得到真正控制。

网瘾就像“心理感冒”一样，但个体心理免疫力下降时，在一定环境因素下会诱发症状。所以要不断提高网瘾患者本身的“心理免疫力”，使其更好地适应环境的变化。

（四）误区四：认为网瘾只是孩子出了问题，无需家长参与

许多家长认为，网瘾只是孩子的问题，家长不需要参与。其实，青少年网络成瘾问题的出现，是家庭功能失调的信号。孩子的心理问题，与其家庭因素有着密切的关系。培养家长良好的教养方式，加强与孩子的沟通交流，并对孩子进行积极引导，鼓励其情感表达与宣泄，这些对于青少年网络成瘾的治疗是至关重要的。

（五）误区五：认为戒除网瘾就是禁止上网，采用极端做法

网瘾带来的严重后果，使得许多家长“谈网色变”。他们认为，让孩子远离网络是治疗的终极目标。然而，网络已经成为我们生活的重要组成部分，戒除网瘾不在于与网络绝缘，而在于合理使用。

网络成瘾是有一定的标准的，并不是喜欢使用电脑就是网络成瘾。美国心理学家杨格教授修订的网络成瘾诊断标准，分为 10 个问题，被试者在其中 4 个及以上问题中回答“是”才可被诊断为网络成瘾。家长应对网络成瘾有正确和科学的了解，既不能对孩子的上网行为过于乐观，认为上网就是在“学知识”，也不能将正常的上网活动都视作危险信号，对孩子的个人爱好横加阻挠。当孩子每天上网时间仍然在控制范围内时，并不能算是网络成瘾，家长对此不应该制止，反倒应该鼓励。另一方面，家长要注意与孩子之间正常的沟通技巧，很多孩子之所以沉溺于网络正是由于在现实生活中无法与周围的人进行有效的沟通导致。

四、网络成瘾的预防

网络成瘾重在预防。青少年因网络而引发的众多问题给人们带来的影响是不言而喻的，这与青少年生理、心理的发育规律有关系，也与家庭、学校、社会的环境以及后天教育有着不可分割的关系。从这个意义上讲，“禁网”不是解决这些问题的有效办法，对青少年的网络行为要立足于青少年的心理健康教育、网络教育及学校社会、家庭的大教育。通过对网络成瘾原因的分析，我们可以通过改善学校和家庭的环境，塑造青少年的健康人格，从而对“网瘾”免疫。

(一)学校需要做什么?

在预防网络成瘾方面，学校要注意和家长联合。学校和家庭对青少年同等重要，网络成瘾问题是家庭和学校两方面教育失败的共同结果。因此，学校在进行心理健康教育时千万不要忽略了家庭的作用。学校如果发现学生有类似网络成瘾的苗头，应主动与家长取得联系，了解学生在家庭的情况，同时和家长配合，有针对性地开展思想工作，发挥家校系统综合的教育作用。这是预防青少年网络成瘾的一个基本思路。

学校要注意拓展学生学习之外的生活空间。在学校，学习是生活的主题，但除此之外还应该有丰富多彩的课余活动。比如，通过校学生会，组织更多的学生参与到学校管理之中，组织各种比赛(如体育、绘画、歌唱等)，引导学生参与积极的校园交往。成立各种社团，如文学社、心理健康教育协会、志愿者服务协会等，减少网络对学生的吸引力。

学校要注意给予学生多元化的评价。在高考指挥棒的指引下，学校不可避免地要重视成绩，但要注意，不能把学习成绩作为评价一个学生好坏的唯一标准。学校里组织各种活动，充分发挥学生们的专长，并通过各种竞赛肯定这些专长，使一些学习不好的学生能在现实中找到成就感。

学校要积极引导学生正确使用网络。引导的途径通常有:通过各种途径宣传科学使用网络的知识,预防不健康内容;开展一些网络方面的竞赛,如网页制作竞赛、个人和班级网页制作展示;建设健康的网络虚拟世界,建立校园 BBS 等;开设青少年预防网瘾的知识和技能的课程,而且教师首先应该熟悉网络及其网络娱乐产品,掌握当前流行的网络游戏特点,并在此基础上能够向学生分析网络游戏的各类设计陷阱和问题,才能更好地预防学生网络成瘾。

(二)家长需要做什么?

家长要注意给孩子一个健康的家庭环境。一般来说,从民主、和睦、丰富多彩以及充满希望的家庭中出来的小孩是很少网络成瘾的。因为这样的环境给了他足够的自由、平等和快乐。

家长要注意发现孩子的优点,不要把所有的注意力放在孩子学习的优劣上。我们知道,在学校的考试中,必然有成功者和失败者,不可能所有的孩子都是前 3 名或前 5 名。如果家庭评定他们成功的标准只有一个,那些学业失败的孩子就很难在现实中找到成就感了,那么他们更可能去网络寻找虚幻的成功。作为家长要千方百计让孩子有成就感,包括学业、特长、交友等各个方面,而不是逼他们走向网络世界。

家长要注意引导和监督孩子上网。网络本身不是洪水猛兽,我们没有必要逃避;更何况,在现代社会中,网络无处不在,就算要逃也是无处可逃。所以父母阻止孩子上网既无必要也无可能,正确的做法是正确地引导和科学地监督。家长可以与孩子约法三章,允许他上网,但必须遵守一些规定。比如,限制上网时间;未成年人若无成人陪同不得与网友见面等。家长还应经常检查孩子上网的内容,如发现孩子上一些不健康的网站要及时与孩子进行沟通,对其进行引导。

当发现网络成瘾青少年时,家庭和学校要做的不是批评和打骂,而应积极地寻求专业帮助,如找专业的心理咨询师。如果情况特别严重的,甚至伴有其他精神症状,如幻想、抑郁等,要及时与医院联系,尽早接受住院治疗。

专家希望所有青春期孩子的父母们，一定要加强与孩子的有效沟通和交流。有效是指要把握孩子的思想状况，注意倾听他们的想法，给他们提供自己的建议，而不是引起他们反感的一再要求和训诫。另外，青春期的孩子自控能力有限，因此家长对他们适当的管束仍然必不可少，尤其是在他们的时间规划和任务执行方面。最后，家长在孩子取得成绩后要多加赞扬，在他们受挫后也要及时给予鼓励，青春期的自信多是源于他人的鼓励和肯定。

(三)青少年需要做什么?

学校和家长预防青少年网络成瘾固然重要，但作为青少年网络成瘾预防的关键还在青少年自身。因为外因是促使事情变化的条件，而内因才是保证事情变化的关键。

1. 青少年应该清醒认识到网络成瘾的危害，这样才能促使青少年自觉抵制诱惑，加强自我约束，从而规范上网言行，预防网络成瘾。同时要对自己的网络行为进行分析，对照网络成瘾的诊断标准，及早发现问题。已经网络成瘾者或有网络成瘾倾向的青少年，最好写下自从迷恋网络后，你所忽略的每一项活动或习惯，比如：睡眠、学习、和同学接触、与家人及朋友联系、体育锻炼等，然后回想一下你以前的生活，评价一下你所失去的活动或习惯的代价，仔细考虑一下，为了网络上那些虚无缥缈的东西，而失去现实生活中的宝贵东西是否值得。

2. 形成良好的习惯，提高自身修养

严格的作息习惯、良好的学习习惯，这些不仅有利于身体健康和学习效率的提高，也能有效预防网络成瘾。特别是要养成去学校图书馆阅读图书的习惯，这不仅因为图书馆具有更强的组织性，他能引导你更有效地找到所需的资料，更为重要的是图书馆的信息是经过筛选的，不会对青少年身心健康造成不良影响。而且青少年需要提高自己的道德修养，这样才能自觉抵制色情网站、反动网站，不会无节制地玩网络游戏及网上聊天等不良网络行为，才能从根本上预防网络成瘾。

3. 注重亲情友情，加强情感交流

青少年应该注重亲情和友情，要珍惜父母和老师的爱，理解父母的想法，经常与父母沟通情感；有事主动与父母老师商量，自觉接受父母和老师的教育。同时还应积极参与班级与学校的活动，通过这样的活动，结交更多的朋友。平时多与同学进行学习、工作、生活方面的交流，增进同学之间的情感。人际交往最重要的是积极主动，不能把自己封闭起来。有关专家建议，每天至少抽出2~3小时与外界进行交流，这对于预防网络成瘾是非常有用的。

4. 培养兴趣爱好，丰富业余生活

青少年需要积极培养兴趣爱好，丰富课余生活，提升自身价值，把自己的注意力从专注于网上的内容转移到现实生活中来。每当“网瘾”发作时，可以采用转移注意力的方法来摆脱：找到一个替代的刺激，激活新的兴奋点，使上网的想法逐渐消失，起到摆脱网络依赖的作用。

5. 合理使用网路，制定上网时间

网络对于青少年而言应该是一件很好的事物。网络的丰富性可以拓宽青少年的求职途径；网络的超时空性为青少年扩大了交往面；网络的平等性为青少年创造出自我实现的新空间；网络的互助性可以培养出更多的友谊。但我们应该正确认识网络，利用网络的积极因素，把它作为自身学习和掌握知识的有效途径和手段。

比尔盖茨先生是计算机帝国的缔造者，也许很多人会认为电脑就是他儿女最好的玩伴，但事实并非如此。他对孩子与网络的关系，反而有其独到的见解和办法。盖茨夫妇并不赞成儿女长时间玩电脑游戏，据悉他们甚至制定了每天最多45分钟的游戏上限。当他的孩子问他：“我是否一辈子都要被约束”的时候，盖茨回答说：“当你独立之后，您将可以控制自己的时间，制定自己的计划”。盖茨认为对于某个年龄段的孩子而说，一定程度的监控是十分必要的。心理专家也建议：对于青少年而言，最好把上网频率控制在每周一次或两次，一天总的上网时间不宜超过4个小时，一周不宜超过15个小时。

五、网络成瘾的治疗

(一)药物治疗

药物治疗：诊断为网络成瘾症者原则上不用药，但对于合并抑郁、焦虑情绪，以及易激惹等症状，应适当给予抗焦虑、抗抑郁以及情绪稳定剂药物短期治疗。若合并幻觉妄想等精神症状者给予小剂量非典型抗精神病药物治疗。

(二)心理治疗

对青少年网络成瘾的治疗过程需要密切与家庭配合，采用“认知——行为疗法”、“代币强化技术”配合放松训练等。

第 1 阶段，两周，每周 1 次，每次 1 小时。运用关注、聆听、同感、自我剖析等技巧，使网络成瘾者谈出不愉快的事情，宣泄压抑的情绪。这使网络成瘾者体验到久未获到的轻松感，也使他们从中找出来询者情绪和认知问题的症结，建立良好的咨访关系。

第 2 阶段，在网络成瘾者情绪好转，并同医生建立信任、合作、伙伴的关系基础上，开始第 2 阶段的咨询。

1. 同网络成瘾者一起设计认知作业和真实的检验，从中逐步帮助他们识别自发行为和错误认识。

(1)进行认知分析。网络成瘾者知道过度沉溺于网络是不对的，但仍然无法摆脱对网络的依赖。通过认知分析减轻他的心理压力、帮助他们建立自信、鼓励他们建立正常的人际交往，有利于青少年提高自我认识能力和自制力，从而逐渐回归到现实世界，这是各种干预措施成功的基础。

(2)进行目标管理。“空虚、无目标感”是大部分青少年网络成瘾症者的共同特征，所以他们沉迷于虚拟的网络中寻找刺激和发泄。目标管理就是帮助青少年进行人生规划，建立明确的短、中、长期目标和实施措施，要让青少年认识到自己在真实世界中的存在价值，使他们有成功体验，这是根治青少年网络成瘾症的关键一环。

(3)利用时间管理法。提高网络成瘾者安排时间的愿望和能力，把上网从时间表上排挤掉。了解青少年经常上网的时间段，帮助他们详细列出自己的爱好和以及在这个时间段内可以从事的其它行为和事项，然后要求他(她)在一周之内对所列举的事项都至少从事一次，这样可以有效地把"网瘾'时间排挤掉，从而建立合理的生活方式、增加人际交往，使其逐渐摆脱网络的依赖。

2. 家长的参与配合。家长首先要调整自己的心态，正视现实，站在孩子的角度去理解互联网、理解孩子的心理，避免对孩子过多的负性评价、粗暴干预，这样才有利于家长和子女之间建立正常的沟通渠道，帮助他们发现问题、解决问题。孩于上网前先立下规矩。如每天使用计算机一般不超过一小时，先做作业，完成预习复习后才上网，不泄露个人与家庭秘密，学会选择并欣赏健康网站等等。

3. 采用代币强化技术。在以上措施取得初步成效后，再通过代币强化训练来巩固。办法是根据网络成瘾者的情况，从学习、纪律、上网时间的协调等方面找出需要矫正的行为作为评分点，设立分值，进行期望管理，以代币进行强化。三个月内积分达到2000即可给网络成瘾者购买他十分渴望得到的电脑。在用代币进行强化时注重情感激励，效果非常好。该强化过程执行到后期，网络成瘾者已形成较好的自律习惯，主动追求自我提高，这时候奖品(电脑)对他的意义已居于其次。通过代币强化，使网络成瘾者的身心发展置于明确的目标与监督体系之下，并由及时的反馈系统给予强化，激发了他们自我教育的主动性与积极性，并与外界的教育影响一道构成良性互动系统，使其行为越来越符合社会规范并最终作为良好的习惯固定下来。

第3阶段为终止期，此时要注意网络成瘾者对医生的依赖心理和离别焦虑，也要警惕由于网络成瘾者取得满意的效果，而扩大和延伸咨询目标，尤其是人格问题。

4. 军事训练及现实的激光抢"战斗"

针对网络成瘾青少年的心理特点，进行心理化军事训练，增强毅力，培养良好的行为和生活习惯。虚拟游戏现实化使网络成瘾者对虚拟和现实世界的界限更加清晰，并增加军事知识和爱国主义热情。

5. 工娱治疗

包括各项运动（慢跑、拳击、健身操、球类、射击、游戏、健身及游泳等）治疗，各种文学艺术表演、辩论赛、卡拉 OK 演唱，电影、电视屏幕等各层次心理互动治疗，既丰富网络成瘾青少年的日常生活，又陶冶他们的情操，使其兴趣转移，从活动中得到满足和成就感，从而摆脱对网络的渴求。

6. 生物物理治疗

包括生物反馈治疗和韩式物理治疗仪等治疗，主要用于戒断反应重、多动和躯体化症状明显的网络成瘾青少年。

第 23 讲 吞云吐雾—死亡之约

——谈吸烟的危害与戒烟

一、吞云吐雾等于慢性自杀

所谓“吞云吐雾”，系指吸烟之形象别称也。长久以来，国人对烟草和吸烟有一种偏好的情结，解不开，割不断。由此，人们或把吸烟当作嗜好，成为生活之必需，或把吸烟视为享受，陶醉于“吞云吐雾”的感觉，或认为吸烟能提神醒脑，而随意吸用，甚至把香烟作为礼品，用于请客送礼，于是乎，中国成了世界第一烟民大国。

“吞云吐雾”对健康的危害属于“滞后效应”，许多人因此对吸烟持漫不经心或放任自流的态度，这是认识上的误区，也是对自己生命的摧残。须知，“吞云吐雾”吞下的有害成分，它之于生命是慢性中毒、慢性自杀。世界卫生组织指出：2008 年烟草将导致全球超过 500 万人死亡，如果现在不采取行动，在本世纪，由烟草致死的人数将达 10 亿；中国目前每年因烟草相关疾病致死的人数为 100 万，如果吸烟状况得不到有效控制，从现在到 2050 年将有 1 亿人死于与烟草相关疾病，其中半数将在中年（35~60 岁）死亡。正因为吸烟危害的“蓄积”作用，使许多人在不明究竟、不存戒心的情况下开始吸烟，待到日久成习，欲罢不能，己是大错铸成，病痛缠身，后悔莫及了。

二、烟草中的有害物质及危害

（一）烟草中的有害物质

据研究，香烟燃烧后的烟雾中含有四千多种有害物质，就医学观点来看可分为四大类：

1. 一氧化碳，在香烟烟雾中的浓度约万分之四，与红血球的结合力为氧和红血球结合力的二百倍以上，所以一氧化碳被吸入人体后，红血球输送氧气的能力会降低，而使体内缺氧。

2. 尼古丁是一种神经毒素，并具成瘾性，它在进入人体后会产生如下作用：四肢末梢血管收缩、心跳加快、血压上升、呼吸变快、精神状况改变(变得情绪稳定或精神兴奋)，并促进血小板凝集，这是造成心脏血管阻塞、高血压、中风等心血管疾病的主要帮凶。

3. 刺激性物质，这些物质不但会对眼睛、鼻腔和咽喉产生刺激，也会刺激支气管黏膜下腺体的分泌，导致急性支气管炎及慢性支气管炎。

4. 致癌物质，除公认的致癌物质以外，烟雾中含有较多的放射性元素，如钋，它们在吸烟时挥发，并随着烟雾被人体吸收，在体内积蓄，不断地释放 α 射线，从而损伤机体组织细胞，对人体免疫力造成破坏，为癌细胞生长创造环境。

(二)吸烟的危害

烟草中的有害物质损伤人们的健康，导致各个系统疾病，在吸烟致死的疾病中慢性阻塞性肺疾病占 45%，肺癌占 15%，食管癌、胃癌、肝癌、脑卒中、冠心病和肺结核各占 5%～8%。

与吸烟相关的疾病及病变包括高血压、冠心病、中风、消化性溃疡、癌症（肺、唇、口、鼻、咽、喉、食管、胃、肝、肾、膀胱、胰腺和子宫颈）、慢性阻塞性肺疾病、哮喘、血栓闭塞性脉管炎、阳萎、主动脉瘤、周围血管病、粒细胞性白血病、肺炎、白内障、克隆病、髋关节骨折、牙周病等，特别是：

1.心、脑血管影响

吸烟使心跳加快、血压升高、血质变坏、血液变浓、血管硬化和血管内径变狭窄，能够促使动脉粥样硬化的形成，而这种情形是造成许多心、脑血管疾病如冠心病、心肌梗塞、脑梗塞等的一个重要原因，大量吸烟的人，心脏病发作时，其致死的机率比不吸烟者大 3~6 倍。

2.呼吸道影响

吸烟是慢性支气管炎、肺气肿和慢性气道阻塞的主要诱因之一。长期吸烟可损害气道粘膜上的纤毛而影响清除功能。这些纤毛通常连续将肺中的微粒扫入痰或粘液中，再将其排出来。此外在吸烟的刺激下粘膜下腺体增生肥大，粘液分泌增多，成分也有改变，容易阻塞细支气管而发生慢性感染。“吸烟者咳嗽”是由于肺部清洁的机械效能受到了损害，于是痰量增加了。

3.致癌作用

吸烟致癌已得到公认。吸烟者患各种恶性肿瘤（口腔癌、喉癌、食道癌、胃癌、肠癌、肺癌、乳腺癌、胰腺癌、胆囊癌、子宫内膜癌等）的危险比不吸烟者大很多。如肺癌的危险性是不吸烟者的 13 倍，如果每日吸烟在 35 支以上，则其危险性比不吸烟者高 45 倍。肺癌死亡人数中约 85%由吸烟造成。喉癌的发病率较不吸烟者高 6 至 10 倍；吸烟妇女患子宫癌的危险性比不吸烟的女性高 50%；一个从不吸烟的女性嫁给吸烟的男子，肺癌的发生率比不吸烟的女性要高 2.4 倍。

4.生育的影响

吸烟能造成男性生殖系统功能的改变，使精子发育不正常，活力减弱；还能对中枢起抑制作用，影响男性的性功能。吸烟可造成女性不孕症；所产胎儿生长迟缓，比不吸烟孕妇生下来的婴儿体重轻。

其次，吸烟能引起抗利尿作用，使脑垂体后叶催产素分泌增多，导致早产、流产或某些综合症状。妊娠水肿的发病率吸烟者与不吸烟者之比为 4：1，子痫发病率二者之比为 29：1；吸烟孕期生下的婴儿比不吸烟者的婴儿体重平均轻 200 克，母亲吸烟越多，婴儿体重减轻得也越多。可能是由于孕妇吸烟引起胎儿生长迟缓。香烟烟雾中的尼古丁等有害物质会通过母体经胎盘殃及胎儿，致使胎儿缺血损害脑细胞、麻痹呼吸中枢、引发心脏先天性机能和形态的损伤，诱发胎儿畸形，甚至导致自然流产、胎儿死亡和新生儿死亡。

5.二手烟的危害

一个人吸烟似乎“无关他人”，其实不然，其家人正受到被动吸烟的危害。根据世界卫生组织的定义，被动吸烟是指不吸烟者一周中有一天以上每天吸入吸烟者呼出的烟雾长于十五分钟。中国 71%的家庭、32. 5 %的公共场所和 25%的工作场所，因有人“吞云吐雾”而成为被动吸烟场所。

即使“二手烟”烟消云散，但“三手烟”危害难除：许多人知道“二手烟”的危害，但通常以为只要在吸烟结束后开窗换气或打开风扇吹得“烟消云散”，就可避免非吸烟者被动吸烟。研究人员发现，吸烟者一番“吞云吐雾”后，不但自身头发和衣服上残留香烟气味及有害物质微粒，就连周围环境的地毯、靠垫等物品都会沾染“烟毒”。当儿童在有人吸过烟的环境里“摸爬滚打”、玩得高兴时，他们的手上、身上便会沾染上述有害物质，甚至有可能“吃下”一些。人们称这类烟害为“三手烟”。人们或许看不见“三手烟”，但却可以闻到那股异味，可见，这些无形杀手对人们的健康影响是非常大的，就让我们奉劝那些还在吸烟的人：扔了你们手中那支“杀人烟”吧！

6.青烟常在，噩梦长随

吸烟上瘾，吸烟量不断增加，吸烟的费用也与日俱增。日积月累，这就成为一笔很大的开销。本可用于正途的钱，如增加营养、添置衣物、教育开支等，都要缩减，甚而是放弃了。农民、工人或贫穷者吸烟就造成更大的经济压力和身体损害，这便也是雪上加霜，情势更劣。吸烟者本人患了重病或绝症，无论送命，还是拖延，都可能导致倾家荡产。

室内吸烟，烟灰四散，污染空气，谁在现场谁受害。室外吸烟，烟头遍地，破坏了环境的清洁和卫生。所以，无论是在哪里吸烟都是污染环境，乏善可陈。

吸烟也是人为引发火灾的重要原因之一。烟头火种落地可导致房屋烧毁、工厂爆炸和森林失火，造成生命、财产和天然资源各方面重大的损失，而这些损失是应该可以避免的。只要不吸烟，就可以避免很多火灾了。

三、戒烟的方法

(一)如何评估烟草依赖的程度?

Fagerstrom 检验法测定尼古丁依赖程度

项 目	结果	评分
晨起后多久吸第一支烟	<5 分钟	3
	6~30 分钟	2
	>30 分钟	1
禁烟场所不吸烟是否困难	是	1
	否	0
什么时候不吸烟最困难	清晨	1
	其余时间	0
每天吸烟支数	>20 支	3
	10~20 支	2
	<10 支	1
晨起后 5 小时内吸烟是否比其他时候多	是	1
	否	0
患病时是否吸烟	是	1
	否	0

轻度依赖:<5 分:建议使用戒烟辅助药或靠毅力戒烟。

中度依赖:5~7 分:建议使用戒烟辅助药。

重度依赖:>7 分:建议使用戒烟辅助药。

(二)戒烟过程

吸烟者戒烟要经历几个阶段:考虑前,考虑戒烟,准备戒烟,采取戒烟行动,维持戒烟状态或复吸。许多人在彻底戒烟之前可能会反复重复以上过程,但也有一些人反映他们发现戒烟比想象的要容易。不同的阶段需要不同的建议和处理。

目前有一些帮助戒烟的方法：由医师提供的社会支持；技能培训；尼古丁替代疗法，以及非尼古丁药物治疗等都是有效的戒烟治疗方法，把这些方法联合使用，效果会更为明显。

（三）戒烟辅助工具

1. 戒烟处方药

使用药物戒烟在我国还不是很普及，主要是因为很多人并不认为吸烟成瘾是一种生理和心理上的依赖性疾病，研究表明，吸烟的成瘾性不亚于吸食大麻，因为尼古丁的生理依赖性非常强。

目前世界卫生组织推荐两种戒烟疗法，一种是尼古丁替代戒烟疗法，另一种是非尼古丁戒烟药疗法，前者是旧的传统戒烟疗法，而后者则是最新科技，有效将戒烟疗效提高到一个新的高度（如安非他酮和畅沛）。药物戒烟在西方非常流行，主要是因为西方对戒烟知识及教育程度较高，也较为普及，例如，非尼古丁戒烟药物（畅沛）在美国刚一问世，在短短几年时间内，就拥有了千万级用户，而在中国则销量欠佳，通过调查发现，很多戒烟者宁愿相信保健品广告中宣传的各种戒烟产品，也不情愿走进医院，寻求戒烟门诊或者呼吸科专家的帮助使用药物戒烟。

2. 戒烟电话

吸烟引起的危害之一就是咳嗽，咳得厉害的时候甚至把血都咳出来了。美国洛杉矶市电话局把烟瘾特重的人的咳嗽声录下来，开办了一项新的电话业务——戒烟电话。当想吸烟的人烟瘾发作，实在无法克制和忍耐的时候，就可以立即拨戒烟电话号码，听筒里会立刻传出剧烈的、骇人的咳嗽声。听到这种声音，吸烟者就会对吸烟产生厌烦情绪，进而打消了抽烟的念头。

3. 呼氧验烟器

它可以向吸烟者显示每吸一口烟中的一氧化碳含量，如果该含量超过规定标准，“呼氧验烟器”上的小球就呈现红色，这样的测试可能会帮助那些抽烟抽得多的人改“邪”归正。

4. 戒烟烟灰缸

日本青木商会生产出一种会说话的烟灰缸。当吸烟人放烟蒂按动按钮时,烟灰缸便发话了:“哼,又抽起烟来了。牙上都是烟油,真脏!你是打算早死吧”。音质令人生厌,从而产生一种戒烟的作用。联邦德国和美国制成的戒烟烟灰缸,在接触烟蒂时,会散发出一种消除烟瘾的气体,使吸烟者停止吸烟。

5. 中药戒烟

传统中医认为,烟瘾的形成是因为吸烟者身体体内需要一种物质来平衡体内的寒湿。故只要能平衡体内寒湿即能起到烟瘾清除的作用,从而达到戒烟的目的。

(四)戒烟参考方法

1. 如何行动

(1) 戒烟从现在开始,完全戒烟或逐渐减少吸烟次数的方法,通常3~4个月就可以成功。

(2) 扔掉吸烟用具,诸如打火机、烟灰缸,香烟,减少你的“条件反射”。

(3) 坚决拒绝香烟的引诱,经常提醒自己,再吸一支烟足以令戒烟的计划前功尽弃。避免参与往常习惯吸烟的场所或活动。

(4) 餐后喝水、吃水果或散步,摆脱饭后一支烟的想法。研究表明:在戒烟初期多喝一些果汁可以帮助戒除尼古丁的成瘾。

(5) 烟瘾来时,要立即做深呼吸活动,或咀嚼无糖分的口香糖,避免用零食代替香烟,否则会引起血糖升高,身体过胖。

(6) 告诉别人你已经戒烟,不要给你烟卷,也不要在你面前吸烟。

(7) 写下你认为的戒烟理由,如为了自己的健康、为家人着想、为省钱等等,随身携带,当你烟瘾犯了时可以拿出来告诫自己。

(8) 制订一个戒烟计划,每天减少自己吸烟的数量。

(9) 安排一些体育活动,如游泳、跑步、钓鱼等。一方面可以缓解精神紧张和压力,另一方面可以避免花较多的心思在吸烟上。

（10）当你有想吸烟的冲动时，可以用喝水来控制。事实证明水是戒烟的妙药，当你感到空腹或想吸烟时，就先慢慢地喝上一杯水。

（11）若单独使用行为疗法难以促成戒烟，尼古丁替代法或非尼古丁药物疗法常会帮助吸烟者戒烟成功。尼古丁替代疗法即用含有微量尼古丁的产品，如口香糖、鼻腔喷雾剂或贴在皮肤上的膏药等，来帮助戒烟者缓解戒烟过程中易怒、失眠、焦虑等剧烈症状。非尼古丁药物疗法，在帮助吸烟者成功戒烟方面有效性是常规方法的 2 倍以上。

当你真的觉得戒烟很困难时，可以找专业医生咨询一下寻求帮助，取得家人和朋友的支持对于成功戒烟也至关重要。

2. 戒烟最难熬的前 5 天之七项戒烟方法

（1）两餐之间喝 6~8 杯水，促使尼古丁排出体外。

（2）每天洗温水浴，忍不住烟瘾时可立即淋浴。

（3）在戒烟的 5 日当中要充分休息，生活要有规律。

（4）饭后到户外散步，做深呼吸 15~30 分钟。

（5）不可喝刺激性饮料，改喝牛奶、新鲜果汁和谷类饮料。

（6）要尽量避免吃家禽类食物、油炸食物、糖果和甜点。

（7）可吃多种维生素 B，能安定神经除掉尼古丁。

3. 过了最初五天可按照下法保持戒烟战果

（1）饭后刷牙或漱口，穿干净没烟味的衣服。

（2）用钢笔或铅笔取代手持香烟的习惯动作。

（3）将大部分时间花在图书馆或其它不准抽烟的地方。

（4）避免到酒吧和参加宴会，避免与烟瘾很重的人在一起。

（5）将不抽烟省下的钱给自己买一项礼物。

（6）准备在 2~3 周戒除想抽烟的习惯。

前两者结合戒烟没问题，重要是有恒心。

4. 戒烟小窍门

小窍门 1. 在随身携带的小镜子上贴上自己肤色黯淡、牙齿发黄的照片。看到它,也许会使你抽烟的手有所退缩。

小窍门 2. 把准备买烟的钱放在一个储钱罐内,一天,一个月,一年,用这些钱奖励一下自己,买件华服,买些奢侈品或换种生活方式享受生活等。

小窍门 3. 找些东西(除了食物)占着你的手。闲暇时尝试做一些事情,比如做手工艺品、家居修理、园艺、甚至填字游戏等。

小窍门 4. 抛弃消极的想法。憧憬一下没有烟草会使您的生活更美好,注意力不要放在戒烟有多么困难上。

小窍门 5. 将您的所有烟蒂搜集在一个透明的大玻璃瓶中,每天看看以培养您对吸烟的厌恶感。

小窍门 6. 不要携带烟草及其匹配物, 将它放到不易取到的地方。丢掉所有烟草、打火机和其它吸烟用具。在家中和工作中创造一个干净清新的无烟环境。

小窍门 7. 选择无烟环境。享受户外活动或者去禁止吸烟的场所,例如图书馆、博物馆、电影院、商店或者教堂。去餐馆吃饭,尽量选择坐在餐馆的无烟区。

小窍门 8. 去看牙医,去除吸烟留下的牙瘢,使您的牙齿保持洁白。

四、几种错误的戒烟做法

(一)对戒烟不作充分的思想准备和物质准备

心血来潮般地想到戒烟就开始,这是一种轻敌思想,在这种情况下戒烟,十之八九要失败。对大多数烟民来说,戒烟是一场克服烟瘾的斗争,不是自己能完全左右的。因此,需要有充分的思想准备,了解一切有用的戒烟知识和方法,制订详细的戒烟策略和计划。戒烟的办法有多种,应该向戒烟成功者取取经,并采纳适合于自己的戒烟方法。

(二)没搞清自己吸烟的真正原因

每个烟民都有促使自己吸烟的原因,有的出于社交的需要,有的为了减轻心理压力,有的则为了追求时髦。一旦你明白了自己为什么要点燃香烟时,你就会去寻找其他无危害的方法,来代替香烟。

(三)有些烟民怕戒烟失败而被人取笑,不敢公开宣告自己要戒烟,只是暗暗下决心戒烟。

这就陷入了孤军作战的境地,很难戒烟成功。所以,戒烟时应大胆地争取家人、同事、朋友的帮助,并提醒周围的人,你戒烟也是为了大家的健康,希望得到他们的鼓励和支持。事先向大家打个招呼,把你戒烟的消息传出去,这样,同事、客户就会体谅你,而不再向你递烟,也就少了许多尴尬。开个家庭戒烟"发布会"如何?让妻子、孩子配合你,演练拒绝香烟时的言谈举止。例如,可坚决而有礼貌地说:"谢谢您,我不吸烟!"

(四)"我就吸这一支",这是戒烟半途而废的主要原因

对大多数人来说,即使已经几个星期没吸烟了,但仍不能说戒烟成功。此时,只要点燃一支烟,以前所做的一切就会化为乌有。因为一旦吸了一支烟,你就会有更强烈的冲动去吸第二支,于是又重新开始了吸烟。这种"我就吸这一支"的危险想法,在情绪低落和无所事事时特别容易产生。

戒烟确有难度,然而任何时候戒烟,都能给吸烟者的生活带来立竿见影的效果,长远地说,对健康大有益处。

五、关于戒烟的有关疑问

疑问 1: 为什么有的人吸烟很厉害还能活八九十岁,有的人不吸烟却短命?

解答:由于个体的差异,有的人耐受吸烟,有的人不耐受,所以反映在身体上,有的人可能没事,有的人会生病,但是研究结果显示,虽然吸烟的人不是 100%会得慢性阻塞性肺部疾病或肺癌,但是慢性阻塞性肺部疾病、肺癌的人中却有 80% ~ 90%都和吸烟有关。所以我们还是倡导健康的生活方式,尽量不吸烟。

疑问 2: 少吸烟、吸淡烟,危害会小些吗?

解答：一方面，少吸烟、吸淡烟比不吸烟者得病的人数还是多好几倍。因为为了满足尼古丁的需要量，吸淡烟时会吸得更深，对身体的损害不会减少。一方面，淡烟和浓烟的区别在于焦油含量的多少，而研究显示，极低的焦油含量在导致肺癌上是没有区别的，这足以说明，至少在肺癌方面，少吸烟、吸淡烟对身体的危害不会小。

疑问 3：戒烟应突然戒还是慢慢戒？戒烟时要经历哪几个阶段？

解答：在戒烟方面，国外已有很成熟的经验可借鉴。一般来说，戒烟者要经历准备阶段、采取行动阶段和维持戒烟状态阶段。在戒烟前，心理上一定要先做好准备，要考虑清楚为什么要戒烟，你可以把这些戒烟的原因写下来，放在常见的地方，随时提醒你戒烟；也可以把戒烟的决定告诉亲人好友，请他们监督你戒烟；同时要把香烟、打火机和烟灰缸等从家中和工作场所清除。采取行动阶段，要制定一周戒烟目标，开始戒烟后，要注意充实自己的生活，避开那些触发因素，不要和吸烟者在一起等；想吸烟时，可以吃一些水果、口香糖等。一般达到戒断目标是在实施戒烟的第八天。最好不要突然戒烟，这样人会很辛苦，而且复吸率很高，最好到专门的戒烟门诊或者找控烟专家帮忙。如果自己戒，建议逐渐减少烟量，到每天只吸几支烟时制定戒烟日期，然后突然戒断。

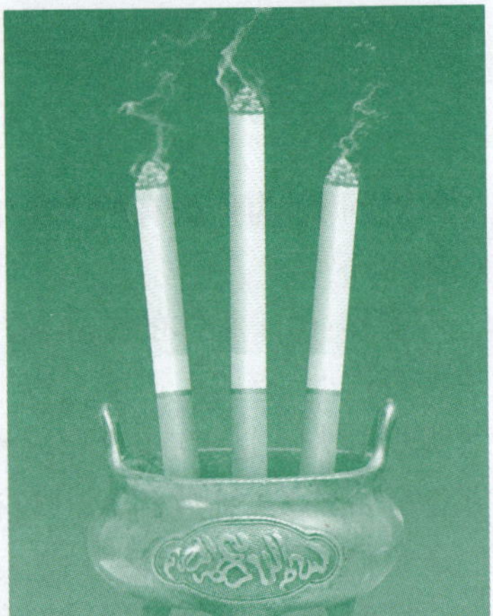

疑问 4：吸烟可以缓解紧张情绪，戒烟后怎么办？

解答：吸烟只能满足您的身体对尼古丁的需求，紧张只能因吸烟而暂时缓解。但吸烟同时能增加心跳次数，升高血压，并不能真正放松。而且缓解紧张情绪的形式很多，为什么非要拿一个严重危害身体的因素来缓解呢？戒烟时，您可以到戒烟门诊，医生有各种方法帮助您安全缓解紧张情绪。而戒烟后，完全可以通过朋友聚会、倾诉、音乐、运动等来缓解紧张情绪。

疑问 5：戒烟后体重会增加吗？

解答：由于烟草中的尼古丁有一定抑制食欲的作用，并能增加人体的基础代谢，加上吸烟能使胃肠道黏膜血管收缩，影响营养的吸收，因此一般来说，戒烟后大部分人的体重会增加，一般增加在 5 千克左右。但这个问题不大，烟民们要有心理准备，在戒烟后要适当控制饮食，尤其是要少吃甜食，增加运动，这个过程可以很快度过。

疑问 6：戒烟后会生病吗？

解答：如果没有帮助，完全凭毅力戒烟，戒烟者会出现戒断综合征，即老百姓所说的生病。因为体内尼古丁水平突然下降，可使身体不适应，导致易怒、焦虑或抑郁、坐立不安、失眠、体重增加、血压及心率波动、肌肉及骨骼不适等。目前已有科学的戒烟方法，如专用药物。在专业医生及机构(如戒烟热线)的帮助下，戒烟会变得轻松，成功率会提高 3～4 倍。

六、关于戒烟的一些误解

(一)戒烟有害

竟然有些吸烟人会认为，多年吸烟后他们已经适应了香烟中的有害物质，如果戒烟反而会因为体内缺少这些有害物质而生病或死亡。持这种理论的人甚至还能举出一两个戒烟后立即死亡的实例来加以证明。但是，这种理论百分之百是错误的，因为世界上至今为止还没有发现一个因戒烟而死亡的病例。

有人戒烟后不久便会死亡可能是一种巧合，也可能是戒烟太晚了，但绝不可能是因戒烟所引起的。世界卫生组织发表的数据显示，戒烟一年后，心脏病的发病率便会下降一半；戒烟十五年后，肺癌的发病率将与不吸烟人相同。

(二)过滤嘴香烟很安全

名牌香烟虽然价格不菲，但它们绝对没有进行过任何无害处理，这不是因为生产商们不想，而是因为他们无法做到。早在上世纪60年代，美国的布朗·威廉姆斯烟草公司便开始寻找去除香烟中有害物质的方法，以便能够生产出一种安全的香烟。但历时多年的研究却毫无进展，最后得出这样的结论：由于香烟烟雾中绝大多数的有害物质都是在燃烧过程中产生的，所以根本无法在生产香烟时去除。

1952年，美国人发明了过滤嘴香烟，原以为这种香烟能够安全些，但是多年后发现它却使吸烟人死于肺癌的危险性足足提高了近20倍。1997年11月，美国《癌症学会期刊》上发表的研究报告指出："越来越多的吸烟人罹患腺癌，这是肺部组织深处最小孔道内发生的一种新型癌症，它与50年代以前所常见的肺部表面上的鳞状细胞癌有明显不同"。

美国防癌协会的主任麦克·桑恩博士说："香烟越淡吸烟人越会将烟深深地吸入肺部深处，致使更多的肺部组织与致癌物质接触。这便是主呼吸道腺癌患者增多的主要原因"。

（三）男子汉的风度

有些人明知吸烟有害但仍前仆后继、乐此不疲，这是因为他们认为吸烟很潇洒、很有风度。然而事实恰恰相反，吸烟将严重伤害吸烟人的呼吸系统及心肺功能，从而会使人的体力与耐力明显下降。那些稍做一点剧烈运动便气喘吁吁的吸烟人，会有多少风度和潇洒可言呢？同时，科学家们早已明确指出，吸烟将严重损害男性的生殖能力及性功能。实际上，要想真正具有男子汉的风度，多做运动和立即戒烟才是正途。

第 24 讲 精神疾病的药物治疗

——谈治疗精神疾病的药物种类及治疗中要注意的问题

一、神奇的大脑与神经递质

过度的思考和长时间的脑力劳动，会使人疲惫，而最直接的反应大多是头胀、头昏，昏昏欲睡。凭身体最简单的反应，就能知道进行思考和脑力运动的场所是大脑。于是人们不免想象，头盖骨下面会是什么呢？

头骨能保护大脑，使得大脑能经受一定强度范围内的震荡还安然无恙。大脑到底有多大呢？它看起来怎么样？大脑的重量，也就1400克左右，形状象什么呢？我们知道了头盖骨是圆的，而面部鼻梁中部以上除了眼眶和眼球等附件外，大脑的实质象橡皮泥一样占据着其中的空间。大脑实质的颜色是黄灰色，而质地更象稍微硬点的豆腐脑。不象肌肉一样有纤维联络、有一定的韧性，大脑实质很易碎，可以说轻轻一捏就不成型了。为什么会这样呢？因为大脑实质，是由大脑皮层的约140亿个神经细胞组成。就因为这些神经细胞辛苦工作、彼此合作且运转有序，人类才能处理外界纷繁复杂的信息并从容应对。

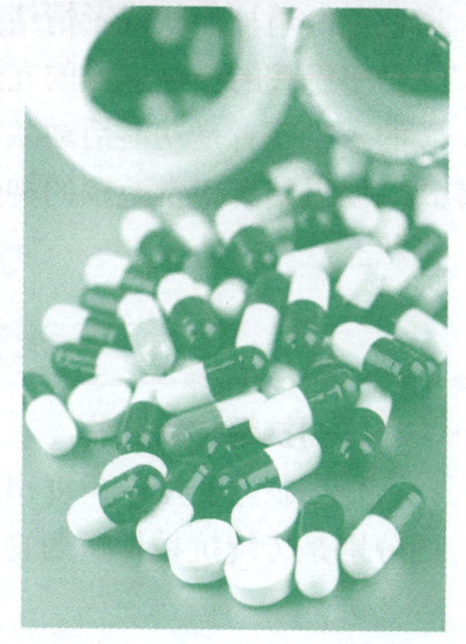

但是，就这一层看似坚硬的头盖骨能阻挡一切外界的侵袭和干扰吗？何况头骨只覆盖大脑朝上和朝外的部分，大

脑的下面和内侧部分,依靠面部骨架支撑,并通过大大小小不规则的孔窦,将神经细胞的信息通过神经纤维与人体的周身联系,人体的各部位也因此通过大脑这个总的指挥中心调配差遣,而协调一致地行动。

无须赘言,大脑对人体是很重要的,大脑是一切高级精神活动的场所。包括了人类的感觉、知觉、记忆和思维、情感、意志等所有精神活动,都由大脑来实现。那么大脑是怎么样来实现这些功能呢?奥秘在于神经细胞和神经纤维的工作,显然它们不会象我们经常看见的工厂流水线上的传送带一样工作,也不会象海陆空交通工具一样穿梭来往,更不是无线网络覆盖全球一样只需要靠几个关键站点;大脑的工作需要靠信息的传递,而信息传递的关键物质是神经递质。

精神疾病的本质是什么呢?除了有明显大脑结构异常或改变和躯体疾病引起的精神疾病,大多数精神心理疾病,并没有直接的影像学证据和化验检查的证据,不像内外科的疾病,可以通过核磁共振、CT或者B超、甚至抽血、留大小便等检查,发现精神疾病患者检查数据的异常。精神疾病的本质,是大脑内不同区域的神经递质系统的功能亢进或者下降,导致个人的精神和心理的功能失调,从而表现为形形色色的精神症状或者情绪异常。例如精神分裂症主要表现为一种叫做多巴胺的神经递质的亢进,而抑郁焦虑障碍更多表现为五羟色胺的减少或者是功能活动减弱。精神药物的作用,就是通过不同的方式,使得偏离正常范围的神经递质系统的功能尽快恢复到正常的平衡状态。

二、精神类药物的种类

(一)抗精神病药物

根据临床实用的角度出发,本文将抗精神病药物简单地分类,它们分别是传统抗精神病药物、新型抗精神病药物和长效抗精神病药等3类。

1. 传统抗精神病药物

继我国精神病专科医院从新中国成立前后以来，一直广泛应用的药物，氯丙嗪是最常用的抗精神病药物，目前用量减少。奋乃静作用与氯丙嗪相似，镇静作用较弱，对内脏的副作用较小，适用于伴有躯体疾病或老年病人。舒必利具有较强的抗精神病作用，对幻觉、妄想、淡漠、退缩及紧张症状均有较好的疗效，可口服或静脉给药。氯氮平是最早的非典型抗精神病药物，对精神分裂症疗效满意，对难治性病例有较好的疗效。氟哌啶醇 抗精神病作用较强，肌肉注射能较快地控制兴奋躁动症状。其他常用的还有氟奋乃静、硫利哒嗪和氯普噻吨、三氟噻吨等。

2. 新型抗精神病药物

也称非典型抗精神病药物。第一个非典型抗精神病药物利培酮在上世纪 90 年代初期问世，其独特的 5 羟色胺和多巴胺平衡抑制作用，对精神分裂症患者阳性和阴性症状、认知功能的改善以及其良好的安全性，使得非典型抗精神病药物成为治疗精神分裂症的主流药物。与传统抗精神病药相比，该药除可改善阳性症状外，还可改善阴性症状，提高认知功能，不良反应特别是锥体外系症状大大减轻，耐受性明显提高；与传统抗精神病药物如氯丙嗪、氟哌啶醇等相比，非典型抗精神病药物对治疗精神分裂症阴性症状、阳性症状以及认知功能的优势是不容怀疑的。利培酮对精神分裂症疗效较好，对阳性及阴性症状均有效，有改善认知功能作用。奥氮平镇静作用较强，对阳性及阴性症状均有效，有改善认知功能作用。喹硫平有效剂量范围较宽，对阳性及阴性症状均有效，对情感症状也有一定疗效。锥体外系反应较轻，几乎不引起迟发性运动障碍，对泌乳素影响小，治疗依从性较好。丁二酸洛沙平对精神病阳性症状效果较好。 帕利派酮也适用于精神分裂症的所有症状，如思维形式障碍，妄想、幻觉，情感障碍，意志和行为障碍，自知力差等。齐拉西酮是非典型广谱抗精神病药，对精神分裂症的急性或慢性、初发或复发均有很好疗效；对精神分裂症相关症状如动机缺乏和逃避社会有效。盐酸哌罗匹隆用于治疗各种类型的精神分裂症。阿立哌唑对精神分裂症阳性症状和阴性症状均有效,无明显体重增加副反应,每日最大剂量不应超过30mg。

3. 5种长效抗精神病制剂

长效抗精神病制剂主要适用于慢性或急性非激越型精神分裂症,对具有妄想和幻觉症状的精神分裂症有较好疗效。除五氟利多每星期口服一次外,一般每隔2~4周注射50~200mg,每次用药量应结合疗效和副作用严重程度,逐渐递增至适当药量。其他常用的长效注射剂有棕榈哌泊塞嗪注射液、氟奋乃静癸酸酯(FD)、氟哌啶醇癸酸酯(HD)。利培酮长效剂用于治疗急性和慢性精神分裂症以及其它各种精神病性状态。

(二)抗抑郁药介绍

抗抑郁药物已经投入临床使用50余年,异丙肼为本世纪50年代问世的第一个抗抑郁药物。以丙咪嗪为代表的三环类抗抑郁是紧接单胺氧化酶抑制剂之后的另一类抗抑郁药,能明显改善抑郁心境。20世纪80年代发展了5-HT家族抗抑郁剂,90年代发现其他新型抗抑郁剂。抗抑郁药物的研发并应用于临床,已经造福于日益增多的病患群体。三环类抗抑郁剂虽然有可靠的疗效,但因为抗胆碱能副反应较大,正逐渐减少应用。单胺氧化酶抑制剂因与食物和其他药物的相互作用,使用受到限制。新型抗抑郁剂有选择性5-HT再摄取抑制药和其他类抗抑郁药正逐渐成为主流用药。三环类抗抑郁药共有产品10余种,我国除丙咪嗪外还有阿米替林、多虑平和氯丙咪嗪。马普替林虽为四环结构,但药理作用与三环类抗抑郁药一致。三环类抗抑郁药的适应证为各种类型抑郁症,有效率约70%-80%,起效时间1~2周,常用的有阿米替林、氯咪帕明、多塞平。马普替林适用于各种抑郁症及伴有焦虑的抑郁状态。

目前常用的是5-HT家族抗抑郁剂,如选择性5-HT再摄取抑制药(SSRIs),包括5种药物,习惯地被称做“五朵金花”:氟西汀,帕罗西汀,舍曲林,米安舍林,西酞普兰。由于这类药物疗效与三环类相当,不良反应少而轻,安全性高,适应范围广,因此已经成为第一线抗抑郁药物。临床应用于适用于治疗各种抑郁症状,包括主要用于抑郁症和双相情感障碍的抑郁发作;各种焦虑障碍,如广泛性焦虑症,惊恐症,强迫症,社交恐怖症,创伤后应激障碍等;伴有抑郁症状的精神疾病和躯体疾病、慢性疼痛、神经性贪食等。SSRIs 类药物半衰期长,用药方便,每日只需服用 1 次。起始剂量既是治疗剂量,也是维持治疗剂量。

其他新型抗抑郁焦虑药物也逐渐被临床使用, 但新型抗抑郁焦虑药物分类不甚明了,为了叙述的方便,一般将其分为以下七类:选择性 5-HT 和 NE 再摄取抑制药(文拉法辛和度洛西汀)、选择性 NE 再摄取抑制药(瑞波西汀)、NE 能和特异性 5-HT 能抗抑制药(米氮平)、5-HT2 受体拮抗和 5-HT 再摄取抑制药 (曲唑酮和奈法唑酮)、NE 和 DA 再摄取抑制药(安非他酮)、新型四环类抗抑郁剂(米安色林)、其他类抗抑郁药物(噻奈卜汀)。

(三)抗躁狂药

抗躁狂药,又称心境稳定剂,能治疗躁狂症,预防躁狂发作,并对抑郁发作也有预防作用的药物。部分抗精神病药物和镇静催眠药有抗躁狂作用,可以加以适当应用,但并非躁狂症的首选用药。常用的抗躁狂药包括锂盐和抗癫痫药如卡马西平、丙戊酸盐、拉莫三嗪、托吡酯等。碳酸锂是一种口服的锂盐制剂,是最常用、最典型的心境稳定剂。碳酸锂不但治疗躁狂发作,而且能预防双相情感障碍的复发,适应症有:①主要用于控制急性躁狂发作,预防躁狂症、抑郁症的复发。②分裂情感性精神障碍。③伴有情绪障碍或兴奋躁动的精神分裂症。卡马西平对大脑作用较广泛,其主要作用是抗癫痫、控制躁狂发作及稳定情绪。其治疗情感障碍的作用机制不明,目前认为可能是通过影响神经元离子通道来降低高频反复电活动的激发; 同时影响突触和突触后之间的神经递质传递。治疗和预防急性躁狂发作,尤其是对锂盐治疗无效或不能耐受者，难治性情感障碍以及快速循环型双相情感性障碍更常用。卡马西平还用于治疗边缘性人格障碍、环型性格和经前期综合症等。丙戊酸盐包括丙戊酸钠和丙戊酸镁，药理作用与卡马西平相似，能加强脑内抑制性神经递质 GABA 的作用，从而达到抗躁狂作用。适应症与卡马西平相似，但不良反应较少。拉莫三嗪可用于治疗躁狂发作、行为紊乱等。托吡酯临床治疗起始剂量为每日 50 到 200mg/ 日，增加到最高治疗剂量不超过 400mg/ 日。

三、他正在服用的药物会成瘾吗?

在各类综合医院各科门诊中，仅有 1/3 的患者是单纯的躯体疾病，1/3 的患者是与心理学因素密切相关的躯体疾病（即心身疾病），1/3 的患者是心理疾病(即神经症)。如果将心身疾病和神经症归类于广义的精神病范畴中的轻性精神病，则综合医院住院患者中精神疾病患病率为 20%~70%。纯生物医学模式对精神疾病的解释具有明显的局限性，为此，新的医学模式即“生物—心理—社会”三合一的模式，在精神病学中显得最恰当、也最适用。目前对精神疾病的治疗的共识是：主张在药物治疗的基础上，结合社会支持、心理治疗、艺术治疗、患者教育、家庭干预、职业康复培训等综合措施。本章节仅对精神疾病的药物治疗作以介绍。

有许多病人和家属，最顾虑的是药物会不会成瘾，是不是一开始用药，就意味着一辈子离不开药物的帮助。有的病人，会久久盘桓在诊室里不愿离开，反复询问药物的成瘾问题，特别是焦虑症患者。到底有哪些药物成瘾，成瘾药物怎么合理使用呢?

总的说来，成瘾的药物大致有传统安眠药、麻醉药品。传统的安眠药，如安定、氯硝安定、舒乐安定等，都有成瘾性。有些药物连续多次服用后，身体逐渐对其产生精神上的依赖和病态的嗜好，一旦停药即会出现主观上的严重不适症状，例如精神不振、打哈欠、流泪、流涕、出汗、全身酸痛、失眠、呕吐和腹泻等，这些戒断症状，在医学上叫作"药物成瘾性"。能引起成瘾的药物主要有鸦片、吗啡,人工合成的镇痛新、度冷丁,某些镇静催眠药安眠酮、鲁米那、阿米妥、水合氯醛以及强痛定等长期使用也可成瘾。各种解热镇痛药,如复方阿司匹林、去痛片等,虽不属成瘾药,但长期服用则可形成依赖,也应注意。成瘾药对人体健康影响很大,为避免滥用成瘾药,国家专门有药政法规对这类药品进行严格管理和使用。

抗精神病药与安眠药是两类不同的药物，有的抗精神病药既有抗精神病的作用又有镇静作用，有的抗精神病药只有治疗精神病的作用却没有镇静作用或镇静作用很弱；而安眠药只有安眠作用没有治疗精神病的作用。抗精神病药物并不是安眠药,所以抗精神病药是不上瘾的。担心治疗精神病会导致药物成瘾是一种误解。同样,抗抑郁药、抗躁狂药和新型抗焦虑药物也是不会上瘾的。这些药可以长期治疗服用。

四、药物治疗能使他的病断根吗?

经常有病人的家属询问,"医生,我家某某的病能断根吗?""要服多久的药才能断根?"对于这样的提问,医生不好笼统的做出回答。因为精神疾病的种类很多,同一疾病的致病因素也有很大的差别,有的可能断根,有的则断不了根。

以精神分裂症为例,能一次性治愈今后不复发的病例是少数,约为 16~20%;大部分病人可能会复发，也就是说断不了根。但是，现在医学上有充分的资料表明，规范的药物治疗可以大大降低复发率。

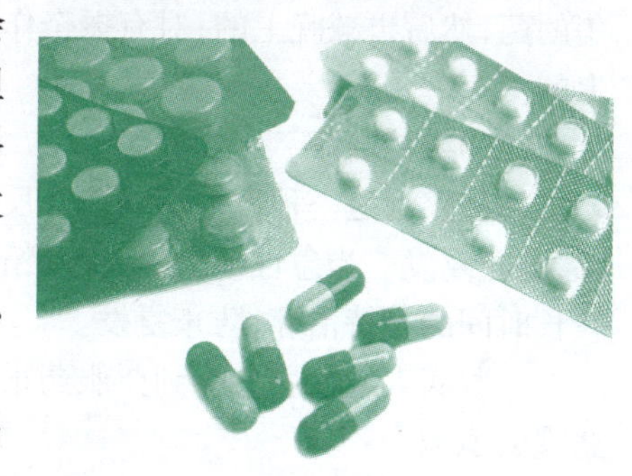

那么，什么是规范药物治疗呢?

一般来说，精神分裂症的

分阶段治疗情况是:急性阶段6~8周,巩固阶段3~6个月,维持阶段,12个月以上。一般说来,治疗兴奋躁动在一周内起效、幻觉妄想在6~8周内起效。急性病例若4~8周无效,可考虑换药,而慢性病例则于3~6个月无效时再考虑换药。维持治疗:维持治疗患者的每月复发率是2.5%,而治疗不合作的患者每月复发率是11%。有资料表明,坚持2年时间的维持治疗可明显减少精神分裂症的复发率。有研究表明,维持治疗阶段,刚达到疗效的域剂量和高剂量的治疗效果相当。对于在减药问题上的心态过于保守的医生和患者,需纠正其过度依赖药物的倾向。

(一)急性期治疗

急性期治疗包括首次起病或首次发作、复发和加剧的患者。在实施治疗前应把握适应症,并认真作好体格检查和相关辅助检查,包括心电图、脑电图、血常规和肝肾功能等。一般急性期治疗1~2周可将药物加至治疗剂量,6~8周控制急性期症状。如病情较重,行为紊乱明显,不配合或拒绝治疗的病人,常常采用深部肌肉注射,可用氟哌啶醇每次5~10mg注射。肌注苯二氮卓类药物对控制兴奋躁动有一定疗效,是合并第二代抗精神病药治疗急性期兴奋症状的趋势。

(二)巩固治疗

时间应在3~6个月以上,病情稳定后,逐步减少剂量,维持治疗。然后逐渐减量到维持量。对有镇静作用的抗精神病药,减量时先减中午的药,然后再减晚上的;对有振奋作用的药物,先减中午的,后减早上的。

(三)维持治疗

精神疾病是一种慢性疾病,且反复发作,因此需要长期维持治疗,防止复发。当急性期治疗,控制精神症状,病情逐渐缓解后,仍需较长时间的维持治疗,防止复发。

一些病人或家属一听到要服药很长的时间,就失去信心了,陷于悲观的境地。

这种心态是不可取的，于患者今后的康复不利。我们应该以积极的心态适应精神病的治疗规律。事实上，人类与当前面临的许多疾病进行长期的抗争，比如我们经常患感冒、长期服药治疗高血压病、糖尿病。精神病只不过是人类常见疾病中的普通一种罢了；因此，我们有什么理由不心平气和地对待它呢？

五、服药会使人变傻吗？

燥热的四大火炉之一的长沙，炎炎夏日难得的清凉，快下班的时候，诊室的门被人推开，一个中年妇女火急火燎的跑过来，厉声责问医生，为什么给她的弟弟处方药物？原来上午患者由妻子陪同来看病，已经明确诊断为精神分裂症，因为病情还没严重到需要住院的地步，且患者本身也愿意配合治疗，所以就带药回家了。回家后，患者和姐姐通了电话，姐姐与弟媳本就最近有些交恶，虽然也觉得弟弟有些反常，但还难以接受弟弟患有精神疾病的事实。没有精神药物常识的她，担心药物会使弟弟变傻、失去工作、甚至因此影响到婚姻家庭。姐姐的顾虑，不是毫无根据的。姐姐得知后，就火速赶来责问医生。姐姐冷静下来后，一场误会才得以消除。

患者和家属有疑虑的情况不少见，为什么患者和家属会认为吃药吃傻了人呢？原因是有的药物有镇静作用，患者服药后看上去行动迟缓、眼神不灵活，会给人留下痴傻迟钝的印象。有的药物可使患者产生锥体外系副反应，出现走路腿脚僵直，手臂不能自由摆动，表情僵硬、甚至持物时候出现抖动，夹菜、写字等日常举动均显得怪异，令患者本人和家属感到紧张。这些症状，通过调整用药剂量和及时的处理，能避免的。锥体外系不良反应也是抗精神病药最常见的副反应之一，临床上约 1/3 的病人出现。通常含氟类抗精神病药物等较易发生，新型抗精神病药物中的喹硫平、奥氮平和传统抗精神病药物中的氯氮平等相对较少发生。锥体外系不良反应的病人，容易因歪脖、斜视、身体扭转等这些不雅观的姿势或表情而感到羞耻，加重恐慌、焦虑和抑郁情绪。病人常能认识到这些静坐不能与服药有关，加之激动焦虑而不断纠缠医生，容易误认为精神症状加剧而加大药物剂量，导致不良反应加重。精神方面的不良反应在治疗早期或者药物高剂量期间，可出现过度镇静现象，表现为表情呆板、眼神不灵活、反映迟钝，注意力集中迟缓。所以，当治疗早期、服用高剂量抗精神病药或服用传统抗精神病药时，病人似乎“变傻了”是比较常见的临时现象，不要担心会真的变傻；只要精神科医师及时处理就会很快恢复正常。可以负责任地说，抗精神病药不会影响人的高级认知功能。

目前一些新型的抗精神病药物、抗抑郁药在控制症状的同时，还具有刺激神经营养因子水平增高的作用，科学研究通过威斯康星卡片分类测验测评患者认知功能，发现患者通过2个月的治疗后，认知功能得到明显改善。随着人们对精神分裂症研究的深入和对其治疗结局期望的提高，现在常用的非典型抗精神病药物能缓解患者的阳性和阴性症状，使患者的认知功能提高，多数患者得以临床缓解，回归社会。

怎样选用抗抑郁药物呢？有专家提出使用抗抑郁药的选择原则(STEPS)，即safety（安全性）、tolerance（耐受性）、efficacy（有效性）、payment（经济性）、simplicity（简易性），该原则适应其它药物的使用。具体来说，要根据病情的症状，药物的副反应和既往用药情况来选用。一般来说，SSRIs类药物的抗焦虑及镇静作用较弱，对伴有严重焦虑和失眠的病人，应当合并使用抗焦虑药。SSRIs不能与单胺氧化酶抑制剂合用，以免导致5羟色胺综合征，需用单胺氧化酶抑制剂时，至少应停用SSRIs 1～2周。SSRIs的主要不良反应是胃肠道功能紊乱，部分病人有失眠、焦虑、性功能障碍，一般不影响治疗。

抗抑郁药的疗效和不良反应，取决于药物的药理性能，也和个体差异有关。有关疗效各家报道不尽一致，所以眼下要评论孰优孰劣还为时尚早。多数意见是，几种主要抗抑郁药疗效不相上下，有些患者可能对A药有效，B药无效，相反情况也可能发生，各种抗抑郁药有长有短，各有利弊。抗抑郁药选择在疗效大体相当的前提下，主要取决于抑郁类型、靶症状，患者躯体状况和药物不良反应而个体化用药。抗抑郁药物副作用较重者，宜减量、停药或换用其他药。一般不主张两种以上抗抑郁药联用，由于本病有较高复发率，症状缓解后尚应维持治疗 4~6 个月，以利巩固疗效，防止复发。

不同的药物，应根据病情、药理作用的不同加以选用，合理使用，趋利避害，坚持用药个体化原则，避免盲目用药。新型抗抑郁药物副作用小。具体选用在专科医生指导下用药。

六、要警惕的药物副反应

使用抗精神病药物有哪些注意事项呢？使用抗精神病药物的过程中，最好定期测定肝功能和血象，注意血压及心电图变化，对严重的锥外系反应可适当使用抗帕金森氏症药物，对严重的低血压可静注去甲肾上腺素。应慎用于心肌梗塞、缺血性心脏病、心脏衰竭或传导异常病史等心血管疾病患者、脑血管疾病患者，应慎用于脱水、血容量过低和降压药治疗等容易诱发低血压的情况；应慎用于有癫痫病史或阿尔茨海默氏病性痴呆等；应警告患者小心驾驶汽车；对药物过敏者、孕妇、脯乳期妇女及儿童谨慎用药。

精神病药物的常见不良反应有以下几个方面：

1. 精神方面的不良反应 过度镇静现象在传统抗精神病药物的情况下更常见，特别是氯丙嗪和氯氮平。

2. 锥体外系不良反应 通常含氟类抗精神病药物（如氟哌啶醇、氟奋乃静、三氟拉嗪、五氟利多）等较易发生，新型抗精神病药物中的喹硫平、奥氮平和传统抗精神病药物中的氯氮平等相对较少发生。锥体外系不良反应的病人，容易因歪脖、斜视，身体扭转这些不雅观的姿势或表情而感到羞耻，加重恐慌、焦虑和抑郁情绪。病人常能认识到这些静坐不能与服药有关，加之激动焦虑而不断纠缠医生，容易误认为精神症状加剧而加大药物剂量，导致病情加重。

3. 恶性症状群 是一种伴有意识障碍、少见但很严重的副作用，表现为肌肉强直、高热、出汗、心动过速和血压下降等植物神经功能紊乱。处理是立即停用抗精神病药物，予以积极的内科处理。

4. 其他的不良反应 有植物神经系统不良反应、心血管不良反应、代谢和内分泌不良反应、血液系统不良反应、皮肤和肝脏不良反应，以及致癫痫发作等，应请精神科专科医生识别和处理。

5. 药物中毒 因自杀和误服超剂量抗精神病药物进入体内，会引起中毒。病人表现为不同程度的意识障碍，并可出现肌张力增高、抽搐或癫痫发作、低血压及心率失常。抢救的关键是及时反复洗胃，然后积极予以对症处理，包括吸氧、补液、利尿、升血压、抗感染、维持电解质及酸碱平衡等内科处理。

具体到各种药物来说，奋乃静作用与氯丙嗪相似，镇静作用较弱，对内脏的副作用较小；氟奋乃静锥体外系副反应较重，临床上主要应用长效制剂维持治疗；硫利哒嗪锥体外系副反应较小，但口干明显，可引起心电图改变，应该注意监测心电图变化。氯氮平锥体外系副反应较少，容易引起流涎、便秘、心动过速、血压下降、体重增加和癫痫发作等。尤其容易引起白细胞减少或粒细胞缺乏，应用时必须定期监测血常规，选用该药物要谨慎。利培酮主要副作用有静坐不能、头晕、失眠及体重增加，锥体外系副反应较小。奥氮平镇静作用较强，锥体外系副反应少见，常见副反应有思睡、便秘及体重增加。喹硫平锥体外系反应较轻，几乎不引起迟发性运动障碍，对泌乳素影响小，治疗依从性较好，主要副作用是思睡、体位性低血压等。丁二酸洛沙平常见的有震颤、肌强直、流涎、静坐不能、吞咽困难等帕金森氏症样反应，但症状通常不严重。帕利派酮、齐拉西酮不引起体重增加和血清泌乳素水平升高。盐酸哌罗匹隆不良反应有静坐不能、震颤、肌强直、构音障碍、等锥体外系症状，偶有失眠、困倦等精神神经症状。阿立哌唑无明显体重增加副反应。

抗抑郁药的不良反应则常表现为以下几种：

1. 神经系统副作用:可引起嗜睡,多数减少药量,或每晚服药 1 次可改善。三环类药物可诱发癫痫,既往有癫痫病史者更易出现,此时应停药或服抗癫痫药。某些三环类药易产生认知方面的不良反应,引起记忆损害或意识障碍,尤以老年患者易发生。

2. 抗胆碱能作用:常见表现有口干、视物模糊、便秘等。严重的可发生口腔疾病,引起麻痹性肠梗阻和尿潴留。可随治疗时间的延续而耐受;但严重药物副作用可危及生命,因此必须重视,对副反应严重的病人应及时停药,并对症处理。

3. 心血管副作用:常见心动过速、体位性低血压、头昏甚至跌到。因此,在治疗过程中应进行仔细的体格检查和心电图监测,以便及时发现问题。

4. 体重增加:体重增加可不必处理,随着治疗时间的增加或停止服药后可恢复。

5. 其它方面副作用:某些抗抑郁药物可引起性功能障碍,表现为阳痿、早泻、射精障碍和性快感降低等,减药后可逐渐恢复。少数患者因过敏可出现皮疹,一般较轻:严重过敏者应立即停药。

6. 药物过量与中毒:抑郁症病人常有自杀倾向,超量服用三环类抗抑郁药可发生严重的毒性反应,甚至危及生命。药物中毒表现为昏迷、惊厥、心律失常、低血压、肠麻痹、高热等。抢救措施包括:洗胃,对症支持治疗,处理心律失常等。

SSRIS 的副反应轻,随着用药时间的延长,大部分患者不需要特别处理而逐渐适应。其它新型抗抑郁药物副作用小。具体选用在专科医生指导下用药。

抗躁狂药的副反应也不能忽视，如碳酸锂的急性期治疗剂量为 500 ~ 750 mg/ 日,有效血锂浓度为 0.8 ~ 1.0mmol/L。不良反应按照副作用出现的时间分为早期、中期不良反应,中毒前期和中毒期不良反应,不良反应的发生与用药剂量和血锂浓度有关。锂盐的中毒剂量与治疗剂量接近,特别是伴有器质性疾病和老年患者易发生中毒。在使用过程中必须监测血锂浓度，把握个体最佳用药剂量，减少药物不良反应，避免锂盐中毒。一般不与氟哌啶醇合用，因与锂盐合用可能出现严重的副作用如震颤、发热等。血锂浓度超过 1.4 mmol/L 为中毒浓度。因此，肾脏疾病或低钠血症易导致锂在体内蓄积中毒。

碳酸锂的禁忌症：

1. 急慢性肾炎、肾功能不全。

2. 严重的心血管疾病、内分泌疾病(如糖尿病、甲低等)。

3. 帕金森病、癫痫、神经性皮炎、重症肌无力。

4. 妊娠早期和限制饮食的病人。

5. 不宜与氟哌啶醇联合用药，有引起不可逆性神经损伤的报道。

卡马西平最严重的不良反应是再生障碍性贫血，虽较少见，但后果严重，一旦出现应立即停药，检测血象并作相应的处理。其它不良反应有恶心、口干、便秘、视物模糊、眼球震颤、皮肤过敏等。副反应较轻者可耐受，重者应减药或停药，并对症处理。青光眼、前列腺肥大、糖尿病等应慎用。对卡马西平过敏、造血功能不全、严重肝功能不全及孕妇禁用。丙戊酸盐包括丙戊酸钠和丙戊酸镁，适应症与卡马西平相似，但不良反应较少。拉莫三嗪不良反应主要为皮疹，肾功能不全病人慎用，要警惕剥脱性皮炎的发生；托吡酯不良反应有共济失调、注意力受损、头晕等，可影响驾驶和快速反应的操作能力。

第 25 讲 让心理咨询与心理治疗走进寻常百姓家

——谈话也能治病

谈话也能治病，或许人们听到这样的观点，会感到很惊讶，但细细一想，这又是事实，人们可能也有这样的体会，比如医生告诉你，给你一种特效药，可以医治你的疾病，而你又很信任医生，那么即使医生给你的是没有任何治疗作用的制剂，你的疾病也会有改善。这就是医生的谈话起到了很好的治疗作用。从中国的传统医学上，治疗疾病的方法：金、石、语言。其中语言就是心理治疗，主要就是通过谈话来起到治疗作用。现代医学研究也证明专业的心理治疗可以治疗抑郁症等许多的精神性疾病。

心理治疗也称精神治疗，是心理治疗师应用心理学的原理与方法，对求助者各类心理与行为问题进行矫治的过程。能协助病人更好地面对心理困难，减少焦虑、忧郁、恐慌等精神症状，改善病人的非适应行为，包括对人对事的看法和人际关系，并促进人格成熟。因其治疗过程主要依赖心理学的方法来进行，所以称为心理治疗，以便与药物或其他躯体治疗相区别。从实际操作的观点看来，心理治疗是因病人自己感到心理问题或情绪与行为上的困难，以“求治者”的身份及求治的动机，与“治疗者”接触，经由明确或含蓄的契约关系，以一种规定的方式，采用语言交谈的会诊形式，经由若干时间进行心理上的治疗工作。在治疗过程中，求治者要相当主动地与治疗者合作，榫自己的心理与行为，并寻找改善的方向，努力修改，促进自己的心理与行为的成熟，所以并非是被动的接受治疗。

心理咨询也称心理辅导，与心理治疗有相似的地方。一般来说，精神医学家使用“心理治疗”的称呼，意味着由治疗者来医治求治者之心理问题，较适用于已发生困难的病人的情况；而临床心理学家或其他辅导者，较习惯于使用心理辅导或心理咨询的名称，表示主要工作乃在于辅导或咨询，包括预防及促进成长，较适用于辅导常人有关日常心理问题的情况。虽然两者称呼不同，治疗者的背景、工作的方式与任务略有差异，但其治疗或辅导的原理大同小异，心理咨询的主要对象是正常的人群。

精神疾病病人或常人所患的精神问题，在观念上可就其病因而分为内因性的精神疾患，如主要由遗传或神经系统的生物化学因素而产生的“精神疾患”；以及外因性的心理因素而产生的心理与行为上的困难，如受心理创伤，遭遇心理挫折或应激而发生心情障碍，或因与人相处有冲突，或与环境适应有困难而带来的“心理问题”。对于后者之治疗，即对于所谓的心理问题，则较需依赖心理治疗或心理辅导。

一、心理治疗的治愈因素

（一）基本治愈机制

尽管心理治疗的机制或实施的模式不同，但各种心理治疗有共同的因素，可协助病人改善且进步，被称为“非特殊性”治愈机制或治疗功效。包括治疗者对于被治疗者所表示的基本关心；病人对治疗者的信心；病人觉得治疗者能够给自己足够的安全感；治疗者能够帮助病人树立起对未来的希望；患者自己想治好病的动机与期望。

（二）特殊的治愈机制

随着心理治疗的研究的深入，治疗的模式也越来越多，各种心理治疗方式认为存在有特殊的治愈机制。

心理治疗依其主要学术理论与施行之要点，可分为分析性心理治疗、认知性心理治疗、支持性心理治疗、行为性心理治疗、人际性心理治疗等种类。

(三)分析性心理治疗

由奥地利精神医学家弗洛伊德于 19 世纪末所开创的一种特殊心理治疗方法。是以精神分析的原因为基础,经由探讨病人的深层心理,了解潜意识的心情动机、欲望及精神动态,协助病人增进对自己心理的了解,进一步改善适应困难的心理机制。其特点是把着眼点放在个人的内在精神的结构、功能与问题,着重感情与动机的分析,并关心自我对现实的适应方式。

二、治疗方法与步骤

(一)心理活动的探讨

仔细询问病人的个人史,包括听取病人的家庭背景、亲子关系、早期的性心理发展及日后的生活经验,要分析病人的幻想、白日梦、日常错误、失言、笑话或梦的内容;病人曾所遭遇的心理挫折或情绪上的应激,及病人对挫折或应激的处理反应。特别要注意病人所使用的“心理自我防御机制”,了解病人所常用的反应模型。

(二)综合了解心理:从以下几个方面来了解

1. 要从“过去”来了解“现在”:由于一个人的所作所为,心思或态度,都与过去有关,起源于过去的经验,必须仔细研讨过去的生活与体验,来理解目前的行为与动机。因此,当病人描述幼小或过去的事,治疗者要帮助病人去思考如何影响现在;而谈论现在的事,就要考虑与过去的经验有何关联。

2. 连接“有意识”与“无意识”之境界:当病人在披露自己内心潜意识的欲望或行动时,要去思考如何与意识境界的表现有关,如此寻找各层次意识活动的相关关系。帮助我们体会与说明心理与行为的真面目。

3. 发掘“理智”与“情感”的相关:如果病人一直很理智地思考、说明、解释,则要注意没有表达出来的感情,或被隐饰的感情是什么;如果病人满腔都是情感,很生动丰满的情绪,则替病人连贯所缺少的逻辑关系,调整前因后果与。

4. 比较“会谈”里的实际观察与“外界”的行为:病人在诊室里,跟治疗者所发生的行为表现或关系,是非常重要的资料,可用来与病人口头所描述的,在外面的生活环境里所发生的心理行为,作为对照之用。特别是当病人与治疗者表现特殊的“转移关系”时,是最好的运用时机。何谓转移关系,乃指病人把过去幼小时,在自己的生活经验里,跟自己很重要的人物,如培育自己的父母的情感关系,在不知不觉之中转移而表现在跟治疗者的关系上,这种转移出来的关系,不仅可以供诊断了解,体会幼小时与父母等重要人所经历的关系,还可以进一步用来纠正修改之用。

(三)指导解释

对于病人的心理动态及病情的来龙去脉、治疗者逐渐了解之后,逐渐向病人解释,让病人接受。在实际操作中应注意以下几点

指导的时机与方式:每个人都不愿意听到对自己的否定,对自己做过的事的不好的评价, 更何况连自己都未曾知晓的潜意识动机或情结,被治疗者提出后,不可避免的会有阻碍反应,因此,提出指导、解释的时机就很重要,并且要考虑指点的方式。通常可首先以疑问的方式提出,进而以间接、暗示或默认两可方式尝试,再以显著的事实表现为根据而说明对证。不能凭治疗者主观的推测而擅自解释。最好依据病人自己所说的资料或事实做指点与解释。

阻抗作用的处理:由于病人对自己的心理或病情根源意识化时,会以各种方式呈现阻抗现象, 有时还阻碍治疗工作, 非注意处理不可。通常的办法, 乃事先向病人解释对可能发生的反应先作心理准备, 并且鼓励病人对于指导的妥当与否能提出批评, 避免以行动反应,甚至停断治疗过程,不继续接受治疗,以免被指点解释。

情感上吸收与转变:向病人做指点解释,切忌指点只变成认识上的同意或理智上的接受。特别是习于听从权威者的病人,以顺从的方式讨好治疗者,毫无考虑的接受治疗者的病情解释,常无济于事。真

正的治疗,希望发生在情感上,有内在的影响,可吸收且改变情感的反应。

(四)工作修通

分析性的心理治疗,可能要经历长久的过程,由自己对病情的了解,进而改变自己的态度与做法及对心理困难的适应方式。认知上的病识(或"自知力")只能做引导,但还得经由再三的鼓励督促,重复练习,才能逐步改善自己的心理状态,促进自己情绪上的成熟。这也是治疗上最重要的过程,被称之"工作修通"。

三、认知性心理治疗

认知性心理治疗又称认知治疗,产生于20世纪60~70年代。当时精神分析和行为治疗学派在心理治疗领域中是占有优势和领先地位的两大学派。认识治疗的创始人最初所分别接受的正是这两大学派的训练。在临床实践中AT Beck和A Ellis出于对精神分析治疗在理论上和实践中的缺陷的不满,逐步摒弃了精神分析学说,创立了自己独特的治疗理论和技术方法,即认知疗法和理性情绪疗法。其主要机制是认为,凡所有情绪或行为的反应,乃与其认知有连带关系。一个人对己、对人、对事的看法,观念或想法,都会直接或间接的影响其心情与行为上的表现。因在方法上较容易处理"认知"的层次,经由认知上的纠正或更改,便可连带改善其情绪行为。譬如改善自己对自己的看法,行为上就能较有信心等等。因此其治疗的着眼点是放在认知上的修正,故称之认知治疗。

常用治疗技术和方法:

认知疗法常采用以下几种技术和方法:

1. 识别负性自动式思想:自动式思想是介于外部发生的事件和个体产生的情绪体验、行为之间的那些想法。大多数病人不能意识到这些想法的存在及其与自己情绪及行为的关系。病人在认知治疗过程中要首先学习识别这些想法,特别是在愤怒、焦虑、抑郁等情绪之间出现的那些思想。治疗者可以采用提问的方法以帮助病人识别自动式思想,还可采用以填空的方式引导病人发掘这些想法。例如事件或情境作为 A,所产生的情绪和行为作为 C,努力寻找其间的想法 B。如果这样做仍不能查出自动式思想，可以采用让病人想象当时的情境的方法或采用角色扮演的方式来寻找那些想法。

2. 检验负性自动式思想：治疗者和病人一起把病人的自动式思想作为一种假说加以检验。通过对其想法的系统而尖锐的提问使病人重新考察自己的想法的正确性,促使其负性的想法发生改变。在这一过程中向病人提出的问题主要有:“这样想有什么证据?”、“是否有其他可供选择的思路？”、“如果事情真的是像你所想象的那样发生了,它是不是有你想象的那么坏？”等等。

3. 识别功能失调性假设：负性自动式思想的产生源于功能失调性假设。因此在治疗中一旦病人能够较熟练地识别和检验其自动式思想,治疗的重点就应转向对功能失调性假设的工作上了。这些假设虽然是影响病人行为的规则,但却不为意识所察觉,因此识别这些假设常常需要采用推论的方法。方法之一是从经常出现的自动式思想中查找其主题,同一类负性想法源于相同的假设。方法之二是从自动式思想中反映出来的逻辑错误发现功能失调性假设。这是因为自动式思想中的逻辑错误常常来源于有关的假设。

4. 盘诘功能失调性假设：识别功能失调性假设是为使其发生改变,而促使其产生改变应采用盘诘功能失调性假设的方法。这一方法主要从以下几个方面启发并使病人意识到其假设的问题。

(1)假设是否符合真实情况,是否是现实可行的?例如要求自己事事必须成功的假设是不合理的,并非现实可行的。

(2)假设有哪些不利的方面?例如极端完美主义的假设虽然有可能促使个体去力争成功,但可能激发个体强烈的焦虑反应,并因害怕失败而导致回避行为，这种对不利方面的认识有助于促使病人对假设的重新思考与选择。

(3)假设从何而来?如果假设是童年焦虑与长期生活经验中形成的,通过检验发现其与当前情况不相适应,则可使病人对此假设保持距离,有利于修改假设

(4) 有什么可供选择的假设可以更好地替代那些功能性失调性假设?功能失调性假设中常可以找出各种认知歪曲的逻辑性错误,并常常包含"必须"、"应该"等词。例如"我必须事事成功,否则就一无是处",治疗者可帮助病人认识到这是一种两极式思维,可以选择将其改为"我希望事事都能成功,即使某事不成功,我还是我,既有优点也有缺点"。

5. 认知的家庭作业:认知的家庭作业对于帮助病人产生认知性改变是一种非常有效的方法。可以让病人写出所有导致其不愉快情绪产生的消极想法和认知,然后治疗者与病人一起讨论并找出相应的积极的想法和更为现实的认知来取代,把这两种想法和认知分两列写在纸上,让病人经常对照两者的不同并学习认识和改变自己的负性认识。

四、支持性心理治疗

从医学史的眼光说来,支持性心理治疗的名称原来是分析性心理治疗在欧美全盛的 20 世纪 40 ~ 50 年代,到了 60 年代以后,社区精神医学的观念萌芽,注重大众化的心理卫生工作,被认为是适合社会广大需要的治疗模式,其运用价值得到认识。其主要特点是在于善用治疗者与病人间建立的良好关系,积极的应用治疗者的权威、知识与关心,来支持病人,使病人能发挥其潜在能力来处理问题,滤过心理上的危机,或避免精神崩溃。支持性心理治疗,并非帮助病人了解自己的潜在心理因素或动机,而在于支持、协助病人去适应目前所面对的现实环境,故称之支持治疗。

基本施行方法:支持性治疗的实施,首先在于能与病人建立良好的关系,能以"同理心"的心态来体会病人的处境,并且以"职业性"的

立场关怀病人的困难，让病人能感到治疗者关心他，可信任治疗者，并可依靠治疗者来解决困难。有了这种基本的、正性的治疗关系，就能施展治疗的措施。以下是常被使用的基本方法：

1. 细听倾诉：治疗者要能以“同理心”的心态来听取并理解病人的处境，是很重要的工作。所谓“同理心”跟常人所说的“同情心”有所区别。当一个人以情感的层次去“同情”另外一个人时，往往会卷入激动性的情感的圈子里，失去其客观性，减少以旁人角色供给协助的功能。至于“同理心”要求以理智的层次去体会(故称是同理心)，能客观性的供给协助，是心理治疗者宜具有的心态。治疗者能让病人倾诉内心的痛苦与烦恼事，可发生情感的“宣泻作用”。有些人心理上有许多烦恼的事，可是没有家人或亲近朋友可诉苦，或者由于特别理由，不能把烦恼的内容透露，累积在心理，造成苦闷。治疗者能让这样的病人在被保护的治疗会谈环境里尽量倾诉发泄，有治疗的功效。所谓保护性的会谈环境，是指在适当的私自场所进行单独会谈；而且治疗者能向病人保证医疗者对病人保护“隐私权”的职业义务，让病人能较无所顾忌地谈吐内心事。一般来说，细听倾诉不仅能了解病情，主要的还可让病人感到治疗者肯发费时间去听取病人，关心病人，而感到安慰且放心，是治疗上的基本效果。

2. 支持与鼓励：当一个人面对心理上的困难或痛苦时，最需要的莫过于他人的同情、安慰、支持与鼓励。特别是一个人单独面对问题，心理负担很大或者长期应付困难，丧失斗志；或者面对的应激很大难于应付时，特别感到旁人的协助或鼓励。这就是支持性治疗的用处，能适当地给病人支持与鼓励。

3. 说明与指导：有些病人的烦恼是源于缺乏知识或受不正确观念的影响。这时治疗者可供给所需的知识，纠正错误的想法，可减除烦恼的来源。譬如，年轻人对心身发育上的问题不了解，可加以说明与指导。许多人不知道疾病的事，因无知而烦恼，治疗者可供给医学知识，减除不必要的担忧。年纪大的人对年老的问题不知道、误解或不关心，可适当地指导他们如何适应年老阶段。许多精神病病患的家属，对病人不知如何对待，需要教导应付关照的要领。

4. 培养信心与希望：心理治疗的基本功能是帮助病人培养希望，让病人有信心与动机去处理自己面对的困难。施行支持性的治疗，特别要注意这一点，经由鼓励与协助来培养希望。治疗者可以指出病人具有的长处，问题的可解决性，并许诺供给支持，共同去处理困难。这样，病人就较能感到生机的存在，产生动机去尝试。作为治疗者，千万不要凭空保证，也不能夸大事实，要能就实际情况而加以说明，建立可行的出路。

5. 调整对应激的看法：由于挫折的轻重可由主观的看法而有所不同，支持性治疗的技巧之一是协助病人对应激或挫折做重新的评估与了解，经由感受层次的改变，减轻对挫折的反应。“改观重解”是家庭治疗者常用的技巧，也是支持性治疗使用的治疗要领之一。

6. 控制与训练：有不少病人缺乏适当的自我控制，随心所欲，任性所为。特别是成长中的年轻人，容易不加思考，冲动行事，需加以劝导与训练，帮助他们能自我管理，选择适当较成熟的适应方式。有些人缺乏生活经验，要帮助他们采取行动，从实际生活里获得处理问题的要领。善用行为治疗的原则来改善行为，也是支持性治疗的一种治疗任务。

7.善用资源：支持性治疗的另一特性是协助病人去检讨自己内在或外在的各种资源，看看是否充分运用了可用的资源。特别是别人可供给的协助常常被忽略，或者不愿意去使用，减少了应付困难的力量与资源。治疗者可就此方向去着手，帮病人去接受家人、朋友或社会存在的各种单位或机构的支持。

8. 改变环境：有时所存在的困难超出病人的能力去处理时，治疗者可把工作范围扩大，零星病人去改变外在困难，好让病人可以应付。

9. 鼓励功能性的适应：心理治疗的最终目标是协助病人养成习惯，能以较有效、较有功能、较成熟的方式去处理问题或解决所面对的应激。这也是支持性治疗的主要原则,包括帮助病人能从事预防性的措施,事先就做防患的事,减少应激的扩大。

五、行为性心理治疗

一般称之行为治疗,其机制是依据学习心理学,认为任何行为经由适当的奖赏处罚,便可操纵其行为,既可消除不适应的行为,也可建立所需的新行为。因此,行为治疗是不在乎病人之过去,也不能追究不适应性的行为问题之来源, 而主要把着眼点放在要更改或消除的行为,研究如何有系统地、按程序、适当地给予赏罚,来产生行为上的更改,达到治疗之效果。常用的方法有:系统脱敏疗法、冲击疗法、预防法、厌恶疗法、阳性强化法、消极练习法、自我控制法、模仿法、认知行为疗法、生物反馈疗法。

六、人际性心理治疗

包括婚姻治疗,家庭治疗或团体治疗等等,其主要着眼点是在人际关系上,包括人与人之间沟通、权力之分配、角色之扮演、情感与关系、认同与联盟等。其治疗的方式上强调注重目前的情况,实际的练习与操作,来改善夫妻间、家人间或群体间的人际关系。下面主要介绍家庭治疗:

家庭治疗顾名思义,是针对"家庭"为对象而施行的心理治疗,与以"个人"为对象的个人心理治疗不同。家庭治疗的特色,是把焦点放在家庭各成员之间的人际关系上, 不大注重各个成员的内在心理结构。家庭治疗的主要出发点,乃是把家庭看成为一个群体,需以组织结构、交流、扮演角色、联盟与关系等观点来了解;并依"系统论"的观念来体会此家庭系统内所发生的各种现象。即系统内任何成员所表现的行为,都受系统内其他成员的影响,个人的行为影响系统,系统也影响成员。这种紧紧相关的连锁反应,可导致许多所谓病态的家庭现象；而一个人的病态行为，也常因配合其他成员的心理需要而被维持。基于此种观念，家庭治疗学者认为，要改变病态的现象或行为，不能单从治疗个人成员着手，而应以整个家庭系统为其对象。

家庭从一对夫妻结婚成家，到生育子女，养育子女，子女长大后离开家，接着夫妻年老、丧偶、去世为止，要经历所谓"家庭发展"的阶段。在各个阶段需面对特殊的心理课题，也会遭遇各种不同的心理问题。从临床上来说，假如一个家庭在其发展过程中，发生困难，在家庭结构、组织、交流、情感表现、角色扮演、联盟关系及家庭认同等方面有不适应的现象，影响其家庭的心理状态，难由家人自行改善或纠正时，宜由专业人员协助辅导，经由家庭治疗来改进其家庭心理功能，提高家庭幸福指数。

家庭治疗的各种模式：

1. 结构性家庭治疗：结构性家庭治疗的注重点放在家庭的组织、关系、角色与权力的执行等结构。使用各式各样的具体方法，来纠正家庭结构上的问题，促进家庭功能。

2. 行为家庭治疗：行为家庭治疗的着眼点放在可观察到的家庭成员间的行为表现，建立具体的行为改善目标与进度，充分运用学习的原则，给予适当的嘉赏惩罚，促进家庭行为的改善。

3. 策略性家庭治疗：策略性家庭治疗的特点是对家庭问题的本质有动态性的了解，并建立一套有程序的治疗策略，着手更改认知上的基本问题，以求有层次地改变家庭问题。策略性家庭治疗就是了解家庭所发生事情的来龙去脉，并策略性地计划治疗的先后步骤。

4. 分析性家庭治疗：分析性家庭治疗是以心理分析的眼光了解家里各成员的深层心理与行为动机，亲子关系的发展，主要着手了解且改善情感上的表达、满足与欲望的处理，促进家人的心理成长。

5. 综合性家庭治疗：采取各种不同的学派与治疗机制，随家庭的问题及治疗上的需要，灵活而选择性综合运用。这是家庭治疗近年来的倾向。

家庭治疗步骤

开始阶段:因大部分接受治疗的人,对家庭治疗均不太熟悉,在治疗开始初期时,宜将家庭治疗的性质作简要的解释,说明互相要遵守的原则,以便治疗工作顺利进行。治疗者在早期时,要用心去让家人接纳成为自己人,并共同寻找问题的所在及改善的方向。

中间阶段:运用各种具体方法,协助家人练习改善个人及彼此之间的关系。在这一阶段,最重要的是要时时去处理家庭对行为关系改变所发生的阻力,适当的调整家庭"系统"的平衡变化与进展,以免有些成员变好时,另一些成员却相对地变得更坏,使得家庭整体不能稳定平衡地进展。

终末阶段:养成家人能自行审查、改进家庭行为的能力与习惯,并维持已修正更改的行为。治疗者宜逐渐把一家的领导权归还给家人,恢复家庭的自然秩序,以便在治疗结束后,家人仍能维持良好的功能,并继续发展及成熟。

第 26 讲 自杀与危机干预
——一个令人沉重的话题

一、自杀

我们首先来看一个案例：某某，女性，37 岁，湖北人。患者自 15 年前无明显诱因逐渐出现精神失常，主要表现为自言自语，独自一人对着窗户讲话，怀疑周围人包括家人均要害她，在她饭里、水里放毒；周围人聊天时，怀疑是在含沙射影议论她，讲她的闲话，曾在当地医院门诊治疗，诊断为“精神分裂症”，予“氯氮平”治疗。因服药不规则致病情时好时坏，一直未能上班。至 2005 年病情越来越重，凭空听见声音要她去跳楼摔死，要她去跳河淹死，患者试图多次要去跳楼，要去跳河，幸亏及时被家人阻止，但仍未系统治疗。患者于 2006 年 8 月 3 日趁家人不备从 5 楼跳下，造成全身多处粉碎性骨折，幸被抢救及时脱险。因服药不规则，精神症状从未缓解，经常说要去自杀解脱。3 天前患者又去跳河，被家人从河里救起，家人无法管理，遂将其送入我院住院治疗。

（一）自杀的定义

自杀又称自尽、自决、自裁、自灭、自诛、自终等，指杀死自己的行为。自杀系自我施加、自己造成的死亡。包括自杀意念、自杀未遂和自杀死亡。自杀意念指有轻生想法，但未付诸行动。自杀未遂是指主动结束自己的生命但未导致死亡的结局。自杀死亡是指以死亡为结局的蓄意自我伤害行为。自杀是一个社会现象，又是一个医学问题。

（二）自杀的流行病学

世界卫生组织和国际预防自杀协会将 9 月 10 日定为世界预防

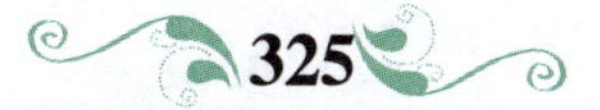

自杀日,表明这一现象已成为日益严重的公共卫生问题。据统计,卫生部估计我国每年至少有 200 万人自杀未遂。自 2000 年以来在我国平均每两分钟就有 1 人死于自杀,有 8 人自杀未遂。自杀者平均年龄 32 岁。中国平均自杀率为 23/10 万,每年自杀死亡人数为 28.7 万人,占全部死亡人数的 3.6%,占相应人群死亡总数的 19%,女性自杀率比男性高 25%,农村自杀率是城市的 3 倍,自杀已经成为中国公共卫生领域中一个亟待解决的问题。

相对于其他国家而言，中国相对高的自杀率还表现出一种独特的特征:农村的自杀率是城市的 3 倍,农村老年人自杀率高于城市老人 5 倍,全国 90%的自杀发生在农村。

中国是世界上唯一一个报道女性自杀率比男性自杀率高的国家,中国女性自杀率比男性高 25%,这一差异在农村年轻女性中更为突出;发达国家男性自杀率至少是女性的 3 倍。而其他国家的自杀和自杀未遂者中 90%患有精神障碍,可是中国因精神障碍而自杀的人则要远远低于其他国家。

(三)自杀的原因及分类

19 世纪末,法国社会学家涂尔干因其对自杀原因的解释和分类深受学者的重视。涂尔干认为,自杀并不是一种简单的个人行为,而是对正在解体的社会的反应。由于社会的动乱和衰退造成了社会-文化的不稳定状态，破坏了对个体来说是非常重要的社会支持和交往,因而就削弱了人们生存的能力、信心和意志,这时往往导致自杀率的明显增高。涂尔干还根据社会对个人关系及控制力的强弱,把自杀分为四种类型。

1. 利他性自杀:利他性自杀指在社会习俗或群体压力下,或为追求某种目标而自杀。常常是为了负责任,牺牲小我而完成大我。如屈原投身汨罗江,以死唤起民众的觉醒;孟姜女哭长城,殉夫自杀;疾病缠身的人为避免连累家人或社会而自杀等。这类自杀者的共同心理是死是有价值的,是唯一的选择。涂尔干认为这类自杀在原始社会和军队里较多,在现代社会里越来越少。

2. 自我性自杀:自我性自杀与利他性自杀正好相反。指因个人失去社会之约束与联系,对身处的社会及群体毫不关心,孤独而自杀。如离婚者、无子女者。涂尔干认为这类自杀在家庭气氛浓厚的社会发生机会较低。

3. 失调性自杀:失调性自杀指个人与社会固有的关系被破坏。例如,失去工作、亲人死亡、失恋等,令人彷徨不知所措难以控制而自杀。

4. 宿命性自杀:宿命性自杀指个人因种种原因,受外界过分控制及指挥,感到命运完全非自己可以控制时而自杀。如监犯被困的密室中、宗教徒为主而献身。

中国学者把自杀分为情绪性自杀和理智性自杀两类:

1. 情绪性自杀常常由于爆发性的情绪所引起, 其中由委屈、悔恨、内疚、羞惭、激愤、烦躁或赌气等情绪状态所引起的自杀。此类自杀进程比较迅速,发展期短,甚至呈现即时的冲动性或突发性。

2. 理智性自杀不是由于偶然的外界刺激唤起的激情状态导致的,而是由于自身经过长期的评价和体验,进行了充分的判断和推理以后,逐渐地萌发自杀的意向,并且有目的、有计划地选择自杀措施。因此,自杀的进程比较缓慢,发展期较长。

(四)自杀的过程

自杀不是突然发生的,它有一个发展的过程。日本学者长冈利贞指出,自杀过程一般经历:产生自杀意念→下决心自杀→行为出现变化 + 思考自杀的方式→选择自杀的地点与时间→采取自杀行为。对于不同年龄、不同个性、不同情境下的人,自杀过程有长有短。我国学者一般把自杀过程分为三个阶段:

1. 自杀动机或自杀意念形成阶段:表现为遇到难以解决的问题,想逃避现实,为解脱自己而准备把自杀当作解决问题的手段。

2. 矛盾冲突阶段:产生了自杀意念后,由于求生的本能会使打算自杀的人陷入生与死的矛盾冲突之中,从而表现出谈论自杀、暗示自杀等直接或间接表现自杀企图的信号。

3. 自杀行为选择阶段：从矛盾冲突中解脱出来，决死意志坚定，情绪逐渐恢复，表现出异常平静，考虑自杀方式，做自杀准备。如买绳子，搜集安眠药等。等待时机一到，即采取结束生命的行为。

（五）自杀危险性的基本线索

1. 通过各种途径流露出消极、悲观的情绪，表达过自杀意愿：曾经写出或说出想自杀；反复打听或谈论自杀方法。

2. 近期遭受了难以弥补的严重丧失性事件：如失恋；家庭破碎、失去家人；患了重病、失去健康；被判坐牢、失去自由等。

3. 近期内有过自伤或自杀行为：既往行为是将来行为的最佳预测因子。当患者采取自杀并没有真正解决其问题后，再次自杀的危险性将会大大增加。

4. 人格改变：如易怒、悲观主义、抑郁和冷漠；内向、孤僻行为，不与家人和朋友交往；自我憎恨、负疚感、羞愧感；孤独、无助和无望者；突然整理个人事物或写个人意愿者。

5. 情绪变化：慢性难治性躯体疾病患者突然不愿意接受医疗干预，或突然出现"反常性"情绪好转，与亲友交代家庭今后的安排和打算。

6. 精神疾病：特别是抑郁症、精神分裂症、酒精依赖患者是公认的自杀高危人群。例如情绪低落的病人，认为自己活着万分痛苦，不如死亡早日解脱；或者认为自己罪大恶极，死有余辜。有幻听的病人，总听见耳朵里有声音在命令他自杀，无法抗拒。有被害妄想的病人，总感觉周围人要害他，整天提心吊胆，觉得干脆死了省得受折磨等等。

（六）自杀的治疗与预防

一级预防：一级预防主要是指预防个体自杀倾向的发展。一级预防的主要措施有管理好农药、毒药、危险药品和其它危险物品，监控有自杀可能的高危人群，积极治疗自杀高危人群的精神疾病或躯体疾病，广泛宣传心理卫生知识，提高人群应付困难的技巧。

二级预防：二级预防主要是指对处于自杀边缘的个体进行危机

干预。通过心理热线咨询或面对面咨询服务帮助有轻生念头的人摆脱困境，打消自杀念头。

三级预防：三级预防主要是指采取措施预防曾经有过自杀未遂的人再次发生自杀。对刚刚出现自杀行为的人，要立即送到最近的急诊室进行抢救，降低死亡率。消除原因，预防再次自杀。

二、危机干预—防止意外的“良药”

自杀的二级预防主要是指对处于自杀边缘的个体进行危机干预，而精神疾病是自杀的重要原因之一。

精神疾病是人类健康的一大恶疾。患精神疾病的人，在工作、学习、日常生活等社会功能上均受到不同程度的影响，甚至有的病人久治不愈，最后导致精神残疾，并常易导致一系列的意外发生。其中尤以自杀最为多见。据 WHO 的资料表明，在一般人群中约有 1%的人死于自杀，其中 94%的人有精神病史。

事实上，很多精神疾病直接会导致自杀，比如抑郁，精神分裂症，物质滥用等。精神病患者的自杀率高于一般人群的 10～30 倍，尤以抑郁症和精神分裂症居多。而实际生活中家属关注得更多的是药物的治疗效果。却常常忽略了对于意外的防范。因此，我们非常有必要知道精神疾病与自杀的关系，了解精神疾病在什么情况下容易出现自杀观念或企图、甚至自杀行为，从而尽早进行危机干预，预防意外的发生。

（一）精神病患者自杀的有关因素

1. 疾病因素：精神疾病是导致病人自杀的最主要原因。病人大多无自知力，加之焦虑、对陌生环境的恐惧、失眠、受幻觉、妄想等症状的支配，往往容易出现自杀行为。例如有幻听的病人，总听见耳朵里有声音在命令他自杀；或者反复指责他，说他没用，情绪低落，觉得不如死了算了；或者总觉得周围人要害他，整天提心吊胆，觉得干脆死了省得受折磨等等。近来研究表明，有自杀倾向的人中，中枢神经系统代谢产物的含量有变化，特别是儿茶酚胺和吲哚胺的含量在脑脊液是有下降，其他学者也在抑郁症、人格障碍与精神分裂症中发现同样改变。

2. 心理因素：亲人去世，财产损失，人际关系恶化（包括离婚）、失业、政治压力等精神刺激通常是自杀行为的直接起因。导致自杀的生活事件，多具有“丧失（loss）”的特色。导致自杀心理因素可能与年龄有关，有研究表明30岁以下的自杀者主要是由于社会隔离、被抛弃、失业、法律问题等为主，30岁以后则以患病带来的心理应激为主。

3. 家庭因素：家属对精神病的知识缺乏，对病人关心不够，病人住院期间家属长期不探视，使病人感到缺乏家庭的温暖和支持而对生活失去信心，从而产生了自杀念头。家属对病人的病情观察不够深入细致，不能及时发现病情变化，未能采取有效的防范措施而导致病人有机可乘。

4. 社会因素：社会上仍有歧视精神病人的现象，对他们缺少关爱、支持，甚至避而远之。工作压力大，竞争激烈，单位对其进行调岗，甚至令其下岗，使病人自卑感增加，病人觉得一筹莫展，孤独无助。

5. 医源性因素：一些医源性因素也会造成精神疾病患者自杀，如部分医生用药不够规范，急于追求短期疗效，对抗精神病药的副作用缺乏监测，以致引起病人莫名的焦躁不安、手足无措，并伴有心慌、出汗、恐惧等，病人急于摆脱这种强烈的痛苦，会出现冲动伤人或自伤。这些行为只是为了发泄和解脱，并不以死为最终目的。

6. 个人因素：调查资料结果显示，自杀者中男性占73.3%，明显多于女性。可能与男性在家庭、社会中所担负的责任较大，所承受的压力较高有关。康复期是自杀的高危时期。康复期病人由于对疾病有一定的认识，当回忆起发病的经过时，感到羞耻，怕人取笑，认为自已患了精神病，需长期服药，担心自已的病治不好，对前途感到渺茫，难以忍受药物副反应等，出现悲观失望情绪，伺机自杀，以求解脱。

（二）精神病患者自杀常见的高危时期

1. 精神病性症状严重期：这一时期患者完全处于与现实脱离的阶段。病人完全受精神症状的控制，易出现意外。

2. 精神严重抑郁时期：病人受抑郁情绪的支配而出现消极观念，甚至自杀企图。

3. 出院后初期：出院后患者往往在家休养，而家属则要外出上班，缺少照顾、看护。由于患者整天独处，与家人、社会缺乏沟通交流，病人意识到面临的困难处境和可能遇到的歧视与偏见，如就业、学习、婚姻、家庭关系等，容易出现或加重消极观念与行为。甚至有些病人因为各种原因在症状刚刚有所控制，尚未达到稳定期就马上要求出院，出院后病情波动，更易导致自杀。

（三）识别自杀的预警信号

很多人对自杀抱有一些错误的概念。

例如："谈论自杀的人不会真正付诸实施"，实际上，每一个企图自杀的人都会发出事先的警告。忽视这些警示是极其致命的。当有人说"我死了你会后悔的"或"我看不到任何出路"的时候，我们要认真对待。不管他们是多么漫不经心地说这些话，周围人应该认真对待。这些话预示着严重的自杀情感。

"试图自杀的人一定是疯了"。事实上，很多自杀往往发生在疾病缓解期。患者开始恢复自知力，开始感到无望、深度绝望或悲伤。

"如果一个人决定要自杀是没办法阻挡的"。实际上，大多数要自杀的人的最大的愿望并不是死亡，而是结束难以忍受的痛苦。而这一冲动并不能持续很久。如果能及时干预，往往能够阻止。

"谈论自杀可能会给某些人出了主意"。在照顾病人时，家属往往避免谈论消极的东西，怕会加重病人的心理负担。特别是死亡之类的话题更加是回避。事实正好相反，直截了当的提出自杀这一话题，理性的讨论可以帮助他应对这种危险的冲动。

"想自杀的人是不愿意寻求帮助的"。许多有关自杀者的研究显示，超过半数的受害者在他们死亡前半年内曾经寻求过医学帮助。问题的关键是在这些人就精神卫生或一般健康问题求助时如何准确地识别出自杀的风险。所以我们必须了解一些常见的自杀预警信号，帮助我们及时发现在日常生活中可能的自杀风险，以控制自杀的发生。例如

1. 经常谈到自杀(要杀死自己)；

2. 总是谈到或想到死亡；

3. 对绝望、无助或无价值感发出议论；

4. 经常说“我不在这里就好了”或“我要离开”；

5. 日渐严重的抑郁(深度悲伤、兴趣丧失、睡眠和饮食问题)；

6. 突然的、出乎预料的由悲伤情绪转为和平和安详，甚至表现出愉快的样子；

7. 有“死的愿望”，并尝试导致死亡的冒险行为；

8. 对过去在乎的事情失去兴趣；

9. 拜访或打电话与别人告别；

10. 把事情安排停当、整理要丢掉的东西或更改遗嘱；

11. 专心考虑自杀的方法，寻找付诸实施的有关信息（如互联网)，同时寻求获得自杀的手段

(四)危机干预的基本方法

1. 多加关心 关怀与支持关心病人生活，尊重病人的人格，使其感到自己是正常人，但不要过分呵护，可以让他们做一些力所能及的事。如果病人经治疗康复后，得不到关心和支持，或受人冷落歧视，他们就会觉得自己成了家庭的累赘，悲观失望，情绪抑郁，甚至自杀。恢复自信心是减少自杀的有效保证。

2. 密切观察

3. 注意防范 病人自杀有一定的方式和工具，家庭里常见的方式是自缢、服毒、割脉、跳楼、触电等，常用工具有绳索、药物、刀剪等。因此，家人加强安全防范，妥善放置物品 ，要把这些危险物品放在隐蔽的地方，使病人不易找到。药物不要一次大量交给病人，应按次或按

每天的剂量配好给病人服用，其余的加锁保管。住高楼的，最好在阳台或窗上加护栏。

4. 按时用药 按时服药，加强治疗，可以减少自杀的发生。治疗的关键是按时服药，有些人由于病情复发或加重，也有因药物作用引起身体的不适，而不愿服药。因此，家人要督促病人服药，不能随意增减剂量，要在医生的指导下调整，而且要督促服药到口，以防弃药或积攒药物自杀。

5. 及时就诊 当病人出现明显的情绪波动，严重的失眠，家人难以调控，或病人出现明显的幻觉、妄想和自杀行为时，要及时就诊，求助于医生。

第 27 讲　暴力行为

——可以避免的“闹剧”

“忍一忍风平浪静，退一步海阔天空”，情绪激动时想想这首诗，相信可以避免很多暴力行为的发生，然而他对精神病人有用吗？请看看下面的案例：

2004 年 8 月 4 日上午，北大医院幼儿园的一位临时工用菜刀砍伤了该幼儿园的教师和儿童，导致 1 名儿童因抢救无效死亡，还有多名儿童和 3 名老师住院接受治疗。事发后犯罪嫌疑人被刑事拘留，调查发现其既往有精神分裂症病史。对此我们就精神疾病患者相关的暴力事件，用搜索引擎检索一下便会发现其并不罕见，这一事件再次引发了人们对精神疾病患者暴力行为的极大关注。是什么原因造成了这种悲剧经常上演？有什么办法可以避免此类悲剧再次发生？

精神病人的暴力行为是指在精神病状态或精神因素的影响下发生各种破坏或伤害行为，如冲动伤人、毁物、纵火、自伤等，以攻击行为最常见。暴力行为的发生具有较大的盲目性和不可预测性，一旦发生不仅给家庭带来痛苦，社会管理带来困难，也严重影响着患者及他人的安全。现将精神病患者暴力行为产生的原因及应对措施进行分析，以供借鉴。

一、产生暴力行为的原因

（一）精神症状的影响

1. 幻觉。受幻觉支配而发生暴力行为。最常见的是幻听。幻听是患者凭空听到的、实际不存在的声音，但患者往往听得很清楚，与真实声音无异，因此患者深信不疑。比如有时患者听到某某在骂他，虽然某某并不在场，患者也相信自己受到其侮辱而怀恨在心；命令性幻听也是相当危险的一个症状，当声音命令患者去伤害自己或他人时，病情严重的患者很难抗拒。命令性幻听具有生动具体、来去突然的特点，内容多具有威胁性，病人对此难辨真伪，并且绝对服从。由于声音产生得突然，这种伤害通常也是难以预料的。例如，幻听让病人去杀人或去死，病人会毫不犹豫地拿刀砍人或采用跳楼、自缢、用头撞墙等残忍的方式自杀。这种暴力行为往往突然发生，家属看不到任何先兆，只是在事后(如果行为未成功的话)，病人才肯说出是一个“声音”让他去杀人或去死，这种行为极具危险性。由于命令性幻听在内容上的危险性、在时间上的不可预测性，家属对此一定要引起高度的重视。如果发现病人存在这一症状，家属要时刻陪伴在病人身边，为了保险起见，最好是送病人住院。

2. 妄想。妄想是患者坚信不移、毫无根据的荒谬想法。容易引起患者攻击行为的妄想主要有两个，一个是关系妄想，即患者认为周围人的一举一动都是针对他的，邻居无意的关门声或咳嗽，都是在含沙射影地针对他；另一个是被害妄想，认为单位同事，或者邻居、家人，甚至国家机关，单独或勾结在一起迫害他。这两种妄想常常结合在一起，给患者造成一种风声鹤唳、充满敌意的环境，沉浸其中的患者往往会感到紧张、愤怒，走投无路，于是反戈一击，抢先下手伤害其妄想对象。这种伤人行为是有准备、有计划、有对象的。对此，最重要的是弄清病人的妄想对象，即：病人认为是谁要害他。如果病人的妄想对象是某个家里人，则应尽量让这位家

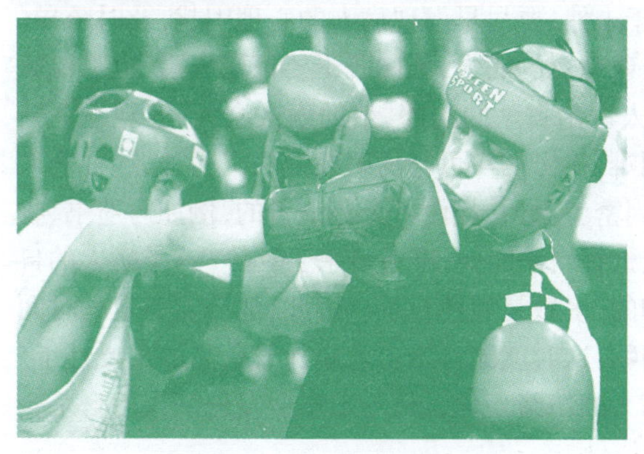

属远离病人,至少不要让他与病人单独在一起。

3. 严重的精神症状使患者兴奋躁动,思维紊乱、言语杂乱无章、行为缺乏目的性,这类病人不能分辨是非、固执己见而发生冲动性自伤、自杀、伤人、毁物等行为。此种暴力行为常无任何准备和目的,在无意中造成大祸。由于病人的兴奋躁动是持续性的,家属有充分的思想准备,一般比较容易防范。家属要保管好家里的刀、剪、火、煤气等危险物品,但最根本的办法,是使用大剂量的、具有强烈镇静作用的药物来控制病人的兴奋。如果在家里护理病人确有困难,则可以强制病人住院治疗。

4. 抑郁情绪。精神分裂症病人在疾病的不同时期,可能出现情绪低落,甚至悲观厌世。特别需要注意的是,有相当一部分自杀成功的病人是在疾病的恢复期实施自杀行为的,在精神病症状消除以后,因自己的病背上了沉重的思想包袱,不能正确对待升学、就业、婚姻等现实问题,感到走投无路,因此选择了轻生。抑郁症、强迫症患者对自己的行为感到痛苦,产生消极自悲观念,易发生自杀、自伤等。严重抑郁的患者经常有自杀行为。有时,患者担心自己死后亲人受苦,会在自杀前先将亲人杀死,称为扩大型自杀,受害人多是患者的直系亲属。少数情况下,患者多次自杀不成功,萌生歹念,希望通过杀人犯罪后,公安机关会把自己枪毙,这时受害者可能是不相关的陌生人。对此,家属一定要防患于未然,要尽早发现病人的心理困扰,及时疏导。对已经明确表示出自杀观念的病人,家属既不要惊慌失措,也不要躲躲闪闪,要主动与病人讨论自杀的利弊,帮助病人全面、客观地评估现实中遇到的各种困难,找出切实可行的解决办法。另外,这种病人在自杀之前,是经过周密考虑,并且做了充分准备的,例如写遗书、收拾旧物、向家人告别、选择自杀时间、准备自杀工具等。这类病人的自杀方式也是比较温和的,多数是服药自杀。因此,他需要一定的时间来积攒足够数量的药物,这时就能看出由家属保管药品的重要性了。只要家属密切观察病人的情绪变化,是不难早期发现病人的自杀企图的。

5. 病人自知力缺损，否认自己有病，拒绝吃药和看病。对家人要求其看精神科和长期服药难以忍受，有被监视的感觉。因此，内心产生恐惧而出现暴力行为。

（二）药物不良反应

药源性锥体外系反应可能诱发攻击行为。因长期服用抗精神病药物出现药源性抑郁，为发泄不良情绪而采取暴力行为。抗精神病药的副作用之一是可能引起病人莫名的焦躁不安、手足无措，并伴有心慌、出汗、恐惧等。这些表现多是发作性的，多数发生在下午到傍晚时分，也有的病人在打长效针以后的 2～3 天内出现上述表现。这种时间上的规律性，有助于家属判断病人的焦虑情绪是否由于药物所致。病人急于摆脱这种强烈的痛苦，会出现冲动伤人或自伤，这些行为只是为了发泄和解脱，并不以死为最终目的。家属可以在病人发作时，给他服用小剂量的安定类药物，或者在医生的指导下，调整抗精神病药的剂量或品种，这样就可以有效地控制病人的焦虑发作。

（三）社会上少数人员对精神病的歧视

态度恶劣、恶语中伤、动作粗暴，引起病人反抗性暴力行为。

（四）对危险物品管理不善

如刀、剪被人窃取，亦可发生伤人事件。对此要加强危险物品的管理。无论是家庭或病房的危险品，均应妥善管理，莫让病人有机可乘。危险物品包括锐利物品，如刀、剪、针等；玻璃器皿类物品；还有其他物品如硬底皮鞋、清扫工具和修理工具等。

由此可见精神病人的暴力行为在常人看来实际是一“闹剧”，如何避免这“闹剧”的发生呢？

二、如何避免精神病人的攻击性暴力行为

（一）尊重、理解病人

在与患者的日常接触中，对患者既要看到他们病态心理活动的

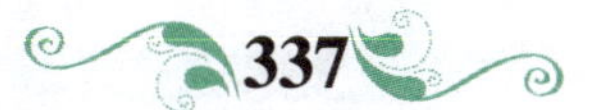

一面，又要看到他们正常心理活动的一面。既不能根据患者平常表现如常，就忽视其病态心理表现，认为患者是“装病”、“故意捣乱”，而和他们赌气，引起不必要的争执；也不能仅看到其病态心理的一面，过于迁就患者，处处顺从，以至于患者恃病无恐，为所欲为。对待患者时，要尊重、理解他们的心态，对其合理要求，能满足者尽量满足；当要求无理或难以满足时，则要心平气和地解释清楚，不要哄骗患者，否则将使患者产生不信任感。

（二）注意交流技巧、控制个人情绪

与患者交往时，言语态度要真挚和蔼，避免用高人一等的态度对待他们。不要对病人流露出恐惧或厌恶的表情，以防激惹病人。对有幻觉妄想的病人不要与之争论，企图说服他们，这样做不但毫无结果，甚至可能引火烧身、被卷入其妄想中。与有妄想的患者接触时，不要随便碰触患者的身体，以防被误认为是有意的伤害行为。对有关系妄想的患者，切忌在他面前低声与他人耳语，以免引起其猜疑。

（三）善于观察、警惕反常的情感变化和言行

如果仔细观察，通常患者在实施暴力行为前都流露一些蛛丝马迹，例如妄想，患者的妄想多数是逐渐发展的，日常言行中总会有所显现。可有针对性地与患者交谈，争取让他暴露其妄想内容。但注意当患者不愿吐露时，不要坚持询问而引起患者敌意。此时可通过倾听患者的自言自语来收集信息。另外，患者流露的非言语信息也同样重要。如患者突然侧耳倾听，多半说明他有幻听；当患者双目圆睁、表情愤怒、呼吸急促、来回走动时，表明他此刻情绪激动，绝对不要刺激他。而一直恢复很好的患者突然阴郁孤僻、烦躁不安，则说明可能有病情反复，应及时促其就诊。如果确实判定患者有实施暴力的危险，可暂时对他实行保护性约束，用长的软布之类将患者控制。

三、面对攻击性暴力的紧急应对方法

无论如何小心，有时也可能面临精神病人猝不及防的攻击性暴力。这时一定不要慌张,尖声惊叫、奔跑都可能刺激患者;也不要突然或大幅度的动作,避免患者受惊。先以和蔼态度说服患者(注意:接触时应站在他的侧面,尽量在其攻击范围之外),可用温和、但坚定果断的语调询问:“您生气啦!请不要着急,所有问题都是能解决的。请放下手里的东西,咱们坐下来谈一谈好吗?看看能不能找到什么好办法?”先稳定患者的情绪,与此同时,设法求援。切不可独自上前抢夺患者手中的物品。应采取分工合作的办法,由一人在前面吸引其注意力,另有他人从背后将其抱住;或以棉被等物将患者头部蒙住;或从对面向患者面部突然大量泼水,趁其受惊慌乱,将其制服。

四、暴力行为的“预测因素”

假如你身边有一位精神疾病患者,你或许会担心他病情突然发作,对你施加暴力行为。你也许还会问,这类暴力行为可以预测吗,应当采取哪些防范措施?

预测精神病患者的暴力行为,公认的“预测因素”包括:男性,青壮年,较低的社会、经济地位,未婚,缺乏人际交往技巧,智能偏低,有婴幼儿时期神经系统疾病史(如颅脑外伤、高热等),有童年期家庭环境偏差(如受虐待、父母离异等),学习困难,有品行障碍(如逃学、斗殴、虐待动物等)史,药物或乙醇依赖者,有反复家庭暴力或违法行为史,有冲动型或反社会型人格特征,精神分裂症患者(偏执型、伴有嫉妒、被害妄想及命令性幻听者)等。

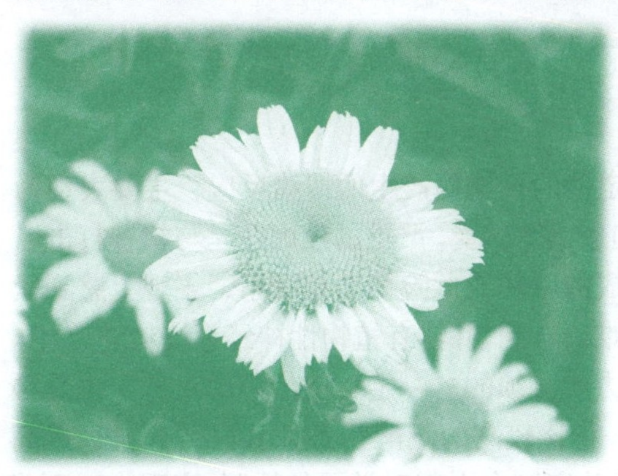

第 28 讲 如何以阳光心态迎高考
——考前心理健康指导

高考作为中国第一国考,对于广大考生来讲,是人生旅途中的重要一站。能否被录取、重点与非重点大学的区别、所学专业在今后社会上的价值,以及来自家庭、学校、社会等各方面的压力都会对同学们产生心理负担和精神上的影响。考前压力可以在个体身上造成生理的、心理的,也可以是行为方面的影响。常见的反应可分三个方面:心理方面通常表现为焦虑、抑郁、容易生气、注意力不集中、厌倦、压抑、想死念头等,严重的甚至出现精神疾病;生理方面的反应常有:心慌、心悸、气促、血压增高、头痛、失眠、尿频、尿急、过度疲劳等;行为方面可表现为:人际关系紧张、饮食过度或厌食、暴力倾向、药物滥用,严重的会出现自杀或企图自杀的行为。

如何识别高考前常见的心理问题,及时干预并练就良好的心理素质则十分重要,下面就高考前一些常见的问题提供一些参考和意见。

一、高考前常见的心理问题与干预

(一)焦虑、紧张

焦虑是对未来不确定性的预期而产生的情绪反应,主要表现为紧张、焦急、忧虑、担心和恐惧等感受。严重的焦虑总是与精神打击以及即将来临的、可能造成的威胁或危险预期相联系,主观上感到紧张、不愉快,甚至痛苦或难以自制,并伴有植物性神经系统功能紊乱。

焦虑是应对生存压力所必须的。一定程度的焦虑对考生也是必要的,可以使考生处于一种比较高的觉醒状态,明确学习动机,提高学习效率,但过高的焦虑状态则会引起对学习的抑制,表现为睡不着觉、吃不下饭、看不下书、坐不住,如某重点高中高三学生小李学习十分刻苦,成绩一直名列前茅。考前一个月,他精神紧张,无法集中精力学习,上课常走神,总担心考不上名牌大学;觉得时间不够用,心里没底;白天无法安心学习,晚上睡不着觉;情绪不稳定、烦躁异常,甚至伴随头痛、恶心、腹痛、腹泻等反应。分析:小李的这种精神状态属于典型的考前焦虑。其原因可能是他对高考的不恰当认知,认为一分一秒都要用于学习。

1.干预:

积极纠正认知的错误。摆正心态,正确参与应考过程,看淡结果对减轻和解除焦虑有很大帮助。

学会劳逸结合。有张有弛,张弛有度,这样合理安排,时间利用率才会高。

树立自信心,进行放松训练。如①远离法:即远离紧张的情境或场所。例如在教室或房间里看书累了,不妨到操场上去,到外面去走走,或找人聊聊天、做点其他事等。②运动法:即做些有氧运动来松弛身体、达到消除紧张的目的。③泡热水法:即在感到头昏脑胀时,去洗个热水澡,或用热水洗脚、洗脸,以此放松自已的情绪与身体,达到消除紧张的目的。④如呼吸法、握拳法、按摩耳垂、意念法,让自已轻装上阵。

2. 饮食方面:

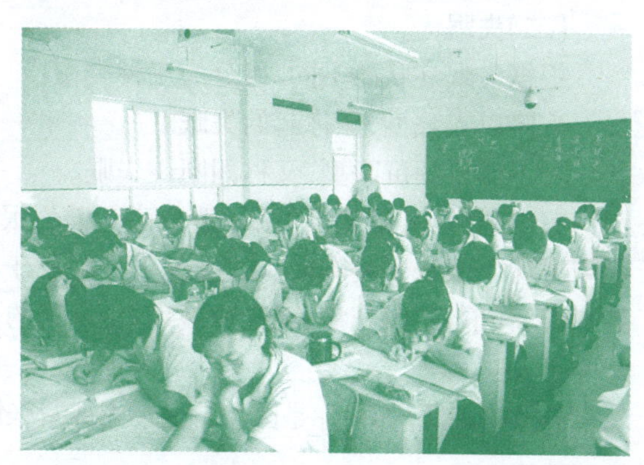

避免饮食:如可乐、油炸食物、垃圾食物、糖、咖啡因、香烟、酒精等易刺激身体的食品。虽然酒精、吸烟可能提供暂时的解脱,但隔天紧张仍会来袭,而且这

些物质本身也残害健康。正确的饮食将强化身体,使免疫系统及神经系统状况处于良好状态,有利于学习。

饮食疗法

A. 玫瑰花烤羊心

a.配制原料:鲜玫瑰花 50 克(或干品 5 克),羊心 50 克,精盐适量。

b.制作方法:将鲜玫瑰花放人小铝锅中,加精盐、水煎煮 10 分钟,待冷备用。将羊心洗净,切成块状,穿在烤签上边烤边蘸玫瑰花盐水,反复在明火上炙烤,烤熟即成。可边烤边食。

c.功效:补心安神。适用于心血亏虚所致的惊悸失眠及郁闷不乐等症。

B. 枣麦粥

a.配制原料:枣仁 30 克,小麦 30~60 克,粳米 100 克,大枣 6 枚。

b。制作方法:将枣仁、小麦、大枣洗净,加水煮至 10 沸,取汁去渣,加入粳米同煮成粥。每日 2~3 次,温热食。

c.功效:养心安神。适用于烦躁、神志不宁精神恍惚、多呵欠、喜悲伤欲哭,及心悸、失眠、自汗。

采用上述自我调节方法得不到解决时,必须找精神科医生,寻求心理治疗和抗焦虑药物治疗。

(二)失眠

根据失眠症状的不同,可分为三种类型:

1. 难以入眠型,又称起始失眠。

2. 不能持续沉睡型,又称间断性失眠。

3. 早醒型,又称终点失眠。造成高考前失眠的原因主要是焦虑和学习方法不当。主要有极少数情况下失眠属于心理疾病(如焦虑症、抑郁症、强迫症、躁狂症、精神分裂症等)早期的一个症状。

干预:

1. 放松训练。如果你是因为自己焦虑或紧张情绪造成失眠的,可以选择肌肉放松、言语放松或者想像放松等方法,让自己尽快入眠。

2."顺其自然"法。失眠亦无妨,出现失眠是正常的,困惑你的不是失眠本身,而在于你"不想让自己失眠"——当你觉得难以入睡时,往往总想让自己早点入睡,结果是你越控制越睡不着,越睡不着越想控制,造成了恶性循环,令自己疲惫不堪。如果真睡不着,就别再躺在床上,可以起来做点事,如看看书,活动活动,直到确实感到困乏了再上床入睡。

3.考试前不要突然改变习惯了的作息时间,即使有一夜没有睡好,也不会对第二天造成多大的影响的,因为人的大脑有神奇的自然调节功能。所以保持习惯、自然最好。

4.睡前情绪平静。不做剧烈活动,也不要进行激烈的争论。

5.心理想象法。

(1)数字法。熄灯后躺下仰卧,做一次深吸气,然后徐缓地往外呼气;在第二次吸气时,你默念数字"1",呼气默默地对自己说"放松";

(2)诱导法。每进行一次深缓呼吸,就对自己进行一次暗示:"我已经睡着了。"这样就可以起到良好的诱导。

(3)想象法。想像自己如漂在水面上,告诉自己现在很舒服,很快就能入睡了。

6.自我按摩。可在每晚睡觉前,坐于床上进行如下按摩:

(1)按摩耳廓至发热,因按摩耳廓有助于调节全身功能,促进血液循环,得到放松,有利睡眠。

(2)摩脐下气海、关元 50 次。

(3)擦涌泉 100 次。

(4)仰卧于床上作细而均匀的深呼吸 30 次,全身放松意守丹田即可入睡。

每晚临睡前先揉足三里、三阴交,每穴 1 分钟,再掐按内关、神门穴 1 分钟,再用双手掌根部揉擦背部,以有热感为宜,重点按揉心俞、脾俞、肝俞。最后平卧闭目养神,不生杂念,用拇、食指按揉双侧睛明穴,连续揉按 3~5 分钟即可产生睡意。

7. 饮食方面:

(1)避免饮食:过多提神食品,如咖啡、茶、兴奋剂等,可以食用一杯甜、热牛奶和面包等,睡前饮食要适当。睡前不要饿肚子,但也不能吃过饱、过油腻、喝太多水等。

(2)饮食疗法:

A. 莲心茶:适用于心火上炎,烦躁不眠。

莲心两克,生甘草 3 克。开水冲泡,如茶饮。每日饮数次。百合粥:适用于心阴不足之虚烦不眠(口干、干咳)。

生百合 100 克,粳米 100 克,洗净,加水 1000 毫升,煮至米烂,日服两次。

B. 酸枣仁粥:适用于心脾两虚,惊悸健忘,失眠多梦。

酸枣仁 50 克,捣碎,浓煎取汁。用粳米 100 克,加水煮粥,煮至半熟时,加入酸枣仁汁同煮,至粥成,趁热服食,可根据个人口味加糖。

8. 采用上述自我调节方法得不到解决时必须找精神科医生寻求心理治疗、可用失眠药物或治疗原发性心理疾病。

(三)抑郁

抑郁是对丧失的一种情绪反应,让人感到不开心,自信心不足,否定自我,觉得自己不行,动力不足,记忆下降、注意不集中,严重的可表现悲哀、沮丧、痛苦或是消沉、易激惹,想死念头及自杀等的体验。通常我们会在某一时间或一段时期里感到这种情绪。抑郁可以是轻微的、中等的或是严重的。医生能够诊断出抑郁的程度,这影响到具体如何治疗。

1. 自信心不足:考生往往是多次考试失败所导致的,从而丧失信心,觉得自己前途黯淡。每一个高三学生都可以称为“身经百战”。应该对自己的实际水平有一个大体的估计。不要盲目的自卑。别人是竞争对手,但最重要的是战胜自己,自信是成功的法宝。不妨制定每天的学习计划:早上起床时,仔细思考今天我要做些什么;晚上临睡前,在头脑里做一小结。适当给自己鼓励。进行积极的自我暗示，默念“我行，我一定可以超越自己”。最重要的是要制定合理的成绩目标与学习计划，通过实现目标，优化情绪来逐步建立自信心。首先，自己经过一年来的反复复习，对所学课程已有相当的掌握，相信自己在考场上会有出色的发挥。其次，考取与否并不完全说明实力的强弱，其中还有许多其他一些偶然的因素存在。所以只要能正确评估自己，正确对待考试，就能从容地赴考应试。

2. 否定自我：一般是因为考试失败，自我评价过低所导致的。由于不自信，会明显低估自己的能力和价值，不相信自己的优点，总觉得自己不行，面对现实，感到自己力不从心，想做什么都感到难，有种无用无助感。可以采取“合理情绪想象技术”来解决。严重的要尽早看精神科医生，接受抗抑郁药物治疗与心理治疗。

3. 记忆力下降：如果是身体原因造成的，要调整饮食，注意休息。如果是抑郁、不开心较长时等心理问题造成的，会自我感觉记忆下降，记不住东西，学习困难，则要调整好情绪，严重的要接受精神科医生的心理治疗和抗抑郁药物治疗。

4. 注意力不集中：如果是因为情绪不稳定所造成的，首先解决情绪问题。如果是身体疲劳所造成的，要注意休息。如果是知识不能理解所造成的，要注意消除知识障碍。如果觉得老回忆往事，自责自备，就应找精神科医生诊治。

5. 不开心：主要表现心情抑郁、高兴不起来或心闷、心烦，有时虽然面带笑容，但内心总是痛苦——微笑型抑郁，没有愉快感、快乐感缺乏，对学习、生活兴趣下降。产生无望、无助、无用感，甚至想死念头的危险信号。必须尽早找精神科医生治疗。

6. 自杀念头、自杀行为：无论什么原因，若出现自杀念头多次，有自杀行为等，则为危险信号，相当于内外科的危重病人，随时可能出现生命危险，故需精神科急诊、进行危机干预，紧急处理。

7. 饮食方面：

(1)避免饮食:

①喝酒。饮酒过量会使人更加情绪低落,所谓借酒消愁愁更愁。喝酒会抑郁食欲,造成营养不良,有损健康。

②喝茶和咖啡。咖啡因摄取太多(每天喝四杯以上咖啡或六杯以上的茶)会加重抑郁症。茶,可乐和咖啡都会加重抑郁症患者的失眠症状,患者在睡觉前不应喝茶或咖啡。通常人体因突然减少咖啡因所引起的头痛和嗜睡等症状,会持续一至三天才消失。

(2)饮食疗法:

①快乐水果——香蕉、葡萄、柚、樱桃。香蕉有一种可以令人兴奋和提高情绪精神的物质——生物碱,而且含有多种胺酸和维生素,非常有利于人体大脑血清素。血清素的增加有助于神经细胞的传递,提高大脑神经系统。葡萄柚里的维生素 C 可以增强身体抵抗力,同时又有减缓压力的作用。樱桃产生的花青素能够帮助人们放松心情、制造快乐,对付抑郁症。

②心情法宝——大蒜、南瓜。大蒜和南瓜都是帮助人们恢复心情的法宝。常吃大蒜人们就不会感觉劳累和焦虑, 对急躁情绪有所缓解。南瓜中的维生素可以帮助人体补充 B_6 和铁,被称为天然的“人体汽油”。

③深海瑰宝——鱼。鱼体内的成分 Omega-3 脂肪酸是天然的抵抗抑郁症的瑰宝。常食用海鱼,会明显降低抑郁症的发病、缓解抑郁情绪。

(四)压力过大

1. 自身压力过大: 压力过大来源于现实成绩与理想成绩相差很大,目标过高,追求完美,总想自己是“标兵”,或总拿自己同好同学比。尤其是①制订高的个人标准或追求完美的动机;②对他人要求过高;③对他人施加不现实的高标准等完美主义者,一方面过度进取,不达目的不罢休,另一方面在遇到挫折时,既不能接纳现实,也无法悦纳自己的缺点和失败, 因而难以欣赏地生活和做事, 难以体会轻松、愉快感。总感学习压力过大，从而导致进食障碍、焦虑、强迫、抑郁等心理障碍。

干预：考生应量身制定目标，期望值合理。可以设置一个略低平时成绩的假想目标，达到此目标就为自己真实能力的实现，这样就可以从容不迫的参加考试，减轻压力；考试没有必要跟同学比，俗话说“山外有山”，总会有人比你更强，你只要这样想心结应该能够打开了。在这个时候一定要懂得放松自己，平时做点运动，听听一些轻音乐，做到劳逸结合，才有信心面对每一次考试，相信高考能取得好成绩。建议：对于自身达不到目标，不如“顺其自然”，学会“放下”与“悦纳”现实，体会一下闲着庭前花开花落，望天外云卷云舒的自在心境。另外可自我减压，方法如下：

(1)运动放松。考生可以利用 10 分钟左右的时间伸伸腰，展展臂，转转脖子，这样可以防止肌肉和筋骨疲劳，提高复习效率。运动强度以稍微出点汗而不感到累为宜。

(2) 音乐舒缓压力。考生可以选择复习间隙听听自己喜欢的音乐，甚至可以伴随着音乐的节奏哼唱几句，这些对于舒缓考生的心理压力都很有帮助；

(3)兴趣减压。考生在高考前一定要适当地保留自己的爱好，只有拥有良好的心态，轻松上阵，才能顺利实现目标；

(4)运用语言和想象放松。通过想象训练思维“游逛”，如“蓝天白云下，我坐在草地上”、“我舒适地泡在浴缸里，听着优美的轻音乐”，想象会让你觉得安详、宁静与平和；

(5)分解法。把生活中的压力列出来，一、二、三……然后个个击破，这些所谓的压力便可以逐渐化解；

(6)适度发泄，想哭就哭。医学心理专家认为，哭能缓解压力，让人类情感抒发出来比深埋在心里有益得多；

(7) 一读解千愁。读书可以使人在潜移默化中逐渐变得心胸开阔，气量豁达，不惧压力

2. 外界压力过大：一般是由父母和老师期望值过高和过度关注所导致的。可以采取直接向他们诉说自己的感受和对它们施加反向压力来解决。

总之，压力过大，若自我解决不了，尤其是出现了烦躁、失眠、强迫、抑郁等心理障碍时，则可求助精神科医生。

家庭防治措施

(1)保持乐观。

(2)走出封闭的环境；待在家里胡思乱想或看电视，肯定使你更沮丧。不妨走出户外，做些休闲活动，具体做什么都没关系，只要是有活力、不枯燥的事情。散步、骑脚踏车、拜访朋友、下棋、阅读，都是不错的选择。保持心灵活跃，并充分休息，尽可能避免有害的情绪。

(3)转移注意力。你可以做一些能使你分散注意力的事情，比如，用海绵给地板打蜡，清洁浴室的瓷砖，或研究花草树木。

(4)发泄出来。将你的感受说给某人听，通常会有帮助。找一个关心你的朋友，把你的心事告诉他，这比闷在心里要好受的多。当你愈说愈难过时，不妨尽情地哭一场。流眼泪是一种绝佳的发泄方式，尤其当你知道你为何而哭时。

(5)放慢脚步。现代人的生活节奏很快，如果你怀疑每日行程安排过度紧凑是压力过大的原 因，那么，你何不放松自己，给自己多点时间休闲娱乐，做做温水浴或按摩。

(6)避免做重大决定。当你压力过大时，你的判断力也会受到影响。将生活里的重要决定留待情绪稳定时才做， 以免做出错误的决定，使你更加烦恼。

(7)尊重他人。压力过大时，容易对周围的人不耐烦、发脾气，此时千万要克制。因为，别人很可能以牙还牙，如此一来，你的情绪会更糟。

(8)信笔涂鸦。写字是发泄压力的好办法，画画更好，当你感到烦闷，立刻坐下来画画，颜色能洞悉你的情绪，选用红色可能代表愤怒，黑色代表悲伤，灰色代表焦虑。

(9)勿大吃大喝。有的人在压力过大时喜欢大吃大喝,你可能一时觉得舒畅,但事后,你的身体将使你更加不适。必要时,走出户外,以抵抗想吃东西的冲动。

(五)早恋与情感问题

人到高中时正处于发育的高峰期,身体和心理逐渐成熟,对情感的发展和友谊的选择尤为重要,也容易发生早恋,所以高中生的早恋或感情问题很常见。我们肯定恋爱是人之常情,是美好的事,故不宜一味否定,因为这是他们成长的标志。有早恋的心是可以理解的,关键控制好自己的情感,上大学后或出来社会后就会懂得初恋其实是不现实的,或许是一幅美丽幻影。

干预:如果利于学习或没有影响到自己的正常学习,就可以不有意去处理,顺其自然。如果影响到自己的学习,就要理性面对,通过注意力转移和坚定自己的未来目标来解决。要暗示自己:虽然是成年人,但现在的主要任务是学习。但很现实的一句,除非高中毕业后两人马上结婚,否则非常容易分开,况且高中生时期根本不会考虑到结婚的事。高中毕业后人很快各奔西东,见人识事多了便很容易发现初恋并不成熟而且对方并不是拍拖时那样完美,这更容易导致分开。

(六)“闷死了”——闭锁心理

闭锁心理突出表现为学生平时不声不响、沉默寡言,喜怒哀乐不轻易表露,他们很少与父母交谈,家长问话也是不爱搭理,甚至朝父母喊叫:“别和我说话!”又不愿和老师接近;和同学由于鸡毛蒜皮的小事就起争执,爱发脾气,极少到办公室提出问题或主动与老师谈话,他们只喜欢把自己的所思所想、自己的喜怒哀乐深深埋在心里或只向日记倾诉,在自我的小天地里默默地咀嚼学习、考试、生活的压力,品尝孤独。由于在学习和生活中,特别是高考前强大的压力下遇到的各种困难、挫折、痛苦、烦恼等,不愿向人倾诉,由此引起的一些不良情绪不能及时得到排遣,日积月累就易引起其他心理问题,并直接影响到高考的复习考试心态。这样的学生往往性格内向,可能有着这样或那样的心理障碍，他们可能在成绩上徘徊不前，可能在交友上不尽如人意。干预：老师和家长必须更加小心地去呵护他们容易受伤的心灵，应更多地站在他们的角度去想想。和考生一起关注一些心理学方面的知识，或是求助于心理咨询师，从心理学的角度去观察和分析考生的言语和行为，更好地了解考生的心理特点，建立师生、亲子之间相互理解与信任的关系，真正从心理上给考生减压。这是压力过大的又一表现。其实学生、家长、学校三方都可以想办法来排解压力。当考生觉得自己看什么都烦的时候，不妨尽量去接受身边的人、事；家长要减少对孩子的催促，给孩子一个独立空间，让孩子休息放松，睡前可以放一些轻音乐来舒缓孩子情绪。症状严重的如出现发呆、自笑、自语或自诉脑内突然冒出许多想法等，则尽早找心理医生诊治，千万别错过良好的治疗期，延误病情。

（七）人际关系紧张

一般是由于个性偏执和过度敏感所导致的。可以采取与亲近的人倾诉，或者与发生矛盾的人直接交流与沟通来消除矛盾。最重要的是要心胸宽广，不要太在意别人的态度。若出现疑心，觉得同学、老师或家长、邻居等有人有意针对他，搞他鬼，甚至害他，与他作对等想法时，则必须立即找心理、精神科医生。

（八）怯场——考试综合症

一种对考试情景紧张恐惧、无法自行调试的心理障碍。主要表现：①考试前心神不定，精神极度焦虑，记忆力下降，思维迟钝。②考试前或考试当天出现各种不良生理反应，如发烧、头晕、头痛、心跳加快、出虚汗，甚至休克，产生所谓晕场等现象。③考试时感到头脑出现空白，思维能力降低，手足无措，心慌意乱，难以控制自己的情绪和思维，对考不好的严重后果感到恐惧或拿到考卷就哆嗦、头脑一片空白；碰到难题时，答题状态一下子全无，无法继续考试。分析考试怯场的原因主要来自三方面：一是外界干扰：当人们进行思维活动时，突然遇到新异或强烈的刺激，会使原来的思维活动受到抑制。如考场的严肃气氛、监考人员冷峻的表情或生硬的态度,父母的叮咛:" 你进这所学校不容易,化了很大的代价,这可是人生的关键一博,事关你个人的前途..." 这些都会给考生带来巨大的心理压力,一旦遇到小小的麻烦,情绪越加紧张,促成怯场。二是缺乏自信:有些考生,尤其是性格较懦弱,多次受过挫折的考生,常常自我怀疑,即使有把握的问题,也显得犹豫不决,不敢相信自已。如果见到陌生题或难题更是诚惶诚恐,乱了方寸。三是脑过度的兴奋,大脑神经细胞的兴奋性有一定的限度,为了防止大脑神经细胞过度受损,大脑会自动转入抑制,阻止回忆活动。有些考生考前开夜车,用脑过度,睡眠不足,加上心理紧张,引起回忆反应暂时抑制,造成怯场。

干预:考生平时,可通过模拟考试锻炼自己的心理素质。平时就要有意培养自已认真仔细、顽强坚韧的品格。开考前,可深呼吸,告诉自己“能行”;初遇难题百思不解时,可跳过去做其他的题,回头再思考。避免在正式考试进行过程中,仍然考虑能答多少分的问题。具体为:

1. 考前两天:增强自信、择要复习。考前复习要有所侧重,只要检查一下重点内容是否基本弄清就可以了。所谓重点:一是老师明确指定和反复强调的重点内容;二是自己最薄弱的、经常出错的地方。如确认这些方面已没有问题,就可以安下心来,并反复暗示自已" 复习很充分,一定会考好的"。

2. 考试前夕:睡眠充足、情绪愉悦。在有了信心之后,考试前夕的休息十分重要,切莫在考试前夜以牺牲睡眠时间去复习,这是得不偿失的。因此临考前夕,要尽情放松,看看花草散散步,减轻心理紧张度,听听音乐愉悦心情,打打球调剂大脑,早些休息...一定要避免思考过多,精疲力竭。同时家长要尽量为孩子创造一种和谐、轻松、愉悦、安静的家庭氛围,不要用言语刺激孩子,家长最好什么都不问,什么都不讲;要么给予积极暗示:" 你行,一定行! " 让孩子充满自信地步人考场,因为自信是成功的第一要素。

3. 考试当天:从容安排、沉着镇静。吃早吃好、欣赏音乐、检查准考证、文具用品等是否带全、适时到校、缓行忌谈。

考试中定要先做容易题，以提高兴奋度。这种自我暗示的作用下心中的杂念自会消除，从而消除焦虑，放松身心。

若平时自我调节无效，必须尽早寻求精神科医生的帮助。

（九）对某些事物不科学的认识

有些考生会产生某些多余的或不科学的念头，如对自己的准考证为13号或14号而烦恼不已，对考前遗失某件物品（如雨伞、钢笔……）念念不忘，认为是“不祥之兆，个别同学还会对考试产生恐惧感。以上这些心理障碍，应引起考生的重视，一方面，应在考试前进行必要的心理训练，预防类似情况发生；另一方面，即使有某些心理障碍，也不要着急，接受一些有针对性的治疗或心理调整予以消除，必要时可寻求心理咨询。

（十）女生高考前心理保健

随着高考的来临，众多考生的心情也逐渐变得紧张、焦虑。怎样迎考？这是每个学生都十分关心的问题。尤其是女生，她们的身心状态可能面临更严峻的考验。那么，对于女生而言，如何保持考前最佳的身心状态呢？

1.要保持良好的心理状态。

一般来说，影响女生的心态，造成她们考前心理紧张和焦虑的原因，通常有以下几种：①对自己信心不足，缺乏必胜的信念；②对考试期望过高，怕达不到目标而辜负父母的期望；③自尊心过强，担心一旦考得不好将受到别人的讥笑；④对考试准备不足，感到心中无数，以至于焦虑不安。上述这些原因，常常使女生产生一些消极的自我暗示。怎样才能克服这些心理障碍呢？

（1）矫正自我认识上的偏差，正确评价自己，提高自信心。

女生与男生相比，更容易出现羞怯、胆怯、忧伤、不安、内疚、失望等情绪。心理学研究表明，信心十足的考生，较之胆怯者和气馁者更容易取得好的成绩。树立自信心，首先要对自己的能力和各方面情况有一个客观、准确的估计，不要轻易地为自己贴上“弱者”的标签，否则是很难正常发挥自己应有水平的。正确的态度应该是：轻松放下“包袱”，相信自己的潜力；相信自己能够在可能的范围内达到“最佳”状态；相信只要自己去做，就会实现切合自身的目标。

(2)树立正确的考试观，确定恰当的考试期望值，以“平常心”对待考试。

不少同学常常会担心考试失败，这样的心理压力分散了备考复习的精力，也会影响到考试的结果。因此，对于“能不能考好”、“考不好怎么办”之类的问题，考生在考前及考试中不必想得过多，而应把思想集中到复习及答题中去。其实，对自己的期望要实事求是，不要制定不切实际的过高目标，但也不可期望值过低。目标过高而实际能力不足，会造成考前焦虑；期望值过低，则缺乏激情，会影响复习的积极性。所以，要在客观认识、分析自己的基础上，确定适合自己的期望值，调整学习动机。

(3)正确看待考前和考试紧张，学会情感转移。

考前紧张不等于考前焦虑，适当的紧张有利于考生调整到最佳考试状态，考生可以选择情感转移，来消除一定的紧张，如到野外踏青、听音乐、唱歌、聊天、参加集体活动及一些简单的劳动等。还可以经常进行思想交流，要敢于向家长、老师、同学和朋友倾诉，有的时候说出来就是一种解脱，就会消除或减轻思想负担。

2. 保持最佳的生理状态。

考试期间保持最佳的生理状态也是决定考试成功的一个重要因素。青春期的女生大都已有了月经，有的女生可能恰逢考试期间有月经出现，这就更要注意身体和心理的调节。

(1)科学安排学习时间，劳逸结合，避免疲劳。

临考前的一周一定要避免疲劳，如果考生考前仍拼命复习至深夜或因其他原因而导致体力过度消耗，进入考场时会感觉精力不足。此外，放松或娱乐也要避免疲劳。女生可以选择有利于缓解紧张情绪的轻度活动，如在晚上散步 15 分钟。心理学研究表明，人在散步后情绪饱满，精力充沛，紧张感减轻。

(2)注意生活规律和节奏。

一般来说，临考前仍应保持原有的起居习惯和规律。连续开夜车的复习方式是不可取的。连续几天的睡眠不足，会影响记忆、钝化思维。同样，考前过于放松，每天睡得昏昏沉沉也是不可取的。考试期间，还要合理安排营养和膳食，注意加强营养，而不是暴饮暴食或者挑食、偏食，更不要盲目信赖市场上出售的作用不明的补品、保健品。要顺其自然。

(3)如遇到月经期，除注意营养和睡眠外，还要特别注意以下几点：

注意卫生，注意保暖，避免寒冷刺激，如冷水浴、游泳、淋雨、进食冷食、冷饮等；不参加剧烈运动和重体力劳动；心情要舒畅，情绪要稳定，尽量避免激动和烦恼。

(4)其他：

若平时痛经厉害、且难以忍受者，建议尽早看妇科医生。若平时经前、经期情绪波动大、且影响学习与生活的，建议尽早看精神科医生。

第29讲 精神科常用自评量表
——试看自己有没有心理障碍

一、我的心理状态正常吗？应用广泛的症状自评量表(SCL-90)

刚上大一的农村女孩小敏觉得挺烦恼的，大学里的学习方法和高中不一样,大学同学也没有老家同伴那么友善。她感到很自卑,性格也变得敏感起来,总担心同学们嘲笑自己不标准的普通话,还有土气的衣着打扮。为了自尊,她独来独往,不理睬同学,可内心却充满了苦闷。她想和同学交往,可又害怕被拒绝。就这样终日烦恼,晚上难以入睡,白天则没有精神,有时还感到头痛,上课也不能集中注意力,考试时该记得重点总是记不住，成绩排名倒数。小敏觉得这样下去不行,就来到了心理咨询室。咨询师听小敏说了大概情况后,给了小敏一份问卷,然后告诉小敏,这几张表上有90项人们可能有的病痛或问题,项目后面有五个选项,分别是“从无”,“轻度”,“中度”,“偏重”,“严重”,你在最适合你的那一项下划勾,但是一定要反映你最近一周以来的情况。

症状自评量表(SCL-90)

指导语:以下表格中列出了有些人可能有病痛或问题,请仔细阅读每一条,然后根据最近一星期以内(或过去时)下列问题影响你或你感到苦恼的程度,在方格内选择最合适的一格,划一个勾,如“√”。请不要漏掉题。

	从无	轻度	中度	偏重	严重
1. 头痛	□	□	□	□	□

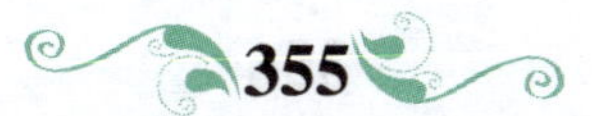

2. 神经过敏,心中不踏实 □ □ □ □ □
3. 头脑中有不必要的想法或字句盘旋 □ □ □ □ □
4. 头昏或昏倒 □ □ □ □ □
5. 对异性的兴趣减退 □ □ □ □ □
6. 对旁人责备求全 □ □ □ □ □
7. 感到别人能控制您的思想 □ □ □ □ □
8. 责怪别人制造麻烦 □ □ □ □ □
9. 忘性大 □ □ □ □ □
10. 担心自己的衣饰整齐及仪态的端正 □ □ □ □ □
11. 容易烦恼和激动 □ □ □ □ □
12. 胸痛 □ □ □ □ □
13. 害怕空旷的场所或街道 □ □ □ □ □
14. 感到自己的精力下降,活动减慢 □ □ □ □ □
15. 想结束自己的生活 □ □ □ □ □
16. 听到旁人听不到的声音 □ □ □ □ □
17. 发抖 □ □ □ □ □
18. 感到大多数人都不可信任 □ □ □ □ □
19. 胃口不好 □ □ □ □ □
20. 容易哭泣 □ □ □ □ □
21. 同异性相处感到害羞不自在 □ □ □ □ □
22. 感到受骗,中了圈套或有人想抓住您 □ □ □ □ □
23. 无缘无故地突然感到害怕 □ □ □ □ □
24. 自己不能控制地大发脾气 □ □ □ □ □
25. 怕单独出门 □ □ □ □ □
26. 经常责怪自己 □ □ □ □ □
27. 腰痛 □ □ □ □ □
28. 感到难以完成任务 □ □ □ □ □
29. 感到孤独 □ □ □ □ □

30. 感到苦闷	□	□	□	□	□
31. 过分担忧	□	□	□	□	□
32. 对事物不感兴趣	□	□	□	□	□
33. 感到害怕	□	□	□	□	□
34. 感情容易受到伤害	□	□	□	□	□
35. 旁人能知道您的私下想法	□	□	□	□	□
36. 感到别人不理解您. 不同情您	□	□	□	□	□
37. 感到人们对您不友好,不喜欢您	□	□	□	□	□
38. 做事必须做得慢以保证做得正确	□	□	□	□	□
39. 心跳得厉害	□	□	□	□	□
40. 恶心或胃部不舒服	□	□	□	□	□
41. 感到比不上他人	□	□	□	□	□
42. 肌肉酸痛	□	□	□	□	□
43. 感到有人在监视您谈论您	□	□	□	□	□
44. 难以入睡	□	□	□	□	□
45. 做事必须反复检查	□	□	□	□	□
46. 难以作出决定	□	□	□	□	□
47. 怕乘电车、公共汽车、地铁或火车	□	□	□	□	□
48. 呼吸有困难	□	□	□	□	□
49. 一阵阵发冷或发热	□	□	□	□	□
50. 因为感到害怕而避开某些东西、场合或活动	□	□	□	□	□
51. 脑子变空了	□	□	□	□	□
52. 身体有发麻或刺痛	□	□	□	□	□
53. 喉咙有梗塞感	□	□	□	□	□
54. 感到前途没有希望	□	□	□	□	□
55. 不能集中注意力	□	□	□	□	□
56. 感到身体的某一部分软弱无力	□	□	□	□	□
57. 感到紧张或容易紧张	□	□	□	□	□

58. 感到手或脚发重	□	□	□	□	□
59. 想到死亡的事	□	□	□	□	□
60. 吃得太多	□	□	□	□	□
61. 当别人看着您或谈论您时感到不自在	□	□	□	□	□
62. 有一些不属于您自己的想法	□	□	□	□	□
63. 有想打人或伤害他人的冲动	□	□	□	□	□
64. 醒得太早	□	□	□	□	□
65. 必须反复洗手、点数目或触摸某些东西	□	□	□	□	□
66. 睡得不稳不深	□	□	□	□	□
67. 有想摔坏或破坏东西的想法	□	□	□	□	□
68. 有一些别人没有的想法	□	□	□	□	□
69. 感到对别人神经过敏	□	□	□	□	□
70. 在商店或电影院等人多的地方感到不自在	□	□	□	□	□
71. 感到任何事情都很困难	□	□	□	□	□
72. 一阵阵恐惧或惊恐	□	□	□	□	□
73. 感到公众场合吃东西很不舒服	□	□	□	□	□
74. 经常与人争论	□	□	□	□	□
75. 单独一人时神经很紧张	□	□	□	□	□
76. 别人对您的成绩没有作出恰当的评价	□	□	□	□	□
77. 即使和别人在一起也感到孤单	□	□	□	□	□
78. 感到坐立不安心神不定	□	□	□	□	□
79. 感到自己没有什么价值	□	□	□	□	□
80. 感到熟悉的东西变成陌生或不像是真的	□	□	□	□	□
81. 大叫或摔东西	□	□	□	□	□
82. 害怕会在公众场合昏倒	□	□	□	□	□
83. 感到别人想占你的便宜	□	□	□	□	□
84. 为一些有关性的想法而很苦恼	□	□	□	□	□
85. 您认为应该因为自己的过错而受到惩罚	□	□	□	□	□

86. 感到要很快把事情做完 □ □ □ □ □
87. 感到自己的身体有严重的问题 □ □ □ □ □
88. 从未感到和其他人很亲近 □ □ □ □ □
89. 感到自己有罪 □ □ □ □ □
90. 感到自己的脑子有毛病 □ □ □ □ □

SCL—90 是一种应用广泛的自评量表，分为 5 级评分（从 0～4 级），0 = 无；1 = 轻度；2= 中度；3 = 相当重；4 = 严重。共有 90 个项目，这其中包括了 9 个因子，每一个因子反映出病人的某方面症状，通过因子分可了解症状分布特点。

因子分 = 组成某一因子的各项目总分 / 组成某一因子的项目数。

9 个因子含义及所包含项目为：

1. 躯体化(Somatization):包括 1,4,12,27,40,42,48,49,52,53,56,58 共 12 项，该因子主要反映身体不适感，包括心血管、胃肠道、呼吸和其他系统的主诉不适，和头痛、背痛、肌肉酸痛、以及焦虑的其他躯体表现。

2. 强迫症状(Obsessive-Compulsive):包括了 3,9,10,28,38,45,46,51,55,65 共 10 项主要指那些明知没有必要，但又无法摆脱的无意义的思想、冲动和行为，还有一些比较一般的认知障碍的行为征象也在这一因子反映。

3. 人际关系敏感 (interpersonal sensitivity)：包括 6, 21, 34, 37, 41, 61, 69, 73 共 9 项。主要指某些个人不自在与自卑感，特别是与其他人相比较时更加突出。在人际交往中的自卑感，心神不安，明显不自在，以及人际交流中的自我意识，消极的期待亦是这方面症状的典型原因。

4. 抑郁(depression)：包括 5,14,15,20,22,26,29,30,31,32,54,71,79 共 13 项。苦闷的情感与心境为代表性症状，还以生活兴趣的减退，动力缺乏，活力丧失等为特征。以反映失望，悲观以及与抑郁相联系的认知和躯体方面的感受。另外，还包括有关死亡的思想和自杀观念。

5. 焦虑 (anxiety)：包括 2,17,23,33,39,57,72,78,80,86 共 10 项。一般指那些烦躁，坐立不安，神经过敏，紧张以及由此产生的躯体现象,如震颤等。测定游离不定的焦虑及惊恐发作是本因子的主要内容,还包括一项解体感受的项目。

6. 敌对(hostility):包括 11,24,63,67,74,81 共 6 项。主要从三个方面来反映敌对的表现:思想、情感及行为。其项目包括厌烦的感觉、摔物,争论直到不可控制的脾气爆发等各方面。

7. 恐怖(Photic anxiety):包括 13、25、47、50、70、75、82 共 7 项。恐惧的对象包括出门旅行,空旷场地,人群,或公众场所和交通工具。此外,还有反映社交恐怖的一些项目。

8. 偏执(Paranoid ideation):包括 8,18,43,68,76,83 共 6 项。本因子是围绕偏执性思维的基本特征而制订:主要指投射性思维,敌对,猜疑,关系观念,妄想,被动体验和夸大等。

9. 精神病性(psychoticism):包括 7,16,35,62,77,84,85,87,88,90 共 10 项。反映各式各样的急性症状和行为,有代表性地视为较隐讳,限定不严的精神病性过程的指征。此外,也可以反映精神病性行为的继发征兆和分裂性生活式的指征。

此外还有 19,44,59,60,64,66,89 共 7 个项目未归入任何因子,分析时将这 7 项作为附加项目(additional items)或其他,作为第 10 因子来处理,以便使各因子分之和等于总分。

如果总分超过 160 分,或阳性项目数超过 43 项。或任一因子分超过 2 分,提示受检者在某些方面存在问题,需要进一步检查。总分越高提示病情越重。

小敏花了 20 分钟做完了这个量表测验,咨询师将她的得分输入电脑后得到了结果。

测试结果:原始分	平均分	参考诊断	均分 ± 标准差
总分 197			129.96 ± 38.76
总均分	2.19		1.44 ± 0.43
阴性项目数 30			24.92 ± 18.41
阳性项目数 60			65.08 ± 18.33

阳性项目平均分		2.78		2.60 ± 0.59
躯体化	16	1.33	无	1.37 ± 0.48
强迫状态	27	2.70	中	1.62 ± 0.58
人际关系敏感	26	2.89	中	1.65 ± 0.51
抑郁	35	2.69	中	1.50 ± 0.59
焦虑	22	2.20	轻	1.39 ± 0.43
敌对	12	2.00	轻	1.48 ± 0.56
恐怖	12	1.71	轻	1.23 ± 0.41
偏执	12	2.00	轻	1.43 ± 0.57
精神病性	19	1.90	轻	1.29 ± 0.42
其他项目	16	2.29	轻	

医生意见：

强迫症状：反复的重复做的动作明显增多，或反复思考一些想法，感到没有必要，想做抵抗，但无法克制内心的冲动，只能重复，伴有较明显焦虑，有一定求医行为。一天中有 3~4 小时会做反复动作或竭力思考等强迫行为。

人际关系：很少在生人面前多讲话，表现为敏感、多疑且易害羞。对别人讲话比较留心，常担心别人会议论自己，有时对别人有警惕心理状态，做事小心谨慎。

抑郁：自我评价比较低，情绪低落明显，常有愁眉苦脸状态，兴趣也减退。有时会哭泣或感到活着太累的想法，失眠常见，食欲不振。

焦虑：经常有莫名的担心，有时会有害怕的感觉，但有时不明白为什么会这样。可伴有心慌、心跳快的感受，易紧张，偶可见出汗，也会采取一些掩饰举动。

敌对：偶有怀疑的想法，感到别人不是真心的友好，经常表现警惕性增高，注意别人的举动，是否对自己友好，偶尔发脾气。

恐怖：有时不敢独自一人留在家中，与他人相处有一种安全感，有的表现为不敢去空旷处，有的则不敢与生人交往，但能够尽力的克制或掩饰自己，对工作影响不明显。

偏执：性格固执，即使是错误的观点，亦不大能改变。有时会有敌对性，经常有怀疑心，而无法相信别人，偶尔认为会被人跟踪。

精神病性：偶尔有幻听，大多是被人批评、责怪，有时认为是别人迫害他的行为，偶尔会出现自己脑子里想的东西没有讲出来，别人就知道了，常有敌对性。

通过 SCL-90 的测评，咨询师更多的了解了小敏的内心体验，知道她的主要问题在哪里，从而有针对性的进行指导和治疗；而小敏自己也能够从测评结果中更好的了解自己。

90 项症状清单（Symptom Check list90,SCL-90）简介：又名症状自评量表（Self-reporting Inventory），有时也叫做 Hopkin's 症状清单（HSCL）。曾有 58 项目版本及 35 项的简本，此处介绍 90 个项目的 SCL-90 由 Derogatis 编制于 1973 年，其最大的优点就是内容量大，反映症状丰富，较能准确评估病人的自觉症状，因而在精神科和心理咨询门诊中广泛应用。

不过需要注意的是，SCL-90 的适用范围主要为成年的神经症、适应障碍及其它轻性精神障碍患者，不适合于精神分裂症和躁狂症。

二、我得了抑郁症吗？抑郁自评量表(SDS)、抑郁自评问卷(BDI)

抑郁自评量表(SDS)

总粗分□□	没有或很少时间	小部分时间	相当多时间	绝大部分或全部时间	工作人员评定
1. 我觉得闷闷不乐，情绪低沉	□	□	□	1	□
2. 我觉得一天中早晨最好	□	□	□	2	□

3. 我一阵阵哭出来或觉得想哭不好意思	□	□	□	3	□
4. 我晚上睡眠不好	□	□	□	4	□
5. 我吃的跟平常一样多	□	□	□	5	□
6. 我与异性密切接触时和以往一样感到愉快	□	□	□	6	□
7. 我发觉我的体重在下降	□	□	□	7	□
8. 我有便秘的苦恼	□	□	□	8	□
9. 我心跳比平时快	□	□	□	9	□
10. 我无缘无故地感到疲乏	□	□	□	10	□
11. 我的头脑跟平常一样清楚	□	□	□	11	□
12. 我觉得经常做的事情并没有困难	□	□	□	12	□
13. 我觉得不安而平静不下来	□	□	□	13	□
14. 我对将来抱有希望	□	□	□	14	□
15. 我比平常易生气激动	□	□	□	15	□
16. 我觉得作出决定是容易的	□	□	□	16	□
17. 我觉得自己是个有用的人,有人需要我	□	□	□	17	□
18. 我的生活过得很有意思	□	□	□	18	□
19. 我认为如果我死了别人会生活得好些	□	□	□	19	□
20. 常感到兴趣的事我仍然照样感兴趣	□	□	□	20	□

标准分□□

* 填表注意事项:上面有 20 条文字,请仔细阅读每一条,把意思弄明白。然后根据您最近一星期的实际情况在适当的方格里划一个勾“√”,每一条文字后有四个格,表示:没有或很少时间;相当多时间;绝大部分或全部时间。

SDS 含有 20 个项目,每条文字及其所希望引出的症状如下(括号中为症状名称):

1. 我觉得闷闷不乐,情绪低沉(忧郁)。

* 2. 我觉得一天中早晨最好(晨重晚轻)。

3.我一阵阵哭出来或觉得想哭(易哭)。

4.我晚上睡眠不好(睡眠障碍)。

*5.我吃得跟平常一样多(食欲减退)。

*6.我与异性密切接触时和以往一样感到愉快(性兴趣减退)。

7.我发觉我的体重在下降(体重减轻)。

8.我有便秘的苦恼(便秘)。

9.我心跳比平常快(心悸)。

10.我无缘无故地感到疲乏(易倦)。

*11.我的头脑跟平常一样清楚(思考困难)。

*12.我觉得经常做的事情并没有困难(能力减退)。

13.我觉得不安而平静不下来(不安)。

*14.我对将来抱有希望(绝望)。

15.我比平常容易生气激动(易激惹)。

*16.我觉得作出决定是容易的(决断困难)。

*17.我觉得自己是个有用的人,有人需要我(无用感)。

*18.我的生活过得很有意思(生活空虚感)。

19.我认为如果我死了,别人会生活得好些(无价值感)。

*20.平常感兴趣的事我仍然照样感兴趣(兴趣丧失)。

SDS 按症状出现频度评定,分 4 个等级:没有或很少时间,少部分时间,相当多时间,绝大部分或全部时间。若为正向评分题,依次评为粗分 1、2、3、4。反向评分题(前文中有*号者)则评为 4、3、2、1。

小英花了 10 分钟做完了这个自评量表,电脑显示的结果为:

总粗分　65

标准总分　81.25

参考诊断:有(重度)抑郁状态

医生意见:

情绪非常低落,感觉毫无生气,没有愉快的感觉,经常产生无助感或者绝望感,自怨自责。经常有活着太累,想解脱,出现消极的念头,还经常哭泣或者整日愁眉苦脸,话语明显减少,活动也少,兴趣缺乏,睡眠障碍明显,入睡困难或者早醒,性欲功能基本没有。

小英的丈夫看了结果,问:“大夫,这个总粗分和标准总分是什么意思啊?”

大夫解释道:“总粗分就是 20 个项目中的各项分数相加之和,然而为了便于统计学研究,我们需要把粗分转换成标准分,我们有专门的粗分标准分换算表(见表 1),用电脑测评时,这种换算是自动进行的。在中国,总粗分大于 41,标准分大于 53 就说明有问题了。”

“那从结果看,我爱人的病情严重吗?”小英的丈夫又问。

大夫看过小英的测评结果, 对小英的丈夫说:“小英的抑郁症状已经很严重了,需要及时系统治疗。如果不治疗,小英很可能会因为抑郁情绪而出现意外。”

粗分标准分换算表

粗分	标准分	粗分	标准分	粗分	标准分
20	25	40	50	60	75
21	26	41	51	61	76
22	28	42	53	62	78
23	29	43	54	63	79
24	30	44	55	64	80
25	31	45	56	65	81
26	33	46	58	66	83
27	34	47	59	67	84
28	35	48	60	68	85
29	36	49	61	69	86
30	38	50	63	72	90
31	39	51	64	71	89
32	40	52	65	70	88

33	41	53	66	73	91
34	43	54	68	74	92
35	44	55	69	75	94
36	45	56	70	76	95
37	46	57	71	77	96
38	48	58	73	78	98
39	49	59	74	79	99
				80	100

抑郁自评量表(SDS)简介:抑郁自评量表(Self-Rating Depression Scale,SDS)由 Zung 编制于 1965 年。为美国教育卫生福利部推荐的用于精神药理学研究的量表之一,因使用简便,应用非常广泛。

小强的家境相当好,父母都在机关单位,衣食无忧,在父母的关照下,他也找到了一份好工作。可小强却并不好好干,常常旷工,游手好闲,甚至结交了一群"瘾君子",在一起"玩"麻古、K 粉、摇头丸。小强的父母无奈下将他送进了医院的戒毒科,在戒毒科里,医师让他做了一份自评问卷。

Beck 抑郁自评问卷(BDI)

0.我不感到忧郁
1.我感到忧郁或沮丧
2.我整天忧郁,无法摆脱
3.我十分忧郁,已经忍受不住

0.我对未来并不悲观失望
1.我感到前途不太乐观
2.我感到我对前途不抱希望
3.我感到今后毫无希望,不可能有所好转

0.我并无失败的感觉
1.我觉得和大多数人相比我是失败的
2.回顾我的一生,我觉得那是一连串的失败
3.我觉得我是个彻底失败的人

0.我并不觉得有什么不满意
1.我觉得不能像平常那样享受生活
2.任何事情都不能使我感到满意一些
3.我对所有的事情都不满意

0.我没有特殊的内疚感
1.我有时感到内疚或觉得自己没有价值
2.我感到非常内疚
3.我觉得自己非常坏,一钱不值

0.我没有对自己感到失望
1.我对自己感到失望
2.我讨厌自己
3.我憎恨自己

0.我没有要伤害自己的想法
1.我感到还是死掉的好
2.我考虑过自杀
3.如果有机会,我还会杀了自己

0.我没失去和他人交往的兴趣
1.和平时相比,我和他人交往的兴趣有所减退
2.我已失去大部分和人交往的兴趣,我对他们没有感情
3.我对他人全无兴趣,也完全不理睬别人

0.我能像平时一样做出决断
1.我尝试避免做决定
2.对我而言,做出决断十分困难
3.我无法做出任何决断

0.我觉得我的形象一点也不比过去糟
1.我担心我看起来老了,不吸引人了
2.我觉得我的外表肯定变了,变得不具吸引力
3.我感到我的形象丑陋且讨人厌

0.我能像平时那样工作
1.我做事时,要花额外的努力才能开始
2.我必须努力强迫自己,我方能干事
3.我完全不能做事情

0.和以往相比,我并不容易疲倦
1.我比过去容易觉得疲乏
2.我做任何事情都感到疲乏
3.我太易疲乏了,不能干任何事

0.我的胃口不比过去差
1.我的胃口没有过去那样好
2.现在我的胃口比过去差多了
3.我一点食欲都没有

总分□□

*注意:以上是一个问卷,由 13 道题组成,每一道题均有 4 句短句,代表 4 个可能的答案。请您仔细阅读每一道题的所有回答(0~3)。读完后,从中选出一个最能反映你今天即此刻情况的句子,在它前面的数字(0~3)上面画个圈。然后,再接着做下一题。

此评定量表共 13 项,各项希望引出的症状分别为:(1)抑郁;(2)悲

观;(3)失败感;(4)满意感缺如;(5)自罪感;(6)自我失望感;(7)消极倾向;(8)社交退缩;(9)犹豫不决;(10)自我形象改变;(11)工作困难;(12)疲乏感;(13)食欲丧失。

各项均为 0–3 分四级评分。(0)无该项症状;(1)轻度;(2)中度;(4)严重。

该问卷的制定人 Beck 提出,可以用总分来区分抑郁症状的有无及其严重程度,0 ~ 4(基本上)无抑郁症状;5 ~ 7 轻度;8 ~ 15 中度;16 以上严重。

小强花了两分钟做完了问卷,测试结果显示:

总分 16

诊断结果:中度

悲观:中度 我感到我对前途不抱希望

消极倾向:中度 我考虑过自杀

工作困难:中度 我必须努力强迫自己,我方能干事

抑郁:轻度 我感到抑郁或沮丧

失败感:轻度 我觉得和大多数人相比我是失败的

不满:轻度 我觉得我不能象平时那样享受生活

自罪感:轻度 我有时感到内疚或觉得自己没有价值

自我失望感:轻度 我对自己感到失望

社交退缩:轻度 和平时相比,我和他人的交往的兴趣有所减退

犹豫不决:轻度 我尝试避免做决定

自我形象改变:我担心我看起来老了,不吸引人了

疲乏感:轻度 我比过去容易觉得疲乏

食欲丧失:轻度 我的胃口没有过去那样好

通过 BDI 的测评,医师了解到小强存在抑郁症状,因此在治疗方案中除了常规的脱瘾治疗外还加入了抗抑郁治疗。

抑郁自评问卷(Beck Depression Inventory,BDI)简介:又名 Beck 抑制自评量表(Beck Depression Rating Scale),由美国著名心理学家

A.T.Beck 编制于 60 年代，系美国最早的抑郁自评量表之一，早年应用本量表者甚众，至今仍有一定影响。BDI 有好几种版本，早年的版本为 21 项。其项目内容源自临床。以后发现，有些抑郁症患者，特别是严重抑郁者，不能很好完成 21 项评定，常常是前半部分完成得还可以，后半部分却草草了事或干脆放弃，因此，Beck 于 1974 年推出了仅 13 项的新版本，经实践认为新版本品质良好。

三、我有焦虑症吗？谈焦虑自评量表(SAS)

李师傅近一年来常无缘无故感到烦躁不安，心慌气短，身上不舒服，食欲也差，熟人见了他都说他日子好过，两口子都有单位，效益还不错，女儿也参加工作了，家庭关系也很好，没什么后顾之忧。可李师傅却总是担心，紧张，他也不知道究竟担心什么。他想着自己这样应该是生病了，于是经过多方打听，来到脑科医院的神经症科看病。门诊医生在和他交谈后让他做了一份焦虑自评量表。

焦虑自评量表(SAS)

姓名：　　　　性别：　　年龄：

1. 我觉得比平常容易紧张或着急
2. 我无缘无故地感到害怕
3. 我容易心里烦乱或觉得惊恐
4. 我觉得我可能将要发疯
5. 我觉得一切都很好，也不会发生什么不幸
6. 我手脚发抖打颤
7. 我因为头痛、颈痛和背痛而苦恼
8. 我感到容易衰弱和疲乏
9. 我觉得心平气和，并且容易安静坐着
10. 我觉得心跳得很快
12. 我有晕倒发作，或觉得要晕倒似的
13. 我吸气呼气都感到很容易

A	B	C	D		E
☐	☐	☐	☐	1	☐
☐	☐	☐	☐	2	☐
☐	☐	☐	☐	3	☐
☐	☐	☐	☐	4	☐
☐	☐	☐	☐	5	☐
☐	☐	☐	☐	6	☐
☐	☐	☐	☐	7	☐
☐	☐	☐	☐	8	☐
☐	☐	☐	☐	9	☐
☐	☐	☐	☐	10	☐
☐	☐	☐	☐	11	☐
☐	☐	☐	☐	12	☐
☐	☐	☐	☐	13	☐

14. 我的手脚麻木和刺痛	□	□	□	□	14	□
15. 我因为胃痛和消化不良而苦恼	□	□	□	□	15	□
16. 我常常要小便	□	□	□	□	16	□
17. 我的手脚常常是干燥温暖的	□	□	□	□	17	□
18 我脸红发热	□	□	□	□	18	□
19. 我容易入睡并且一夜睡得很好	□	□	□	□	19	□
20. 我做恶梦	□	□	□	□	20	□

总粗分□□

标准分□□

* 填表注意事项:上面有 20 条文字,请仔细阅读每一条,把意思弄明白。然后根据您最近一星期的实际情况在适当的方格里划一个勾"√",每一条文字后有四个格,表示:没有或很少时间;相当多时间;绝大部分或全部时间。

SAS 的 20 个项目希望引出的 20 条症状 (括号中为症状名称部分)是:

1.我觉得比平常容易紧张和着急 (焦虑)。

2.我无缘无故地感到害怕 (害怕)。

3.我容易心里烦乱或觉得惊恐 (惊恐)。

4.我觉得我可能将要发疯 (发疯感)。

5.我觉得一切都很好,也不会发生什么不幸 (不幸预感)。

6.我手脚发抖打颤(手足颤抖)。

7.我因为头痛、颈痛和背痛而苦恼 (躯体疼痛)。

8.我感觉容易衰弱和疲乏 (乏力)。

9.我觉得心平气和,并且容易安静坐着 (静坐不能)。

10.我觉得心跳很快 (心悸)。

11.我因为一阵阵头晕而苦恼 (头昏)。

12.我有晕倒发作或觉得要晕倒似的(晕厥感)。

13.我呼气吸气都感到很容易 (呼吸困难)。

14.我手脚麻木和刺痛 (手足刺痛)。

15.我因为胃痛和消化不良而苦恼 (胃痛或消化不良)。

16.我常常要小便(尿意频数)。

17.我的手常常是干燥温暖的(多汗)。

18.我脸红发热(面部潮红)。

19.我容易入睡并且一夜睡的很好(睡眠障碍)。

20.我做恶梦(恶梦)。

必须着重指出,SAS 的 20 个项目中,第 5、9、13、17、19 条共 5 个项目的计分,必须反向计算,评分为 4、3、2、1,"4" 表示没有或很少有时间有;"3" 是小部分时间有;"2" 是相当多时间有;"1" 是绝大部分或全部时间都有。

而其余项目则为正向评分,依次为 1、2、3、4,即 "1" 表示没有或很少有时间有;"2" 是小部分时间有;"3" 是相当多时间有;"4" 是绝大部分或全部时间都有。

在中国,总粗分大于 40,标准总分大于 50 就说明有问题。粗分和标准分的转换详见粗分

标准分换算表。

李师傅做完后得到了结果:

总粗分　54

标准总分 67.5

参考诊断:有(中度)焦虑症状

医生意见:

自感内心烦躁明显增多,经常容易害怕或出现紧张、焦虑等情绪反应,也有躯体上不舒服感,如心慌、心跳快,偶有呼吸比较急,还会有头痛、头晕、背部的紧绷感,经常会坐立不安,常有饮食欠佳,消化不良。

门诊医生告诉李师傅:你目前处于焦虑状态,而这种焦虑来源于

没有任何事实根据的担心，需要系统的药物和心理治疗，以及放松训练。

焦虑自评量表(Self-Rating Anxiety Scale，SAS)简介：由 Zung 于 1971 年编制，从量表构造的形式到具体评定的方法，都与抑郁自评量表(SDS)十分相似，它也是一个含有 20 个项目、分为 4 级评分的自评量表，用于评出焦虑病人的主观感受。

四、我的压力有多大？谈生活事件量表(LES)

张女士最近老睡不好，三个月前，刚修完产假回到岗位的她因为一次重大差错事故而被单位开除，而最近一年在她怀孕期间，她的丈夫居然“为了应酬”到外面去找了一次“小姐”，张女士为此和丈夫大吵一架，至今还不想理对方。祸不单行，张女士的母亲一月前因为脑中风而住院，为了母亲的住院费该谁出的问题，张女士的兄弟们互相争吵推诿。迫于家庭开支大以及母亲治病需要，张女士向朋友借了一万元。张女士一肚子的烦恼不知向谁说，就挂了医院的心理咨询门诊，心理咨询师听张女士说了近况后给了她一份生活事件量表，对她说：“你看在最近一年中下面这些事情有没有发生过，如果有就在方框中打√，并写出具体的日期，如果没有发生过就打×。通过测试，我们可以了解你目前的精神压力有多大，以及这些压力主要来自哪些方面，从而有针对性的帮助你。”

生活事件量表

指导语：生活中遇到各种各样的事件或问题，这些事件和问题对精神或心身健康可能会有影响。请您告诉我，您(受检者)在最近 月(年)中，即 年 月至 年 月间，曾经遇到过下列事件或问题吗？如果有，请说明是什么时候发生的

序号 事件内容	曾否发生 是√否×	发生日期 (年 月 日)	评定员栏 LEU
57. 入学或就业	□	( )	

58. 参军或复员	□	(　　)
52. 工作更动	□	(　　)
51. 退 休	□	(　　)
49. 工作量显著增减	□	(　　)
36. 名誉受损	□	(　　)
33. 被 免 职	□	(　　)
31. 入党入团	□	(　　)
30. 晋升	□	(　　)
29. 升学就业受挫	□	(　　)
22. 严重差错事故	□	(　　)
19. 突出荣誉成就	□	(　　)
60. 业余培训	□	(　　)
53. 学习困难	□	(　　)
44. 留级	□	(　　)
39. 退学	□	(　　)
41. 法律纠纷	□	(　　)
24. 行政纪律处分	□	(　　)
12. 政治性冲击	□	(　　)
20. 恢复政治名誉	□	(　　)
9. 刑事处分	□	(　　)
8. 开除	□	(　　)
21. 严重疾病外伤	□	(　　)
11. 家人重病	□	(　　)
54. 流产	□	(　　)
45. 夫妻严重争执	□	(　　)
34. 性生活障碍	□	(　　)
28. 怀孕(本人/配偶)	□	(　　)
23. (开始)恋爱	□	(　　)

16. 失恋 □ ( )
14. 结婚 □ ( )
6. 夫妻感情破裂 □ ( )
17. 婚外两性关系 □ ( )
4. 离婚 □ ( )
25. 复婚 □ ( )
47. 领养寄子 □ ( )
32. 子女结婚 □ ( )
27. 子女就业 □ ( )
26. 子女学习困难 □ ( )
13. 子女行为不端 □ ( )
7. 子女出生 □ ( )
61. 家人外迁 □ ( )
55. 家人纠纷 □ ( )
46. 搬家 □ ( )
35. 家人行政处分 □ ( )
15. 家人刑事处分 □ ( )
5. 父母离婚 □ ( )
50. 小额借贷 □ ( )
43. 遗失重要物品 □ ( )
42. 收入显著增减 □ ( )
38. 财产损失 □ ( )
37. 中额借贷 □ ( )
18. 大额借贷 □ ( )
63. 同事纠纷 □ ( )
62. 邻居纠纷 □ ( )
59. 受惊 □ ( )
56. 和上级冲突 □ ( )

48. 好友决裂 □ (　　)
1. 配偶死亡 □ (　　)
2. 子女死亡 □ (　　)
3. 父母死亡 □ (　　)
10. 家庭亡故 □ (　　)
40. 好友去世 □ (　　)
64. 睡眠习惯改变 □ (　　)
65. 暂去外地 □ (　　)
66. 其它 □ (　　)
67. 其它 □ (　　)
68. 其它 □ (　　)

LEU 总值：　　　备注：

LES 共 65 个项目，包括职业、学习、婚姻和恋爱、家庭和子女、经济、司法、人际关系等方面常见的生活事件。每项的评分以我国正常人(常模)的调查均值计，详见附表。由于不同年龄阶段的人在面对同样的生活事件时主观感受的精神压力不同，所以常模分成若干年龄阶段：青年(18～29 岁)；中年(30～49 岁)；更年(50～59 岁)和老年(60 岁以上)。根据受检者的年龄组别，取相应的生活事件单位(Life Event Unit，LEU)。LEU 在常模表中可以查到。

LES 只包括急性生活事件，如受检者还经历了表中未能列出的事件，则依次填入 66～68 项，具体写明，并参照表中严重程度相近的项目，给予评分。

LES 评定表中的序号是打乱的，只要到常模表中找到同样的序号数，就能查到对应的 LEU 值。将调查时限内发生的生活事件，在常模表中查出其相应 LEU，然后累加，得到 LEU 总值。

LEU 总值越高反映个体承受的精神压力越大。负性事件的分值越高对心身健康的影响越大；正性事件分值的意义尚待进一步的研究。

五、中国正常人生活事件评定常模表

序号	生活事件	合计	青年	中年	更年	老年
1	* 丧偶	110	113	112	100	104
2	** 子女死亡	102	102	106	97	84
3	*** 父母死亡	96	110	95	81	60
4	离婚	65	65	68	61	60
5	*** 父母离婚	62	73	58	53	54
6	** 夫妻感情破裂	60	64	60	53	56
7	** 子女出生	58	62	60	49	48
8	*** 开除	57	61	52	54	74
9	*** 刑事处分	57	49	59	62	80
10	*** 家属亡故	53	60	52	44	32
11	** 家属重病	52	56	53	48	37
12	** 政治性冲击	51	47	52	51	71
13	子女行为不端	50	51	52	47	46
14	结婚	50	50	50	50	50
15	** 家属刑事处分	50	43	53	54	53
16	** 失恋	48	55	45	44	42
17	* 婚外两性行为	48	48	52	41	39
18	** 大量借贷	48	43	50	49	53
19	* 突出成就荣誉	47	43	49	47	47
20	* 恢复政治名誉	45	41	46	51	47
21	重病外伤	43	42	43	46	46
22	* 严重差错事故	42	42	41	47	40
23	*** 开始恋爱	41	45	36	38	57
24	** 行政纪律处分	40	36	43	42	43
25	复婚	40	42	40	36	35

26	*** 子女学习困难	40	34	44	44	29
27	*** 子女就业	40	29	44	52	39
28	** 怀孕	9	44	38	33	27
29	* 升学就业受挫	39	41	39	41	26
30	*** 晋升	39	28	44	47	40
31	*** 入党入团	39	29	41	53	59
32	** 子女结婚	38	34	41	39	33
33	免去职务	37	36	38	36	34
34	*** 性生活障碍	37	42	36	32	19
35	*** 家属行政处分	36	31	40	42	36
36	名誉受损	36	37	37	35	33
37	* 中额借贷	36	32	38	40	33
38	*** 财产损失	36	29	40	43	34
39	*** 退学	35	44	30	33	33
40	*** 好友去世	34	40	33	28	26
41	法律纠分	34	32	35	34	37
42	*** 收入显著增减	34	28	38	42	23
43	遗失重要物品	33	31	34	39	31
44	*** 留级	32	38	29	30	26
45	夫妻严重争执	32	30	34	29	28
46	*** 搬家	31	22	36	39	25
47	* 领养寄子	31	32	32	29	16
48	*** 好友决裂	30	36	28	25	23
49	** 工作显著增加	30	25	31	35	38
50	** 小量借贷	27	23	30	32	20
51	*** 退休	26	18	28	35	29
52	工种更动	26	25	27	26	25
53	* 学习困难	25	26	25	23	17

54	流 产	25	25	26	25	23
55	* 家庭成员纠纷	25	23	25	29	19
56	** 和上级冲突	24	21	27	23	30
57	入学或就业	24	26	25	23	14
58	** 参军复员	23	20	23	32	25
59	* 受 惊	20	20	21	25	14
60	业余培训	20	20	21	22	16
61	家庭成员外迁	19	17	20	20	19
62	* 邻居纠纷	18	16	20	21	17
63	* 同事纠纷	18	16	20	19	16
64	*** 睡眠重大改变	17	12	19	21	25
65	*** 暂去外地	16	12	18	18	22

*F 检验，P<0.05；**P<0.01；***P<0.001。

张女士做完后得到了测试结果：

因子	频度	强度	因子	频度	强度
负性事件	16	629	恶性事件	1	60
中性事件	1	52	总分	18	741
学习	1	25	婚姻	4	182
健康	2	72	家庭	2	85
工作与经济	7	297	人际关系	1	37
环境问题	0	0	法律与政治	1	43

心理咨询师看了结果，对张女士说：“你在最近一年中遭受的负性事件非常多，主要集中在工作与经济、婚姻和家庭上，我们需要一个一个来讨论，那我们就从你得分最高的工作与经济问题开始谈起吧……”

生活事件量表（Life Events Scale,LES）简介：由量表协作研究组张明园等编制于 1987 年，该量表参考了国外 Holmes 和 Dorenwend 及国内郑延平和杨德森等编制的量表和调查表，对 10 个省市的 1364

名正常人进行测试,取得了正常人群及不同年龄组的常模,已在国内临床和研究中应用。LES 还有另一个版本含有 48 条我国较常见的生活事件,包括家庭生活方面(28 条)、工作学习方面(13 条)、社交及其它方面(7 条),另设有 2 条空白项目。

应用价值:

1. 用于神经症、心身疾病、各种躯体疾病及重性精神疾病的病因学研究,可确定心理因素在这些疾病发生、发展和转归中的作用份量。

2. 用于指导心理的治疗、危机干预,使心理治疗和医疗干预更具针对性。

3. 甄别高危人群,预防精神障碍和心身疾病。

4. 指导正常人了解自己的精神负荷、维护心身健康,提高生活质量。

第30讲 精神疾病的护理
——谈精神疾病护理的重要性

一、护理精神疾病患者与护理综合科疾病患者的异同

（一）护理精神疾病患者与护理综合科疾病患者之“异曲同工”

大家都知道，精神疾病患者也是一个活生生的“人”。只要是人，就要吃五谷杂粮，就有七情六欲，就有可能患各种各样的疾病。如：牙痛、车祸所致外伤、感冒、发烧、肝病、心脏病、肾病等，是我们常说的躯体疾病，而精神分裂症、抑郁症、焦虑障碍、躁狂症、疑病症、恐惧症等属精神疾病，因此，我们在护理精神疾病患者时，也要跟护理躯体疾病患者一样，全面满足他们的生理、心理和社会需要。

（二）护理精神疾病患者与护理综合科疾病患者之“天壤之别”

目前，在社会上，只要一提到精神疾病，有很大一部分人特别忌讳，大有“谈精神疾病”色变之势。这可能是大家觉得精神疾病与综合科疾病还是有很大的不同，只是反应有些夸张罢了。是的，精神疾病与综合科疾病确实有很多不同的方面，譬如：精神疾病患者的整个心理过程发生了问题，有的病情重的患者思维活动脱离了现实，不能正确理解客观事物，不能适应工作、学习和社会生活，甚至不承认自己有病，即使有的承认自己有病，也不是承认自己有精神方面的病，患者往往拒绝住院，不愿意接受治疗和护理。有的患者可以弄伤自己和他人、破坏物品，甚至对别人抱有敌视态度；有的表现为孤僻退缩、寡言少语或者意识障碍，分不清时间、地点和人物，懒散、不知料理个人生活，需要别人全面照顾；也有的患者虽然从表面看来似乎安静合作，没有病一样，但患者在病态支配下可发生自伤、自杀和伤人等意外。

二、精神疾病患者的“安检”

(一)如何建立精神疾病患者的“安全港湾”?

精神疾病患者由于精神、行为异常,特别是处于精神症状活跃期的患者,他的一些行为往往具有危险性,如:用砸碎的瓷碗割腕自伤自杀、用烟头烫自己、随手砸东西、漫无目的的离家出走、攻击别人等等。因此,我们要随时随地进行“安检”,给其创造一个安全的环境。设施要安全,门窗有损坏要及时维修,严格危险物品的管理,如:药品、器械、玻璃制品、锐利物品、绳子、易燃物品等要定点放置,必要时上锁,或对患者给予保护性隔离或保护性约束等等。

(二)如何使他“迷途知返”?

精神疾病患者由于疾病本身或一些社会因素的影响,出现不给家人打招呼擅自离家出走,从而导致严重的后果。譬如:精神分裂症患者存在迫害性妄想和幻觉,为了躲开迫害,患者会突然离家;也有的精神分裂症患者缺少自知力,认为自己没有病,不需要治疗,生怕家属把他送到医院去而选择离家躲避就医;还有的精神分裂症患者由于责任心降低,会漫无目的地离家而走失;抑郁症患者可因寻找自杀机会而离开家,选择一个特殊的地方来结束自己的生命。躁狂症患者可能由于情感的高涨和思维的敏捷突然作出决定要去实现一个宏伟的计划,常常因为怕来不及或担心受到阻拦而寻机离家。严重精神发育迟滞患者和严重痴呆患者,可能外出时或到处乱走时走失,等等。因此,家属要加强与患者的沟通与交流,观察患者的病情变化,及时带患者就医,尽快控制精神症状,了解患者的心理需求,并尽量满足,对有离家出走想法的患者,要了解原因,给予解释与安慰,力求消除患者出走的念头,严格保管各种危险物品,如药品、刀具等,患者外出活动时要有专人陪同。加强与患者单位的联系,减少患者被遗弃和被歧视的感觉。发现患者离家出走后,应立即分析患者离家出走的时间、方式与去向,发动人员积极寻找。找到患者后不能惩罚患者,要针对性做好安抚与劝慰，防止再次发生出走。

三、精神疾病患者的“吃”——吃饭、服药

（一）精神疾病患者的饮食禁忌

在日常生活中，有很多人会认为，精神疾病患者这样不能吃，那样也不能吃，吃了就会发病。或者是大补特补。其实，精神疾病患者大可不必如此小心翼翼，只要适当注意饮食调节就行。譬如：注意少食辛辣、浓茶、咖啡、烟酒等刺激性、油腻、高糖的食物，不吃“发物”，因为，中医的观点认为，“发物”属温热之品，如：母猪肉、公鸡肉、狗肉、牛肉、春笋、鲤鱼等，而按照中医辩证，精神疾病患者大多属于热证、实证，吃了所谓的发物后，可以助热生火加重内热，导致发病或病情加重，另外发物中的肉类可能含有激素类物质较多，会影响人体的内分泌。

（二）服用抗精神病药物时要禁酒吗？

精神疾病患者本身就存在脑神经的一些病变，而且大多数抗精神病药物都要通过肝脏代谢，而酒是一种精神活性物质，对中枢神经系统和身体各个方面都有影响，可以表现为急性的脑损害，也可以表现为慢性的脑部和躯体的损害，因此，精神疾病患者服用抗精神病药物时喝酒，肯定会加重患者神经系统的损害，同时，酒对肝脏和肝脏的一些酶的功能也有影响，既可以引起肝损害，也可以促进抗精神病药物在肝脏的代谢，减少药物的治疗作用，也可以抑制药物的代谢，加重药物的不良反应，因此，精神疾病患者在服用抗精神疾病药物时要禁酒。

（三）抽烟对服抗精神病药物有影响吗？

有人认为，除了肺病外，其他的疾病患者抽点烟没有什么大碍，其实，并非如此，烟草内含有许多的有害物质，如尼古丁、CO 等，它们对肝脏酶的影响较大，从而影响药物的代谢。有报告显示：吸烟的人服用奥氮平、氯氮平达到稳定的血药浓度剂量要比不吸烟的人剂量大，也就是说，要达到治疗效果，吸烟的人要服用更多的抗精神病药

物,而往往抗精神病药物会随着剂量的加大,副作用也会加大,因此,抽烟对服抗精神病药物有不利的影响。

(四)服用碳酸锂的病人为何不能低盐饮食?

碳酸锂可以稳定情绪,适用于情感障碍、精神分裂症的情感症状、冲动攻击行为的治疗。影响碳酸锂血药浓度有很多因素,饮食就是其中很重要的一个因素。低盐(低钠)饮食是指每日可用食盐不超过 2 克(约一牙膏盖,含钠 0.8 克),但不包括食物内自然存在的氯化钠。主要适用于心脏病、肾脏病(急性、慢性肾炎)、肝硬化合并有腹水、重度高血压及水肿病员。因为钠和锂在化学元素表里属于同一族,有很多的物理和化学性质相似,如果长期低盐饮食,血钠降低,锂就会进入血液,可以导致锂在体内的蓄积,使得血锂的浓度升高,而碳酸锂的治疗剂量与中毒剂量又非常接近,容易引起中毒反应,所以在服碳酸锂的同时要多饮水,而且不能吃低盐饮食。

(五)精神疾病患者服药期间家属应该怎样观察?

药物治疗是精神疾病治疗的主要途径,而且要坚持服药数月至数年不等,而多数精神疾病患者往往拒绝服药,因此,在服抗精神病药物期间,家属应注意从如下几个方面观察患者的病情是否稳定,患者是否真正把药服下,是否有藏药、积药行为,是否有药物的不良反应等。①睡眠状况:患者每天睡眠时间一般控制在 7~9 小时,睡觉时,有无入睡困难、梦多、醒得早、易惊等睡眠障碍。②大小便情况:大便是否干燥、几天一次大便?小便是否困难等。③饮食情况:有无食欲下降或暴饮暴食、恶心、呕吐、吞咽水或食物困难、呛咳等。④安静时是否心跳太快,是否感到心慌。眼睛看东西是否模糊不清、头晕、头痛等。⑤是否流口水或感到口干舌燥。⑥患者是否寡言少语,是否兴奋话多,躁动不安。⑦有无性欲减退或亢进、月经紊乱、闭经等。⑧皮肤有无皮疹、红斑或色素沉着,体重增加或消瘦等。⑨是否有手抖、动作刻板、僵硬、关节活动不灵活、手脚没有力等。

(六)精神疾病患者服药时间有讲究吗?

服用抗精神病药物的时间是有讲究的。临床上,医生就是根据半衰期制订药物的合理用药间隔时间。半衰期是指当药物服用后，它在体内的吸收和消除达到平衡时，血浆中的药物浓度下降一半所需用的时间。连续恒量用药，经过 4～5 个半衰期即可达到稳态血浓度，以后只要重复正常量地服药，就可以维持这个有效的血浓度，起到治疗作用。那么，究竟什么时间服药最好呢？不同的药品，有不同的最佳服药时间。为了既保持有效血浓度，充分地发挥药效，又减少药物的毒副作用，必须正确选择用药时间。一般服药间隔时间大约为药物半衰期的时间，超时服药和提前服药都不利于康复。此外，还要根据药物的性质和作用，掌握服药的时间，如：对胃部没有较大刺激的药物，可以在饭前服，饭前"指进食前 30～60 分钟；要使药物迅速入肠，并保持较高浓度，可在空腹时服用，"空腹"，严格地说是指清晨起床后离早餐 1 小时，但有时也常指饭前 1 小时以前或饭后 2 小时以后，即实际上是"半空腹"；帮助消化的药物（胃酶片等）可在饭中服用，"饭中"指进餐的当时；对胃有较大刺激的药物，应在饭后服，"饭后"是指吃饭 15～30 分钟以后；安眠药、泻药应在睡前服，"睡前"是指睡觉前 15～30 分钟。

（七）如何让拒绝服药的精神疾病患者服药？

精神疾病患者拒绝吃药，势必会影响患者疾病的康复，这也是令精神疾病患者家属最为头痛的问题。那么，如何让拒绝服药的精神疾病患者服药呢？首先，要了解患者拒绝服药的原因，针对性的做好工作。如果患者是因为对疾病缺乏认识的话，就应该耐心劝说患者，必要时可以采取强制措施；如果患者是因为害怕药物的副作用，就应该重视患者的主诉，及时看医生，妥善处理，消除不良反应，而且目前新型的抗精神病药物的副作用逐渐减少，可以酌情考虑换用。如果是患者对治疗缺乏信心，就可以多给患者心理支持，让病人认识到服药治疗的好处，告诉患者治疗已取得的效果，让患者恢复治疗的信心。要按时陪患者到医院就诊、取药，向医生汇报病情变化，并问清下一步治疗的目的、所服药物的用法、用量及可能出现的不良反应，做到心中有数。对于不良反应也应向患者解释，消除疑虑。其次，要把药物妥善保管在安全不易被病人取到的地方，如带锁的柜子。对于成人且有自控能力的患者，要耐心与之交谈，向他讲明这样做的原因，取得合作，以免造成不信任感，产生敌对情绪。服药时，家属要亲手把药物交给患，看着服下，并检查口腔内是否有药物藏留，因有时患者会把药片藏在舌下，过后吐出。至于实在不配合的患者，可采用把药片磨成粉末，溶入饮料、饭菜中，悄悄给患者服下，但这种方法需慎重使用，因为一旦被患者发觉，则会造成敌对情绪，甚至产生被害妄想等，从而加重病情，不利于治疗。此种方法对儿童较有效，对于有行为能力的成人，最好讲清道理，取得配合。

(八)精神疾病患者藏药怎么办?

由于精神疾病本身的特点，不承认自己有病或受妄想指使，患者认识不到坚持长期服药的重要性，因此，患者往往会拒绝治疗，出现藏药行为，使治疗效果得不到保证，也使医生无法判断药物的疗效，不按时服药，也会使血药浓度不稳定，有时会导致严重的不良反应，特别是有自杀企图的患者蓄积大量的药物一次服下，会造成患者死亡的严重后果。因此，要从如下几个方面把好患者的藏药关。①服药时要看其真正吞下，对有藏药企图或行为的患者要严格检查，要患者张口，用压舌板或筷子检查口腔内舌的上下、两颊部，同时检查患者手掌、指缝及药杯，对有引吐行为的患者服药后要在家属视线内停留10~15 分钟，或与患者交流谈话，不要图省事而忽略。②药物应由家属保管，服药时要有专人负责。③家属要了解药物的一些特点，特别是药物的副作用，这样可以帮助发现患者的藏药行为。③根据不同情况，引导患者服药，对害怕药物副作用而藏药的患者，一是要向他们说明药物反应是药物见效的表现，轻的反应对身体无影响，如果反应重的话，就要找医生及时处理。另外要主动关心患者，为他们解决实际困难，如双手抖动厉害的患者要协助其料理个人生活，吞咽困难的患者要更换流质饮食，静坐不能的患者要根据其爱好多与其交谈，以分散注意力等。对因社会因素(如:认为药物会使记忆力下降，肥胖、影响生育等，给今后的生活、学习、恋爱和婚姻带来障碍等)导致藏药行为的患者,要向他们指出药物有消退过程,不会永远留在体内,等到疾病康复,药物用量也会逐渐减少,他们会逐渐恢复正常的,同时要帮助其解除对今后生活的顾虑,树立信心。

(九)家属如何应对常见的精神药物不良反应?

俗话说,是药三分毒,那么抗精神病药物也不例外。服用抗精神病药物后,或多或少都有一些药物副反应,但是,在患者出现药物副反应后,家属千万不能表现得过分紧张,将恐慌的不良情绪传递给病人,而是要积极采取应对措施,争取将药物副反应的损害降低到最低程度。若患者出现吞咽困难,要吃半流质饮食,避免吃硬的食物,防止食物阻塞气管引起窒息,而且要及时就医,调整药物。若患者出现各种奇怪的动作或姿势,可能是患者个别肌群持续痉挛所致,往往在患者治疗后第一周或第一次用药后出现,可以口服安坦,或者去找医生及时进行处理。若患者因突然改变体位出现头晕倒地等体位性低血压症状时,应立即将患者置头低腿高位,安慰患者,并做好保暖工作,如果不缓解,就要立即拨打 120 或将患者抬送到医院。若患者出现过敏性皮疹,应立即停药,寻找引起过敏的原因,可酌情服用抗过敏药。若患者出现抽搐、吐白沫等药源性癫痫大发作的表现时,要立即停药,并置筷子或衣服角于患者上下牙齿间,防止病人咬伤舌头或分泌物堵塞气管。患者外出要有人陪同,避免其去危险的地方,防止跌倒,以免造成伤害,必要时可服用抗癫痫药物。

四、专科护理不可少,心理护理更重要

有个真实的案例:某医院甲、乙两个病人的检查结果被张冠李戴了,甲病人本来是胃溃疡,其检查报告却被错误地打印成胃癌,乙病人本来是胃癌,其检查报告却被错误地打印成胃溃疡,在接下来的日子里,甲病人成天唉声叹气,以泪洗面,自暴自弃,惶惶不安地迎接他的末日的到来;而乙病人以乐观的心态积极配合治疗,劳逸结合,结果,甲病人的身体每况愈下,不久就离世了,而乙病人的身体却奇迹般地慢慢恢复健康了。这个案例,告诉我们,心理因素在疾病的发展

与转归中有着密切的关系。

现代医学观点认为，每一种疾病的发生、发展和转归都与生物、心理和社会因素有关，当然，精神疾病也不例外。因此，精神疾病患者的护理工作也要从生物、心理、社会三个方面着手，一个也不能忽视。特别是在康复期，患者的精神症状得到控制后，除继续药物维持治疗外，及时、恰当的心理护理对促进患者的康复和提高其生活质量显得尤为重要。

（一）精神疾病康复期患者及其家属常见的心理问题

1.患者常见的心理问题：

（1）消极、自卑、自暴自弃、不愿意外出、很少与人交往。

（2）焦虑、抑郁、容易烦躁，甚至自伤、自杀。

（3）日常生活自理能力差，生活懒散，依赖家人。

（4）认知能力差，不易找到工作，因病致贫等。

这些常见的心理问题造成了患者社会适应不良、精神负担重、生活质量差。

2. 家属常见的心理问题：

（1）由于难以适应和患者共同生活，而出现焦虑、抑郁、烦躁不安，甚至出现食欲下降、睡眠减少、精力不足等躯体不适。

（2）由于对精神疾病恐惧、感到自卑和蒙羞，从而不愿参加社交活动，心理负担加重，经济支出加重，家庭成员的生活质量明显下降。

（3）家属的批评和敌对情感可能使家属先入为主、主观臆断地认为患者的一些思维障碍是“异想天开”，不能正确理解患者的表现及所患疾病的实质，从而嘲笑或批评患者。

（4）对患者的懒散退缩行为家属误认为是患者不求上进或是在外受欺侮逃避在家，是无能的表现等，因而对患者进行批评和指责。

（5）对有伤人毁物和过激行为的患者，家属既紧张又害怕，对患者的管教束手无策，感到身心疲惫，对患者产生厌烦、敌视情绪。

（6）有些家属受社会偏见和歧视的影响，认为亲人得了精神病没脸见人，将家庭的一切不幸和负担都归因于患者，造成家属心态失衡，对患者产生不满、敌视、冷漠、嫌弃等情绪，对患者的治疗失去信心，甚至可能虐待或抛弃患者，从而无形中给患者施加严重的精神压力，因此患者精神紧张、丧失生活乐趣，出现自卑、退缩行为，对疾病康复失去信心，进一步影响家庭成员间情感的正常交流和良好的家庭氛围，从而导致患者疾病的加重或复发。

(7) 家属由于缺乏精神疾病知识，错误地认为一旦患有精神疾病就不能恢复，从而对治疗缺乏信心，过于担心患者的未来生活，或者没有认识到有些精神疾病具有慢性发展的特点，对治疗效果求之过急或期望值过高，不切实际地期望疾病能“断根”，盼望患者很快恢复到病前的状态，以至于对患者的一举一动非常敏感，稍有动静就引起家属烦躁、紧张、焦虑、寝食不安、影响家属的心身健康，甚至发展到精神濒于崩溃的地步。

(8) 有的家属不正确地认为患者的病由于自己对患者关心不够造成的，从而产生一种负疚感，因此愿意通过更多的关心和照顾予以补偿，或错误地认为只有对患者百依百顺，才能“治好”患者的“心病”，从而象对待小孩一样保护患者，与患者形影相随，饭来张口，衣来伸手，将患者封闭起来，害怕患者再受刺激而发病，其结果，往往适得其反，不仅助长了患者的不良习惯和对家属的依赖，而且阻碍了患者克服困难的积极性，削弱了患者社会交往和工作的能力，影响了患者的康复。

(二)精神疾病康复期患者及其家属的同步心理护理

有研究显示，精神疾病患者的家庭成员或亲属用什么言辞来表达对患者的看法，即如何谈论患者，是批评、赞许，还是漠视等情感表达，对患者的预后有密切的关系，因此，在家庭生活期间，要坚持定期随诊，在耐心倾听患者及其家属存在问题的同时，还要对患者和家属表示同情和关心，给予适当的安慰。如帮助他们增加对疾病的认识，帮助他们学会用科学知识来对待患者的精神异常，以逐步改变对患者的高情感表达方式向低情感表达方式转变。

1. 讲解疾病知识，纠正错误认识。根据患者和家属对疾病的误解或缺乏知识而出现的具体问题，给予科学的、正确的解释和知识教育，矫正其不正确的认识。

2. 提高患者及其家属的自信。在照顾患者的过程中，家庭成员们不断积累有关疾病的知识，分享其它家庭的成功经验和失败教训，了解由于精神疾病多为病程长且易反复发作的特点后，会逐渐纠正对精神疾病治疗无望的悲观情绪，并逐步树立克服困难的信心。可以与家庭成员及患者一起回顾既往和现在的成功经验和失败教训，并帮助他们制定短期和长期的康复目标。可先从容易做到的生活小目标开始，培养兴趣和爱好，学会自娱自乐，以展示患者的自我价值，患者有了进步和成绩，家属要给予肯定、赞扬和鼓励，帮其恢复自信和对生活的希望。只有实现了短期目标，才有可能向中、长期目标前进，还应对家庭成员所作出的努力和成效予以肯定或向其他家庭推广，以使他们产生成就感和增强克服困难的信心。

3. 减轻患者家属的心理负担，疏泄不良情绪。家属由于对患者的误解易产生的委屈、失望、愤怒等情绪，应鼓励他们将压抑在内心深处的这些情绪表达出来，哪怕是在医务人员面前无拘束的放声哭泣，以疏泄内心的苦恼，在他们哭泣时不必立即劝阻，而可在适当时机予以安慰，对他们遇到的困难或棘手问题所表现出来的无奈应表示理解和同情，这样可为以后他们参加家庭联谊会，交流解决共性问题的经验和体会，或者为获取其他的社会支持奠定良好的基础。

4. 帮助和鼓励患者独立克服困难。当患者遇到困难，家属要给予支持与帮助，劝其不要退缩和着急，鼓励其保持冷静，积极思考，多渠道寻找解决困难的办法，分析筛选有可能解决困难的各种方法。家庭成员可以与患者一起共同分析各种解决问题的方案，比较不同方案的优缺点和可行性，以进行修订改进，借此可锻炼患者思考问题的能力和学会解决问题的方法，从而不断提高他们解决问题的能力，使其在实践中认识自己、认识社会、适应社会，提高患者及其家属的生活质量。

第 31 讲 精神疾病的中医治疗

一、中医对精神疾病的认识

中医治疗精神病有着悠久的历史，早在两千多年以前中医对精神病就有了认识，我国第一部医学著作《内经》对精神病的病名、病因、病机及治疗均有系统的描述。精神病中医称为“癫狂病”，有“重阴者癫，重阳者狂”之分，即分癫证（以精神分裂症阴性症状为主）与狂症（以精神分裂症阳性症状为主）两大病症。癫证(阴症)以沉默痴呆，语无伦次，静而多喜为特征；狂证(阳症)以喧扰不宁，躁妄打骂，动而多怒为特征。

中医强调整体观念与辨证施治，认为人与自然是一个有机整体。认识到疾病的发生是多种因素所致。如内因：情志、气血、阴阳、脏腑、经络等变化；外因：风邪、寒邪、湿邪、暑邪、火邪、燥邪的侵袭人体；不内外因：社会因素、环境因素等综合作用于人体，使气血阴阳脏腑等功能变化而发生疾病，所以，其治疗的手段多样化，如：针刺、灸、砭、方药的内服外用。治疗方案个性化，强调“不治已病，治未病”，提出“恬淡虚无、真气从之”，“阴平阳秘，精神乃治”摄生防病的积极养生思想。这种情志养生与现代的心理干预、疏导完全吻合，而在疾病形成后又有具体的辩证施治方案。有“三因论治”、“脏腑气血辩证”、“八纲辨证”等多种辨证治疗方案。对同一病症就有许多不同治疗方案。但中医典籍中从未讲过某一方药根治某疾病。

二、中医治疗精神疾病的特点

当前，精神病学的理论研究，已经从生物—心理—社会医学模式

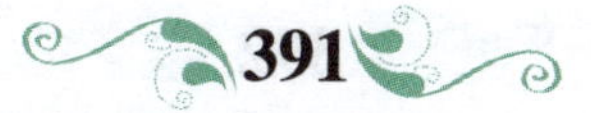

向多学科综合发展。而中医学的特色是整体观念：它不仅强调人的心理、生理、内在联系，而且强调自然环境、社会关系等因素对人的健康与疾病的影响。其理论主体体现在“形神合一论”、“心主神明论”、“心神感知论”、“脏腑情志论”和“阴阳睡梦论”等方面。这与现代医学的研究发展方向不谋而合。许多学者结合现代先进的科学技术和西医学知识，对精神疾病的生理和病理基础进行了研究，其中包括中枢递质研究、免疫学研究、血液流变学研究、舌苔脉象的研究、经穴导电量的研究、四时阴阳变化的研究等等，取得了一定成果。在临床研究方面，中医学界对精神疾病的分类、治疗都进行了大范围的讨论，取得了一定成绩。中医强调“治病求本”。在治疗上更是注重病因治疗，如“寒者热之”、“热者寒之”、“虚者补之”、“实者泻之”。在遣方用药上灵活多变，逐渐形成了对慢性精神疾病及难治性精神疾病方面的治疗特色。尤其在精神疾病的维持治疗、疗效巩固、解决服用西药所出现的不良反应等方面起到了较好的作用，因而越来越为临床医生及患者所接受，中医药治疗精神病的临床疗效也已被实践所验证。如近几年开发的“九味镇心颗粒”、“舒肝解郁胶囊”、“醒脑静针”、“枣仁安神胶囊”、“败酱片”等

中药制剂，都能针对不同程度的精神疾病有一定的治疗效果。目前，社会上有些人过分夸大或贬低中医药的治疗作用，自称用中药完全可以根治精神病；有的则说“中医中药治疗精神病毫无作用”；这些说法都是不真实的，违反了客观实际和科学规律，千万不可轻信以免上当受骗。

三、中西医结合治疗精神疾病的优势

现代精神病学的发展已有一百多年的历史，它认为精神疾病是在各种生物学、心理学以及社会环境因素影响下大脑功能失调，导致认知、情感、意志和行为活动出现不同程度障碍为临床表现的疾病。随着精神药理学的迅猛发展，特别是随着非经典药物的再次优化，已研发出了许多控制患者的精神症状、促进其社会功能恢复的新剂型、

新分子精神药物，为临床提供了众多有效的药物，由此清晰可见，西药在治疗精神疾病中起着举足轻重的作用。但时至今日，现代精神病学也没有特殊检查精神异常的仪器和设备，主要是面谈、观察两种检查方法。通过面谈，患者描述其病态的内心体验，称为症状；通过观察其言谈、表情、动作行为发现的异常，称为征候。现代医学的精神障碍的症状学比较客观，通俗易懂，在认识精神障碍上并不难，但病因没有探讨出来。在精神病学中，目前病因已明的外源性精神病，即由感染、中毒、脑外伤、脑瘤、脑血管疾病、内分泌疾病及其他躯体疾患所致之精神障碍，按病因学方向进行分类，它们全部积累起来。在专科临床所诊断的病例中，只占10%左右，其余绝大部分病例的病因不明，只能主要按临床症状表现、结合病程与预后来进行症状学分类。

中医学在精神病学领域中的运用是多层次和多方位的，首先，体现在预防发病和维持情绪稳定及心理平衡方面，就人体生命而言，无论对自然和社会，适应是一位的，中医学强调“恬淡虚无，中气从之，精神内守，病安从来”的人生态度。第二，中医学强调精神与机体的对立统一关系，认为“形与神俱”心身健康才是真正的“阴平阳秘”最佳状态。第三，中医学强调人的情绪变化与社会环境之间的适应关系，充分考虑到社会因素和文化心理素质在精神发病过程中的重要作用，强调心理矫正、五志相胜等理论和疗法。第四，中医学擅长与从机体整体的机能调整着眼，谨察病机，辨证论治，既能把握住疾病的重点，又不忽略全局，所以临床能取得一定的疗效，因而，尽管中医学理论没有从微观分析观察角度进行更为纵向的研究，它的指导原则和数千年临症治疗中总结出来的一系列诊疗手段，却越来越在治疗精神病方面占据者重要的地位。在临床实践中，单纯用中药治疗精神分裂症，其疗效不十分理想，尤其起效慢。西药治疗虽有见效快，但有些药物如氯丙嗪、氯氮平的副反应大，病人难以接受，造成依从性差。运用中西医结合治疗精神分裂症有可能避免各自的短处，发挥各自优势，较好的解决患者治疗的依从性。运用中药后可以减轻西药的不良

反应,如:头晕、乏力、恶心、

口干等现象;还可增强患者体质,改善饮食、睡眠状况,提高生活质量,达到理想的康复效果。目前比较公认的方法是采用现代西医诊断、中医临床辨证,即运用西医辨病、中医辨证相结合来治疗精神疾病。具体临床应用中应各取中西药物之长,互补其短,从而达到提高治疗精神疾病的临床疗效,由此可见,分清楚中西医治疗精神疾病的优势很重要,只有合理认识、灵活运用,才能相得益彰。

四、中药滥用有害

人们习惯上认为中药无副作用,可以随时服用,尤其认为补益药可以多服、久服,越多吃身体就越好。如黄XX,男,30岁,郴州人,患情感障碍(抑郁状态),家人给予服用大量人参、附子,长达半年,结果病情加重,并出现许多妄想伴冲动伤人,导致肾功能、肝功能损害。后经住院治疗,经系统的调理和对症处理,才使病情缓解,肝功能和肾功能恢复正常,这样的事例在临床并不少见。这是由于人们不了解中药特性而产生的误区。中药有其中医的药理特性,如:四气五味、升降浮沉、归经、配伍禁忌等等。中药的四气是指辛(热)、凉(寒)、甘、平,五味是指酸、咸、甘、苦、辛。它的临床应用需严格按中医的基本理论进行辩证施治,而不是盲目随心的应用。一旦乱用、滥用,会产生相应的不良反应,甚至造成严重的副反应、危及生命。如热症用温性药物,会使病情加剧;实症用补药,会使阳气更甚,阴阳失调。中药多数是原生植物、矿物等,本身具有一定的毒副作用,如洋金花、朱砂、砒石等。中药还有配伍禁忌,如中药的“十八反”,同时还有病情禁忌。中医根据药物的性能,针对疾病的性质具体辩证施治选药,有严格的用药原则,是不能不顾病情性质,只依病名而随意选药。目前就治疗精神分裂症而言,中药与西药一样还没有特效药,或者还在研究探索之中,千万不要轻信游医巫医。有些药治疗精神病虽然有效,但一定要慎用;如洋金花,毒性反应大,容易引起昏睡,每次用量为0.3~0.6克;朱砂安神好，易伤胃，不宜多用久服。人参补气作用强，但不能久服，实症都要禁用。总之中药的运用一定要在中医临床专业医师的指导下进行，不可自行购药，盲目使用。

五、中医治疗精神疾病常用方剂

根据四诊八纲的辨证，结合精神病的病因病机辨证施治，是中医治疗精神病的基本方法。近年来中医药治疗精神病已经取得了许多宝贵的经验，积累了许多经典方剂。

癫狂症强调攻下瘀热，方有：生铁落饮、大承气汤、桃核承气汤、抵当汤、定痫丸等；焦虑抑郁症重在疏肝理气，方有：小柴胡汤、柴胡加龙骨牡蛎汤、加味逍遥散；失眠症重视清热养阴，方有：半夏秫米汤、栀子豉汤、黄连阿胶汤、猪苓汤、酸枣仁汤、温胆汤、归脾汤；脏躁长于养心安神，方有：甘麦大枣汤；百合病注重补虚清热，养血凉血，用百合地黄汤。我院自制的“宁神合剂”治疗失眠症疗效较好。

六、名老中医治疗经验

欧阳奇：从痰辨治精神疾病。主要有化痰安神法（适用于痰扰心神症，临床以失眠多梦、精神抑郁、心烦易怒、苔腻、脉滑等症为主，可见于神经衰弱、抑郁症、更年期综合征）、化痰醒神法（适用于痰迷心窍症，临床以神情呆滞、语言笑哭无常、嗜睡、脉滑等症状为主，可见于精神分裂症、抑郁症、强迫症及器质性精神病）、降痰清热法（适用于痰热上扰症，临床以躁狂多怒、精神呆滞、哭笑无常、苔黄腻、脉弦滑等症状为主，可见精神分裂症、躁狂抑郁症及器质性精神病、反应性精神病）、化痰活血法（适用于痰瘀互结证，临床以抑郁躁狂交替出现、失眠、心烦、舌质暗、苔白腻、脉细涩等症为主，可见躁狂抑郁症、精神分裂症及某些器质性精神病）和化痰熄风法（适用于痰郁风动症，临床以时作昏仆、手足抽搐、口中流涎、醒后如常人、苔腻、脉滑等症为主，可见于癫痫、癔病）。临床取得了较好疗效。

吕继端:以清养心脾、开郁安神治疗抑郁症;以养心安神、化痰解郁治疗精神分裂症;以疏肝解郁、养心安神治疗情感障碍;以滋阴降火、化湿清热治疗神经衰弱。临床疗效满意。

汪履秋:以养肺胃、清气泻火、消痰治疗梅核;以疏肝理气、通阳化气、调养心肺治疗奔豚气;以补气血、养肝肾、益心脾、平肝风治疗癔病性瘫痪。疗效卓著。

康广盛:认为精神疾病患者虽临床症状千变万化,但诊断并不困难,中医治疗时首先把握气血逆乱、神机受损这一基本病机,然后再根据患者年龄体质、性别、阴阳、气血偏盛偏衰予以王清任的癫狂梦醒汤为基础方辨证加减。

丁桂遴:以清心化痰、镇神定狂为主要治法,自拟清心化痰定狂汤(黄连、黄芩、栀子、连翘、麦门冬、浙贝母、枳实、生地、天竺黄、胆星、郁金、海石、礞石、珍珠母、生石膏、远志、菖蒲、木通、甘草、大黄、朱砂),配合针刺心俞、风府、内关、神门、丰隆,治疗精神疾病痰火症(又称痰火扰心证、痰火内扰证、痰火上扰证),治疗精神分裂症青春型收效甚佳。

孟昭定:以活血化瘀、疏通气机为主要治法,积累了许多宝贵的经验。

1.精神分裂症,症状:不避生疏、打人骂人、毁物。处方(1)大黄30g、莪术10g、红花10g、桃仁20g、丹参10g、牛膝15g、大枣15g、甘草10g。用法:水煎三次内服,每日一剂。处方(2):柴胡10 g、丹皮12 g、桃仁10 g、大黄15 g、枳壳10 g、赤芍10 g、竹茹10 g、栀子12 g、郁金12 g、陈皮10 g、法夏10 g、茯神30 g、枣仁10 g、冲川连10 g。用法:水煎三次内服,每日一剂。

2.抑郁症:精神抑郁、胸闷胁痛、脘胀嗳气、不思饮食、呕吐、大便失常、口干咽燥、苔黄腻、脉弦。处方:柴胡10 g、白芍15g、枳壳10 g、香附15g、郁金10 g、青皮10g、力曲15 g、内金10 g、归尾10 g、桃仁10g、丹参10 g、甘草10 g。用法:水煎三次内服,每日一剂。